JÖRGEN SCHMIDT-VOIGT Der Herzanfall – Diagnostik und Therapie in der Praxis

JÖRGEN SCHMIDT-VOIGT

DER HERZANFALL

Diagnostik und Therapie in der Praxis

Mit 106 Abbildungen in 35 mehrfarbigen
und 161 einfarbigen Einzeldarstellungen
sowie 4 Tabellen

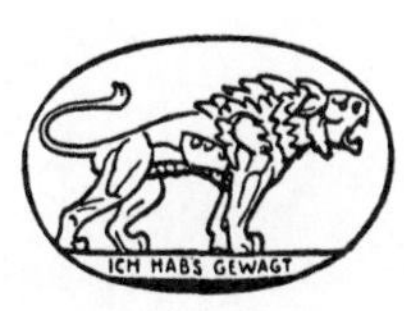

J. F. LEHMANNS VERLAG
MÜNCHEN

Der Autor:
Dr. Jörgen Schmidt-Voigt
Chefarzt des Kreiskrankenhauses Main-Taunus
Bad Soden/Taunus
Schriftleiter der
MONATSKURSE FÜR DIE ÄRZTLICHE FORTBILDUNG

ISBN 978-3-642-86135-2 ISBN 978-3-642-86134-5 (eBook)
DOI 10.100/978-3-642-86134-5

Softcover reprint of the hardcover 1st edition 1971
Reproduktionen: Heinrich Igler Landshut
Einband: Grimm & Bleicher München

Inhalt

Einführung

Bedeutung und Erscheinungsbild des Herzanfalles in Praxis und Klinik

Der Herzanfall steht heute an der ersten Stelle aller Notfallsituationen in der ärztlichen Praxis. Für Patient und Arzt wird er zu einem Ereignis von meist dramatischer Bedeutung: Sei es, daß der davon Betroffene sich **subjektiv** für Minuten und Stunden auf das Schwerste bedroht fühlt; oder aber, daß **objektiv** eine unmittelbare Lebensgefahr durch ein derartiges Vorkommnis heraufbeschworen wird. In jedem Falle sieht sich der mit der Erstversorgung betraute Arzt vor die Aufgabe gestellt, in kürzester Frist unter oft unzulänglichen äußeren Umständen diagnostische Erstentscheidungen treffen und therapeutische Sofortmaßnahmen einleiten zu müssen. Eine Aufgabe, zu deren Erfüllung die notwendigen und in der klinischen Routinepraxis heute üblichen apparativ-technischen Hilfen nur allzu oft zunächst außer Reichweite bleiben. Meist können sie zur diagnostischen Sicherung und Vertiefung erst später eingesetzt werden, wenn die ersten Maßnahmen bereits getroffen werden mußten.

In solchen kardiologischen Notfallsituationen hat das an die Persönlichkeit gebundene ärztliche Können auch in dem schon begonnenen Zeitalter der Computer-Medizin unverändert eine Bewährungsprobe besonderer Art zu bestehen. Die als »ärztlicher Blick« bezeichnete Summe von intuitiver Begabung und erworbener Erfahrung in der Krankenbeobachtung und Situationsbeurteilung wird dabei eine unentbehrliche Voraussetzung sein. Weitere Hilfen bietet die Diagnostik mit den einfachen Mitteln der Palpation, Auskultation, Blutdruckmessung, Elektrokardiographie usw. Es ist daher für die besonderen Belange der kardiologischen Notfallsituation notwendig, in der vorliegenden Darstellung neben der Anwendung technisch-apparativer Untersuchungsverfahren auch die Möglichkeiten einer einfachen Diagnostik mit Nachdruck zu berücksichtigen. Den Blick für diese Möglichkeiten zu schärfen, an Altbekanntes zu erinnern und vielleicht auch einiges Neue aufzuzeigen, bildet ein Kernstück unserer Abhandlung.

Herzanfälle können aus vielfältigen **Ursachen** auftreten. Als Hauptgruppen lassen sich die primär-kardial bedingten Paroxysmen denjenigen Formen gegenüberstellen, bei denen das Herz sekundär als Begleiterscheinung beteiligt ist. Grundlegende Bedeutung für die Belange der Praxis hat die Unterscheidung organisch bedingter Herzanfälle von solchen Formen, die durch funktionell ausgelöste Herzstörungen mit anfallsartiger Prägung auftreten. In einer möglichst zutreffenden Trennung dieser Hauptgruppen des organischen und des funktionellen Herzanfalles liegt eine weichenstellende Vorbedingung für eine sachlich, psychologisch und menschlich richtige Einschätzung und Behandlung des komplexen Geschehens eines Herzanfalles.

In der Praxis begegnen wir dem Herzanfall am häufigsten in den folgenden **klinischen Erscheinungsformen:**

I. Schmerzanfall
II. Atemnotanfall
III. Kardio-zerebrale Bewußtseinsstörung
IV. Akutes Kreislaufversagen
V. Rhythmogener Herzanfall.

Diese Übersicht scheinbar heterogener Anfallsformen zeigt, daß das in der Umgangssprache des Patienten als »Herzanfall« bezeichnete Ereignis Ausdruck für eine Vielzahl anfallsweise auftretender und auf das Herz bezogener Störungen unterschiedlicher Prägung darstellt. Dabei wird erfahrungsgemäß die Symptomatik des Anfallserlebnisses sehr subjektiv gefärbt und in wechselnden Kombinationen angegeben.

Die aus dieser Vielfalt des objektiven Erscheinungsbildes und der subjektiven Empfindungen weitgehend ohne aufwendige klinische Labordiagnostik gewonnene und dennoch therapiefähige Eindrucksdiagnose bestimmt die Einleitung einer sachgemäßen ersten Behandlung des Anfallsgeschehens. Sie entscheidet in den ersten Minuten und Stunden nicht nur über Wohl und Wehe des Patienten. Häufig lenkt sie weit darüber hinaus die ganze weitere Zukunft des Betroffenen psychologisch und menschlich in die richtige Bahn. Sie läßt damit den Herzanfall subjektiv wie objektiv für den Patienten zu einem schicksalsbestimmenden Ereignis werden, dessen zutreffende Einschätzung und Behandlung eine Aufgabe von weittragender Bedeutung im ärztlichen Wirken darstellt.

KAPITEL I Schmerzanfall

Einleitung

Schmerzen im Thoraxbereich werden ganz allgemein und vielfach reflektorisch auf das Herz bezogen. Der echte oder vermeintliche Herzschmerz bildet daher eine der häufigsten Veranlassungen für einen Herzanfall. Nicht immer muß es sich dabei um einen organisch-kardial bedingten Schmerzzustand im Sinne einer **echten Stenokardie** handeln. Es überwiegen in der Praxis vielmehr die nicht organisch bedingten, **funktionellen Stenokardieformen,** gefolgt von der ebenfalls ansehnlichen dritten Gruppe nur subjektiv auf das Herz bezogener, jedoch extrakardial verursachter **Pseudostenokardien.**

Objektiv bedeutet der echte Herzschmerz eine auf das Herz bezogene und kardial entstandene Schmerzsensation im prä- oder perikordialen Bereich. **Subjektiv** zählt jede Form eines Herzschmerzes zu den alarmierenden Symptomen, hinter denen nach *R. N. Braun* »abwendbar gefährliche Krankheitsverläufe« stehen können. Gefährlich im objektiven Sinne kann der Herzschmerz werden durch Ausbildung eines manifesten Herzinfarktes mit womöglich letalem Ausgang. Eine gefährliche Entwicklung im subjektiven Sinne vermag er dagegen einzuleiten, wenn bei psychologisch falscher Führung des Patienten während des ersten Zusammentreffens im Verlaufe eines solchen »Herzanfalles« der Weg für eine iatrogene Herzneurose gebahnt wird. Im klinischen Arbeitsbereich herrscht die echte Stenokardie vor mit den unterschiedlichen Graden von der Angina pectoris simplex bis zum Vollbild des Status anginosus im Herzinfarkt. In der Praxis des niedergelassenen Arztes dagegen überwiegen die vom Patienten vielfach als echte Stenokardie fehlgedeuteten und überwerteten Formen der kardiogen-funktionellen Stenokardie einerseits, andererseits der extrakardialen Pseudostenokardie.

A. Echte Stenokardie

Begriffsbestimmung: Eine echte Stenokardie kann sich ausbilden, wenn es zu einem absoluten Mißverhältnis zwischen dem Sauerstoffangebot und dem Sauerstoffbedarf im Myokard kommt. Eine solche, auch als Minderdurchblutung bezeichnete absolute Differenz ist von dem Grad einer Koronarerkrankung abhängig. Sie kann jedoch bei einer Kranzgefäßerkrankung modifizierend und begünstigend wirken und muß daher zum Verständnis der diagnostischen Abtrennung berücksichtigt werden. Zu ihr gehören Anämien, Tachykardie, Hypertrophie infolge andauernder Druckbelastung eines Ventrikels sowie Störungen in den neurohumoralen Regulationen im Rahmen einer vegetativen Labilität. Über die **Pathogenese** des im Herzen ausgelösten Schmerzes herrscht heute noch nicht eine einheitliche Auffassung. Neben der Annahme von Unterschieden in der myokardialen Sauerstoffversorgung wird auch die örtliche Anhäufung von Stoffwechselmetaboliten verantwortlich gemacht. In dem letzteren Falle wäre lediglich das Vorhandensein bestimmter Stoffwechselprodukte, im ersteren die Ausbildung eines Sauerstoffgefälles im Myokard als entscheidender Faktor anzusehen. Die zentripetale Schmerzleitung erfolgt auf sympathischen Fasern zu den Hinterhörnern im Rückenmark. Hier bildet sich ein Irritationsherd. In ihm ist die Erregbarkeit soweit gesteigert, daß aus der Haut und der Muskulatur dort eintreffende, sonst unterschwellig bleibende Reize die Reizschwelle überschreiten. In zugehörigen, als *Head*sche-Zone bezeichneten Segmenten entstehen auf diese Weise sowohl eine Hyperästhesie wie eine Hyperalgesie. Außerdem gehen die Erregungen auf die Vorderhörner über und erzeugen auf diesem Wege Muskelverspannungen. Zu bedenken ist etwa bei dem Befund eines stenokardischen Verkettungssyndroms, daß auch umgekehrt von der Brustwand ausgehende Irritationen rückläufig auf die Regulation der Koronardurchblutung einwirken können. Das Bewußtwerden des Herzschmerzes erfolgt durch Weiterleitung vom Hinterhorn zur Großhirnrinde.

Früher hat man die heute als metabolisch bedingt angesehene Form des koronariellen Herzschmerzes, vor allem nach den bahnbrechenden Arbeiten von *F. Büchner*, auf den Mechanismus einer **koronaren Insuffizienz** zurückgeführt. Diese nicht immer glückliche Bezeichnung ist auch heute noch weithin im Gebrauch.

Der Begriff **Angina pectoris** geht auf *Heberden* zurück. Er hat ihn bereits 1768 geprägt. Diesem Begriff haftet heute bei dem Patienten eine inhaltsschwer-deprimierende Bedeutung an.

Es ist daher psychologisch ratsam, dem Patienten gegenüber von Stenokardie oder Durchblutungsstörung des Herzens anstatt von Angina pectoris zu sprechen. Die Untersuchungen von *Lenègre* und neuerdings die Ergebnisse der Koronarangiographie haben gezeigt, daß beim ersten Auftreten einer echten Stenokardie meist schon mehrere Äste der Koronararterien so weitgehend verschlossen sind, daß mit einer Zirkulationsverminderung um mehr als 50 v. H. gerechnet werden muß.

Bei morphologisch unveränderten Koronargefäßen kann es zu einer echten, meist erst unter Belastung auftretenden Stenokardie kommen, wenn ohne Myokardveränderungen unter den folgenden Bedingungen eine **funktionelle relative Koronarinsuffizienz** sich ausbildet:

> Allgemeine Hypoxie des zirkulierenden Blutes, z. B. infolge hochgradiger Anämie (Perniziosa) oder bei Lungenemphysem mit Cor pulmonale. Ferner bei ausgeprägter Aortenklappenstenose, Aortenklappeninsuffizienz oder Pulmonalstenose sowie bei hämodynamisch das Herzzeitvolumen stark vermindernden tachysystolischen oder bradysystolischen Herzrhythmusstörungen.

Ätiologie: Die häufigste **Ursache** einer echten Stenokardie liegt in einer Koronarsklerose im Rahmen einer allgemeinen Kardiosklerose, besonders häufig verbunden mit einer durch Hypertonie bewirkten Hypertrophie des linken Ventrikels. Weitaus seltener werden entzündliche Herzerkrankungen ätiologisch bedeutsam, wie eine akute Karditis oder Koronaritis. Als auslösendes Moment wird nach den Arbeiten von *W. Raab* heute für das Auftreten einer echten Stenokardie nicht der früher vermutete Gefäßspasmus, sondern eine Katecholamin-Krise angenommen mit einer anfallsweise unter dem Einfluß von akuten physischen oder psychischen Belastungen verstärkten Ausschüttung dieses Hormons der Nebennierenrinde.

Schweregrade: Nach klinischem Bild, elektrokardiographischem Befund und prognostischer Severitätsbedeutung sind auf Vorschlag von *M.*

Holzmann die folgenden klinisch gegeneinander abgrenzbaren und in ihrer Therapie unterschiedlich anzugehenden Schweregrade der echten Stenokardie bzw. der Angina pectoris vera zu unterscheiden:

1. **Angina pectoris simplex**
2. **Angina pectoris gravis**
3. **Status anginosus**
4. **Präinfarkt,** auch als »drohender Infarkt« bzw. akutes Koronarversagen oder Angina pectoris inversa bezeichnet
5. **manifester Herzinfarkt**

Diese Formen einer echten Stenokardie lassen sich, geprägt durch die spezifische Eigenart und Intensität des subjektiven Schmerzempfindens, bei diesen Patienten vielfach bereits im äußeren physiognomischen Aspekt durch das »Herzangst-Gesicht« von den beiden anderen, oben skizzierten Hauptgruppen einer extrakardialen Pseudostenokardie und vor allem einer funktionellen Stenokardie unterscheiden (vgl. Abb. 1a–b).

Prägende **Merkmale für die Gesichtsveränderungen** bei **echter Angina pectoris** (vgl. Abb. 1a), insbesondere im akuten Stadium eines Herzinfarktes, sind die an das Schockgesicht erinnernde allgemeine Blässe sowie der schmerzerfüllt-ängstliche Gesichtsausdruck im Sinne eines von innerer Dramatik gezeichneten »Tibor-Blickes« der Prager Schule. Er wird unterstützt durch die angedeutet spitze Nase mit der Aufblähung der Nasenflügel sowie durch den traurig-matten, in sich gekehrten Augenausdruck des Stenokardie-Blickes als Folge einer geringen Einengung der Lidspalte bei etwas stärker herabhängenden Oberlidern oder infolge eines noch stärkeren Herzschmerzes bei gänzlich geschlossenen Augenlidern. Diese Vitalangst hat primär eine Schutz- und Signalfunktion, indem sie die dringend notwendige Ruhigstellung erwirken soll. Weitere Merkmale bilden die weiten Pupillen, schließlich die schmerzhaft gepreßte Atmung bei erhöhter matter Lage in den Kissen des Bettes. Der Kranke erscheint nach dem physiognomischen Eindruck als um Jahre gealtert.

Im Gegensatz hierzu drückt sich bei der **funktionellen Stenokardie** (vgl. Abb. 1b) im Gesichtsbild eine äußerliche, theatralisch anmutende Gestik aus. Der Blick wirkt durch die meist nur halb geöffneten Lidspalten und die nach unten gerichteten Augen geradezu sich selbst

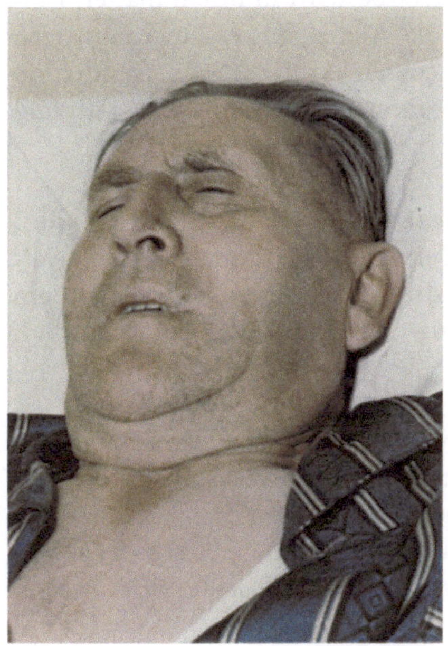

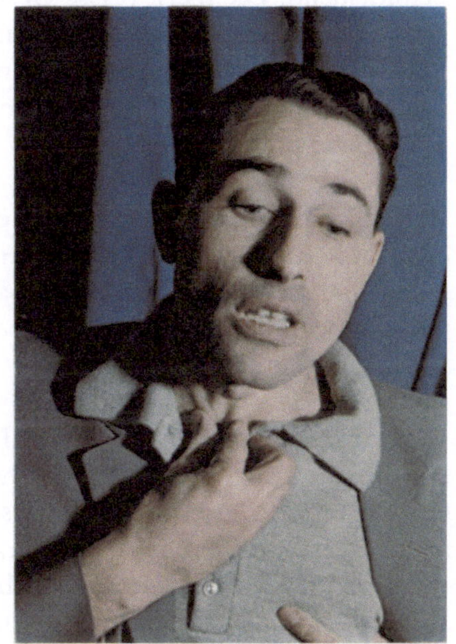

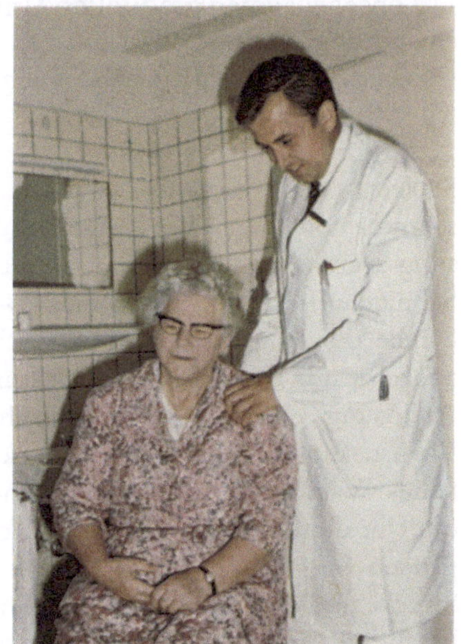

Abb. 1: Der Herzschmerz-Anfall im physiognomischen Bild:
a) Stenokardie-Blick bei Herzinfarkt im akuten Stadium
b) Funktionelle Stenokardie bei vegetativer Kardialgie
c) Extrakardiale Pseudostenokardie bei Thoraxmyalgie

bemitleidend. Die meist blasse Gesichtsfarbe wird in ihrem matten Eindruck noch durch Schattenringe um die Augen mit einem halonierten Blick verstärkt. Abweichend von einer echten kardialen Schmerzsituation sind die Augenbrauen meist nicht hochgezogen, die Stirnhaut ist glatt und ohne Querfalten.

Zu Gesichtsveränderungen bei der **extrakardialen Pseudostenokardie**, etwa im Rahmen eines vertebragenen Zervikalsyndroms mit Thoraxmyalgien, kommt es stets erst bei palpatorischer Schmerzauslösung in dem verspannten Muskelgebiet der Trapezius- und Pektoralismuskulatur (vgl. Abb. 1c).

Aspektbeurteilung sowie die einfühlende Erhebung einer gezielten Anamnese sind zur ersten Unterscheidung einer echten Stenokardie von einer funktionell-pseudostenokardischen Dyskardie oft aufschlußreicher als die Verfahren der mittelbaren Krankenuntersuchung. Kann die objektive Diagnostik doch durchaus nicht selten im Stich lassen, worauf auch *M. Halhuber* nachdrücklich hinweist.

Die obengenannten **graduellen Unterschiede** im Auftreten und Verlauf einer echten Stenokardie lassen sich durch die folgenden klinisch faßbaren **Charakteristika** gegeneinander abgrenzen:

1. Angina pectoris simplex

Starker, meist retrosternal oder linkspräkordial empfundener Herzschmerz von kurzer, nur einige Minuten anhaltender Dauer. Anfallsauslösung meist erst bei körperlicher Belastung mit raschem Abklingen des Schmerzes in Ruhe als **Belastungs-Stenokardie**, von der französischen Schule als »Angine d'effort« bezeichnet. Oft stellt sich der Herzschmerz zunächst nur zu Beginn der Belastung ein, um bei deren Fortdauer nach Auflösung eines Anpassungsmechanismus wieder zu verschwinden. Ebenso kann er durch Kälte, ein kaltes Armbad bzw. einen Sprung in kaltes Wasser beim Schwimmen hervorgerufen werden. Ausstrahlung öfter in die linke Schulter und in den linken Arm. **Elektrokardiographisch** finden sich pathologische Veränderungen im Bereich der ST-Strecke und der T-Zacke, die u. U. nur flüchtig und auf die Anfallsdauer beschränkt auftreten. Außerhalb des stenokardischen Anfalles kann sich das Elektrokardiogramm spontan normalisieren (vgl. Abb. 2a–b). Auf die

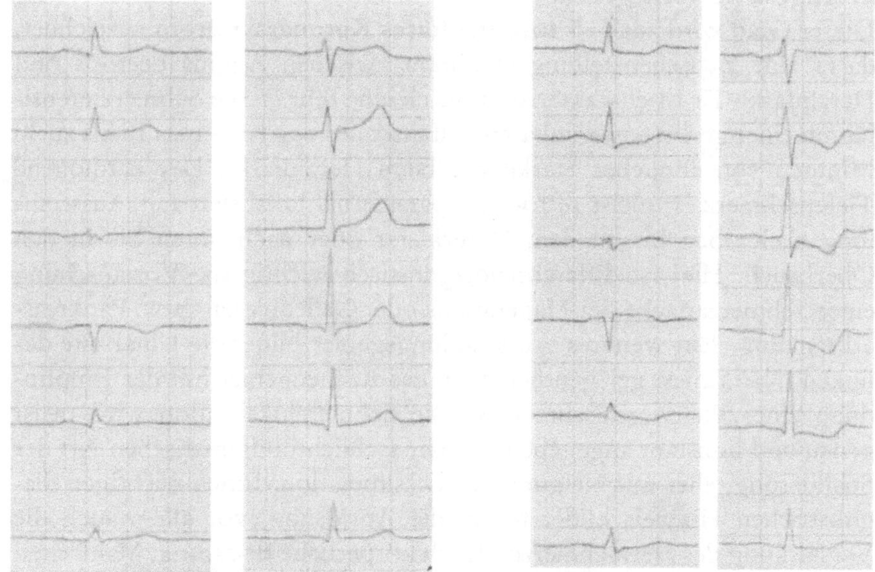

Abb. 2: Elektrokardiogramm bei einem Schmerzanfall von Angina pectoris simplex
a) Normales Elektrokardiogramm im Intervall
b) Pathologisches Elektrokardiogramm während des Stenokardie-Anfalles

diagnostische Bedeutung einer EKG-Registrierung, nicht nur im Intervall, sondern auch **im Anfall,** muß daher mit Nachdruck hingewiesen werden.

Therapie: Im Anfall sowie zur prophylaktischen Dauerbehandlung Nitrite, wie NITROLINGUAL-Kapseln, NITRO-MACK RETARD, AMYLNITRIT, 5 Tropfen vom Taschentuch einatmen. Auch ILDAMEN-Zerbeißkapseln sind zur Anfallsunterbrechung wirksam. Zur Prophylaxe Beta-Rezeptorenblocker, z. B. DOCITON, 3mal 20 mg täglich, oder DILCORAN PROTRAHIERT, 2mal 1 Tabl. täglich. Als besonders günstig hat sich die Kombination eines Beta-Rezeptorenblokkers mit einem Nitrokörper bewährt, z. B. DOCITON mit ISOKET RETARD sowie BETA-INTENSAIN (3mal täglich 1 Tabl.).

2. Angina pectoris gravis

Dieser Grad wird auch als **intermediäres Koronarsyndrom** bezeichnet, da er eine Zwischenstellung einnimmt zwischen Angina pectoris und Herzinfarkt. Er ist charakterisiert durch eine sehr starke Schmerzintensität mit einer genau bestimmbaren Anfallsdauer von länger als 10 bis zu 30 Minuten von ähnlicher Stärke wie beim Herzinfarkt. Der kardiogene Tiefenschmerz ist meist retro- und parasternal lokalisiert mit Ausstrahlung nach oben bis zu dem Unterkiefer oder nach unten bis in den Oberbauch. Hier ist differentialdiagnostisch wichtig die Vortäuschung einer Schmerzattacke bei Magenulkus oder Gallenblasen- bzw. Pankreaserkrankung. Ein weiteres Ausstrahlungsgebiet bildet die Ulnarseite des linken Oberarmes, gelegentlich auch das Rachengebiet mit der Empfindung eines Pharyngealschmerzes. Die Schmerzlokalisation wird meist genau und konstant angegeben in einer sachlich-undramatischen Art der Schilderung, eher mit Neigung zur Dissimulation. Einen wichtigen diagnostischen Hinweis bildet ferner die Auslösung, vor allem auch die Verstärkung des Herzschmerzes durch körperliche Belastung, Mahlzeiten oder einen plötzlichen Temperaturübergang vom Warmen ins Kalte. Es fehlen jedoch Blutdrucksenkung sowie weitere Zeichen einer Kreislaufdepression. Im **Elektrokardiogramm** (vgl. Abb. 3) finden sich schon in Ruhe ST-Absenkungen, terminale Negativierung der T-Zacken bei normalem Erhaltenbleiben der QRS-Gruppen mit dem elektrokardiographischen Bild der sogenannten Außenschichtalteration. Im Anfall oder unter Belastungen verstärken sich diese pathologischen Elektrokardiogramm-Befunde (vgl. Abb. 3b). Die **Röntgenaufnahme** des Herzens läßt gelegentlich schon ohne Kontrastdarstellung Verkalkungen im Verlauf der Kranzarterien erkennen (vgl. Abb. 4). Stets sind sie bei der Koronarangiographie nachweisbar.

Therapie: Ruhigstellung des Patienten, evtl. mit zusätzlicher medikamentöser **Sedierung,** z. B. durch VALIUM, 10 mg als i.m. Injektion, **Schmerzbekämpfung** mit NOVALGIN, 5,0 ml + EUPHYLLIN 0,24 als i.v. Injektion; DOLANTIN SPEZIAL, 2,0 i.m., POLAMIDON, 1 Amp. zu 2,5 mg, DILAUDID (0,002), ATROPIN (0,0003); lytischer Cocktail (je ½ Amp. ATOSIL, MEGAPHEN und DOLANTIN SPEZIAL). Einleitung einer Antikoagulantien-Dauertherapie mit MARCUMAR oder SINTROM in der folgenden Dosierung: Zu Beginn am 1. Tag mit 4 Tabl., anschließende Festsetzung je nach der Höhe des Quick-Testes. Bei

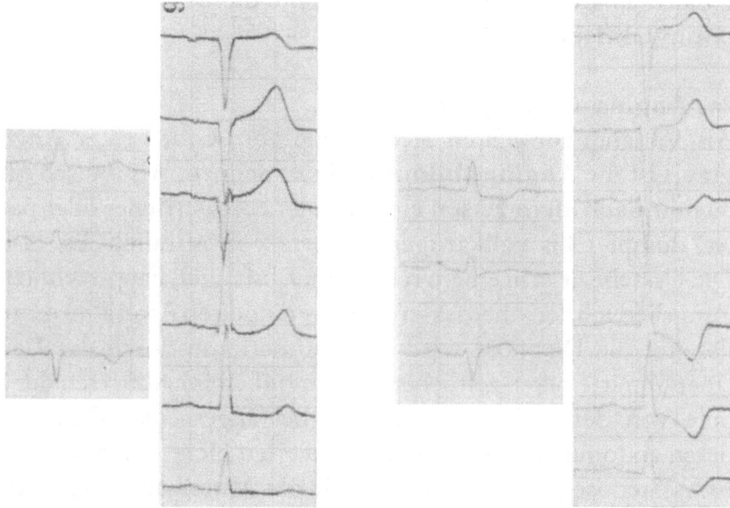

Abb. 3: Elektrokardiogramm im Schmerzanfall einer Angina pectoris gravis
a) Pathologisches Ruhe-Elektrokardiogramm im Intervall (links)
b) Verstärkt pathologisches Elektrokardiogramm im Anfall (rechts)

Abb. 4: Röntgenaufnahmen bei verkalkten Koronararterien

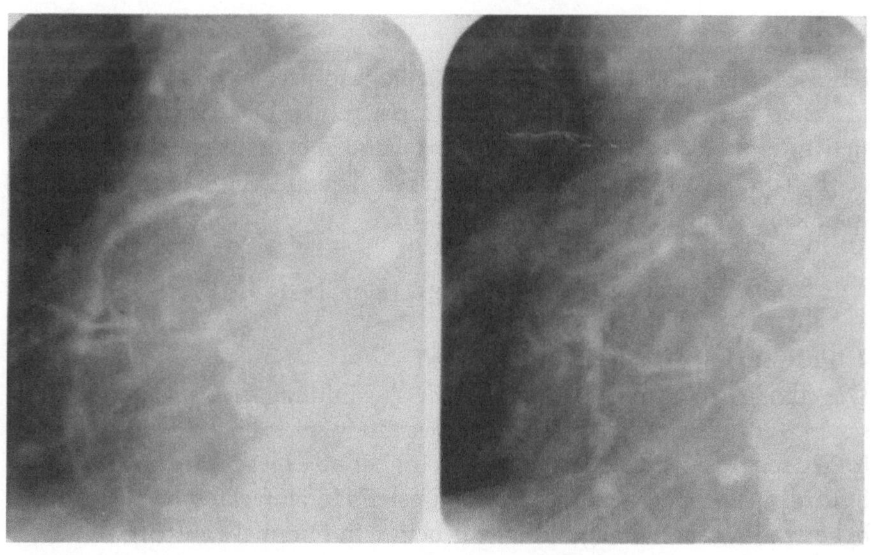

voraussehbarer Anfallsauslösung sind die ILDAMEN-Zerbeißkapseln **pophylaktisch** von Nutzen.

2a. Angina abdominalis

Als Variante zur echten Stenokardie vom Grade einer Angina pectoris gravis ist die **Angina abdominalis** zu nennen. Als typisch gilt ein 15 bis 30 min **nach dem Essen** einsetzender epigastrischer oder paraumbilikaler, dumpfer bis kolikartiger Schmerz von Minuten- bis Stundendauer. Die Ursache liegt in einem relativen O_2-Mangel, hauptsächlich im Versorgungsbereich der atherosklerotisch veränderten Arteria mesenterica cranialis. Auf die Diagnose wird man aufmerksam durch das **Leitsymptom** einer unmittelbaren zeitlichen Abhängigkeit im Auftreten der Schmerzanfälle von der Nahrungsaufnahme bei allgemeiner Gefäßsklerose. Auf deren abdominelle Manifestierung weisen nicht selten hin ein auskultierbares Stenosegeräusch über dem linken Mittelbauch (vgl. Abb. 5) sowie röntgenologisch erfaßbare Kalkablagerungen in Aorta und Mesenterialgefäßen. Zur objektiven Sicherung der Diagnose kann die Arteriographie herangezogen werden.
Ähnliche Oberbauchschmerzen, jedoch als einmaliges Ereignis akut einsetzend sowie länger anhaltend und ohne Abhängigkeit von der Nahrungsaufnahme, treten auf bei **Thrombose und Embolie der Mesenterialgefäße.**

3. Status anginosus

Klinische Symptomatik und elektrokardiographische Veränderungen entsprechen derjenigen bei Angina pectoris gravis. Der Unterschied zeigt sich in einer sich über Stunden hinziehenden Anfallsdauer oder durch gehäufte Wiederholungen mit kurzen Abständen über eine längere Zeitspanne hinweg.

Therapie: Wie bei Angina pectoris gravis (s. Seite 18).

4. Präinfarkt (»Drohender Infarkt«)

Der klinischen Symptomatik und der Ausbildung elektrokardiographischer Veränderungen gehen bei etwa 40 v. H. aller Herzinfarkte die folgenden Prodromalerscheinungen im Sinne eines **prämonitorischen Stadiums** vor Entwicklung des manifesten Herzinfarktes voraus, der nur bei etwa 10 v. H. wie »ein Blitz aus heiterem Himmel« auftritt.

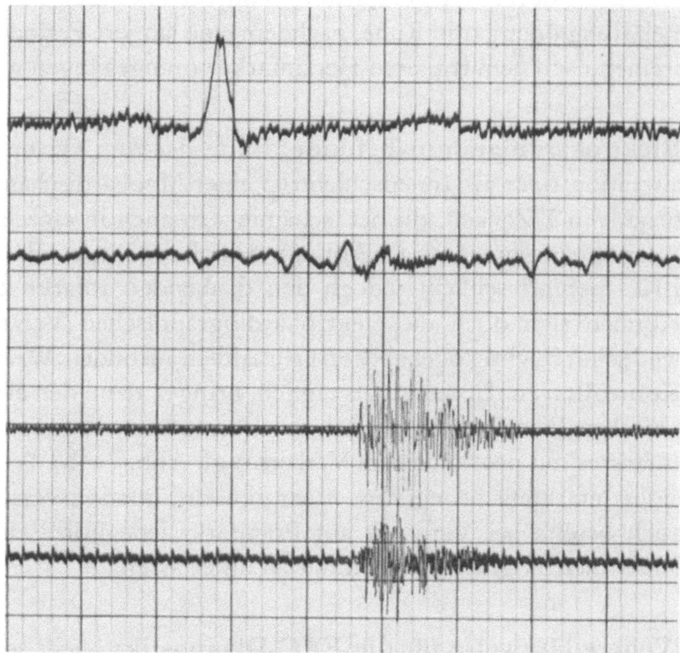

Abb. 5: Mesenterialarterien-Stenosegeräusch bei Angina abdominalis

Subjektives Beschwerdebild: Plötzliches Einsetzen von echten Stenokardien mit typischer retrosternaler Lokalisation bei bisher mehr oder weniger beschwerdefreien Patienten. Bei einer aus der Anamnese schon bekannten echten Stenokardie kommt es dagegen zu einer deutlichen Verschlimmerung einer bereits wiederholt aufgetretenen Belastungsstenokardie mit plötzlicher Änderung des Schmerzcharakters. Schmerzanfallsdauer mehr als 30 min wie bei einem echten Infarkt. Die Schmerzattacken werden im Laufe weniger Tage immer häufiger und an Intensität schwerer und länger. Sie sind verbunden mit einem bedrohlichen Angst- und Vernichtungsgefühl. Die Transaminasen (SGOT, SGPT, CPK) bleiben noch normal. Ein Therapieversuch mit Nitroglycerin (z. B. NITROLINGUAL-Kapseln rot) ist erfolglos.

Bei bereits in früherer Zeit überstandenem Herzinfarkt kündigt sich das **drohende Infarktrezidiv** im Rahmen dieses intermediären Koronarsyndroms an durch Wiederauftreten von Stenokardien schon bei geringer Belastung oder gar in Ruhe, nachdem eine längere Periode der Symptomfreiheit nach dem früheren Herzinfarkt vorangegangen war.

Elektrokardiogramm-Befunde: Entweder vom Typ der Außenschichtalteration oder als Innenschichttyp einer Myokardischämie mit terminal negativen T-Zacken, die bei Ischämie sich auch in einzelnen Brustwandableitungen finden (vgl. Abb. 6). Ein bei Körperruhe etwa normaler EKG-Befund schließt jedoch den drohenden Infarkt keineswegs aus. Können sich doch die elektrokardiographischen Veränderungen entweder nur flüchtig oder aber erst allmählich ausbilden. **Wiederholte EKG-Kontrollen,** u. U. mehrmals täglich, bringen dann den elektrokardiographischen Beweis für die klinische Vermutungsdiagnose des drohenden Infarktes mit protrahiertem Verlauf (vgl. Abb. 7a–b). Wegen der Gefahr einer Infarktauslösung bzw. einer akuten Situationsverschlechterung ist auch bereits bei Verdacht auf Präinfarkt jede Form einer Belastungs-Elektrokardiographie unbedingt zu unterlassen.

Weitere Hinweise für die EKG-Diagnostik: Nicht selten finden sich auch hier die Zeichen einer Innenschichtischämie nur während des Angina pectoris-Anfalles. Meist kommt es aber während des stenokardischen Anfalles zu einer Verstärkung der bereits im Ruhe-EKG pathologischen Zeichen einer ST-Senkung, einer T-Abflachung sowie von Veränderungen über V_4, V_6 bis V_8. Als **rudimentärer Infarkt** wird das elektrokardiographische Bild bezeichnet, das gekennzeichnet ist durch spitz negative T-Zacken in einigen Ableitungen, insbesondere in I, VL und II. Hier ist QRS nicht betroffen. Im klinischen Bild fehlt bei normaler BSG und SGOT ein Status anginosus.

Therapie: Die Bedeutung der Früherkennung des Präinfarktes als prämonitorisches Stadium liegt in dem dadurch gegebenen Hinweis zu prophylaktischem Handeln mit dem Ziel einer Verhütung des vollständigen Infarkteintrittes. Elektronenmikroskopische Untersuchungen haben gezeigt, daß Veränderungen der submikroskopischen Strukturen bei kurzzeitiger Hypoxie bis zu 24 Stunden noch reversibel sind. Erst nach Ablauf dieser Frist gehen sie in irreversible Nekrosen über. Die **prophylaktischen Sofortmaßnahmen** bestehen in dem folgenden Programm:

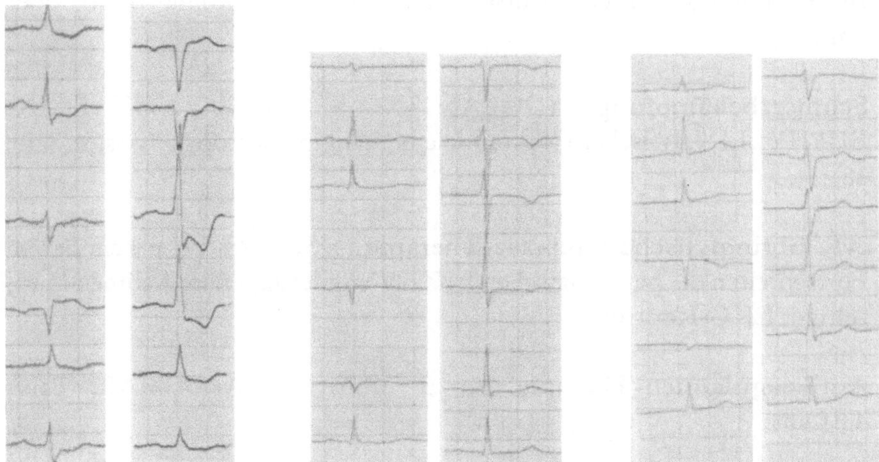

Abb. 6: Elektrokardiogramm im Schmerzanfall bei Präinfarkt (intermediäres Koronarsyndrom)
a) Extremitäten-, Goldberger- und Wilsonableitungen im Anfall (links)
b) Rückbildung der Elektrokardiogramm-Veränderungen nach Infusionsbehandlung mit 400 mg INTENSAIN (Mitte und rechts)

Abb. 7: Erst allmählich auftretende Infarktzeichen im Elektrokardiogramm bei wiederholter EKG-Kontrolle während eines protrahiert sich ausbildenden Herzinfarktes
a) Elektrokardiogramm vom 10. 12. 1970 im Stenokardie-Anfall (links)
b) Elektrokardiogramm vom 14. 12. 1970 (rechts)

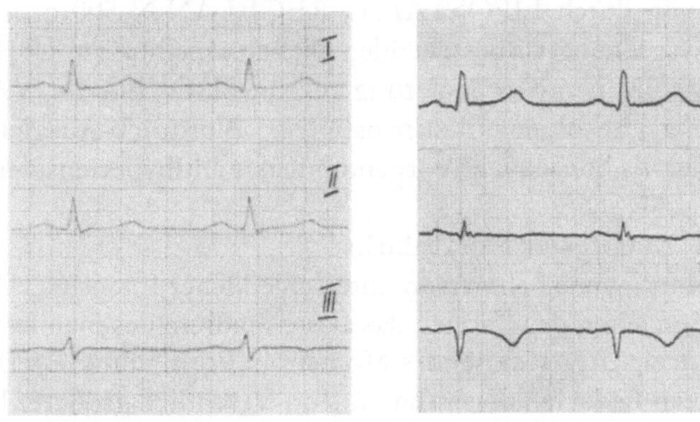

Bettruhe mit psychischer Entspannung (VALIUM, 10 mg per os oder i.m.);

Schmerzbekämpfung (DOLANTIN SPEZIAL, NOVALGIN-EUPHYLLIN, lytischer Cocktail wie bei Angina pectoris gravis, s. Seite 18);

evtl. **fibrinolytische Streptase-Therapie** (s. Seite 28) bei erkennbarem Fortschreiten der pathologischen EKG-Veränderungen im Rahmen kurzzeitiger EKG-Kontrollen;

Antikoagulantien-Therapie für 3 Monate (MARCUMAR, SINTROM);

Koronartherapie mit INTENSAIN (zur raschen und zuverlässigen Schmerzbekämpfung zunächst als i.v. Infusion mit 400 mg; später als perorale Medikation 3mal täglich 1 Tabl. INTENSAIN 150) oder SEGONTIN 60, AMPLIVIX, MYOCARDON. Monooxydasehemmer sind wegen des damit riskierten Blutdruckabfalles ungeeignet.

Die **späteren prophylaktischen Maßnahmen** bestehen in einer möglichst weitgehenden Ausschaltung der bekannten **Risikofaktoren** des Herzinfarktes: Psychische Führung und Entspannung durch eine sinnvolle und weitgespannt-tolerante Lebensdiätetik mit möglicher Vermeidung von beruflich-familiären Konfliktsituationen und seelischem Dauerdruck. Gewichtsdrosselung bei Übergewichtigkeit, kalorisch knappe Diät unter Einschränkung tierischer Fette, Hypercholesterinämie-Beeinflussung durch LIPOSTABIL, REGELAN-N 500 o. ä.; optimale Einstellung eines etwa bestehenden Diabetes mellitus; u. U. Hinzufügung milder medikamentöser Sedierung durch SEDOVEGAN, VALIUM, APONAL u. a.; absolute Nikotinabstinenz; Blutdruck-Ausgleich bei Hypertonie mittels konsequent vorgenommener antihypertensiver Dauertherapie.

5. Manifester Herzinfarkt

Kardiogene Schmerzen unterschiedlicher Intensität, Dauer und Lokalisation leiten gewöhnlich das akute Stadium des manifesten Koronarinfarktes ein. Ein auslösendes Moment in Form von körperlicher Anstrengung oder Kälte fehlt fast immer. Von wesentlich größerer Bedeutung dagegen ist eine akute psychische Belastung. Meist geht die Infarktmanifestation einher mit einem ausgeprägten Retrosternalschmerz von einer Dauer länger als 30 Minuten ohne oder mit Ausstrahlung in die oben beschriebenen Körperregionen. Stets zu bedenken ist jedoch die Vielzahl der nicht seltenen Möglichkeiten eines **atypischen Infarktverlaufes**. Häufig erfährt die innere Schwere des akuten Schmerzerlebnisses mit seiner dramatischen Steigerung bis zur Todesangst im physiognomischen Bild ihre eindrucksvolle und dem Erfahrenen unverkennbare Ausprägung als typisches, um Jahre gealtertes **Infarkt-Gesicht** (vgl. Abb. 1a) mit den auf Seite 14 beschriebenen Unterscheidungsmerkmalen gegenüber dem funktionellen Schmerzanfall der Pseudostenokardie. Vielfach entwickelt sich in den ersten Minuten und Stunden das Vollbild des **akuten Syndroms** mit Blutdruckabfall, Tachykardie und weiteren Zeichen einer Kreislaufdepression bis zum kardiogenen Schock und den häufigen rhythmogenen Komplikationen. **Elektrokardiographisch** sind im Ablauf des Infarktes die folgenden Entwicklungsstadien zu unterscheiden: Latenz-, Anfangs-, frisches, Zwischen- sowie Folgestadium. Den vollzogenen Eintritt einer Myokardnekrose im Sinne des Folgestadiums dieser Einteilung beweist die zusätzlich zu den obengenannten Veränderungen während der Phase der Erregungsrückbildung auftretende Ausbildung eines tief negativen *Pardee*schen-Q (vgl. Abb. 8c). Weitere Infarktzeichen im Elektrokardiogramm sind die ST-Hebung mit Ausbildung einer koronaren Fahne als Läsionszeichen (vgl. Abb. 8b) sowie gleichschenklig negative T-Zacken als Ischämie-T in den präkordialen Ableitungen über dem infarzierten Gebiet. Selten gelingt es, im Anfangsstadium des ersten Infarktbeginns als flüchtige Veränderung hochpositive, spitze T-Zacken als Erstickungs-T zu registrieren (vgl. Abb. 8a).

Weitere klinische Zeichen des **akuten Syndroms** nach *Hauss* sind neben dem dominierenden Herzschmerz Tachykardie, Leukozytose, beschleunigte BSG und Fieber sowie Glykosurie und Erhöhung der Blutzuckerwerte. Als besonders aufschlußreiche Veränderung geht ihnen voraus ein Anstieg der **Transaminasen**. Als Frühzeichen steigt die normalerweise 1,0 mU/ml betragende **CPK** (Creatin-Phosphokinase) im Serum bereits nach 2 bis 4 Stunden an mit einem Maximum zwischen 24 bis 36 Stunden und Normalisierung nach 3 Tagen. Ihr folgt die **SGOT** (Serum-Glutamat-Oxalacetat-Transaminase) nach 4 bis 6 Stunden mit dem Maximum nach 24 bis 48 Stunden und Normalisierung erst nach 5 Tagen. Schließlich die

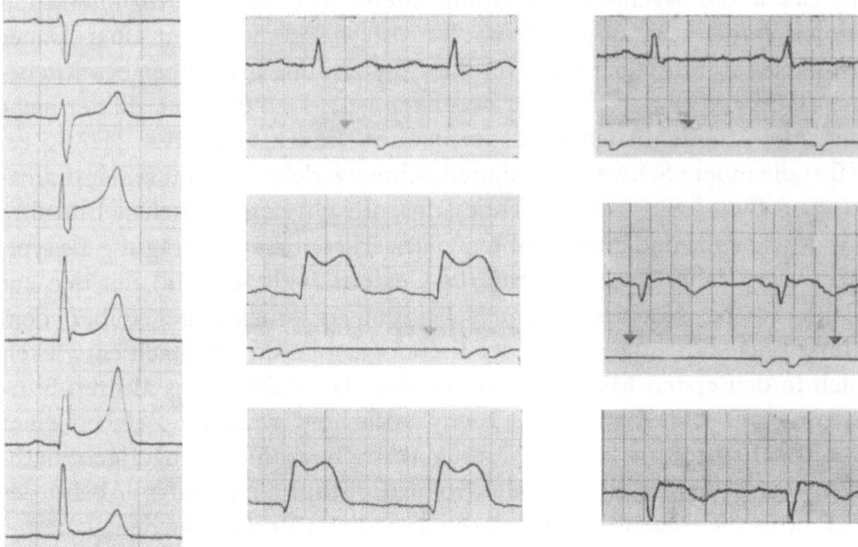

Abb. 8: Elektrokardiogramm bei manifestem Herzinfarkt
a) Erster Infarktbeginn mit Erstickungs-T (WILSON-Ableitungen V_1–V_6) (links)
b) Akutphase mit koronarer Fahne der ST-Strecken (Mitte)
c) Übergangsphase mit PARDEE'scher Q-Zacke (rechts)

LDH (Laktat-Dehydrogenase) 8 bis 10 Stunden nach Infarkteintritt mit einem Maximum nach 48 bis 72 Stunden und einer Rückkehr zur Norm erst nach 14 Tagen. Normalwerte für SGOT bei 5 bis 20 mU/ml, für LDH bis 195 mU/ml.
Einen **prognostisch ungünstigen Rückschluß** gestattet das Verhalten des Transaminasenanstieges, wenn dieser für SGOT 150 mU/ml und für LDH 800 mU/ml übersteigt. In dem gleichen Sinne zu bewerten ist eine über den 4. Tag hinaus andauernde Erhöhung der CPK.

Therapie: Die Soforttherapie beim Herzinfarkt in den ersten Minuten und Stunden umfaßt die folgenden Maßnahmen:

a) **Ruhigstellung:** Bereits bei Infarktverdacht darf bis zur endgültigen Klärung der Diagnose von dem Patienten kein Schritt mehr zu Fuß getan werden. Sofortige horizontale Lagerung. Psychische Führung und Beruhigung, evtl. mit zusätzlicher medikamentöser Sedierung durch VALIUM, 10 mg als i.m. oder i.v. Injektion, bei älteren zerebralsklerotischen Patienten mit DISTRANEURIN (2 bis 4 Tabl. oder als i.v. Tropfinfusion).

b) **Schmerzbekämpfung:** DOLANTIN SPEZIAL, POLAMIDON oder DILAUDID-ATROPIN, 1 Amp. i.m.; je nach dem Schmerzgrad evtl. lytischer Cocktail (MEGAPHEN + ATOSIL + DOLANTIN SPEZIAL, je ½ bis 1 Amp. i.m.) oder NOVALGIN, 5,0 ml + EUPHYLLIN 0,24 als langsame i.v. Injektion. IMPLETOL, 2 Amp., als präkordiale intrakutane Quaddel-Injektionen. Heiße Armbäder, jedoch ohne Mobilisierung des Patienten. **Nicht geeignet** sind beim Infarkt die ohnehin wirkungslosen Nitrokörper wegen des plötzlichen Blutdruckabfalles; ebensowenig Morphium-Injektionen wegen der Gefährdung durch das häufig hierdurch auftretende Erbrechen mit Blutdruckabfall und Durchbrechung der Immobilisierung.

c) **Schock- bzw. Kollaps-Bekämpfung:** Infusionstherapie mit 500 ml PERISTON, LONGA-STERIL, RHEO-MACRODEX o. ä. unter Zusatz von 250 mg NOVADRAL. Tropfgeschwindigkeit je nach Blutdruckreaktion: 30 bis 120 Tropfen. Bei bedrohlichem Kreislaufzusammenbruch mit unmeßbaren Blutdruckwerten 50 mg NOVADRAL langsam intravenös. Zur besseren Hörbarkeit der Arterientöne im Kollaps empfiehlt sich die Benutzung eines elektronischen Stethoskops (z. B. Stethotron oder Stetronik der Firma DÖLL und KLENK, Hofheim/Ts.).

d) **Koronartherapie** mit zugleich gutem analgetischen Effekt: INTENSAIN-Zusatz zu der Tropfinfusion in der Dosis von 400 mg.

e) **Herzglykoside:** Eine absolute Indikation bildet das Vorhandensein einer manifesten Linksinsuffizienz des Herzens mit Ruhedyspnoe und Tachykardie sowie die noch latente bzw. beginnende Linksinsuffizienz mit auskultatorischem Dreierrhythmus durch Vorhofton oder III. Herzton (vgl. Abb. 21). Zur Soforttherapie geeignet ist ausschließlich die i.v. Injektion von ¼ bis ½ mg STROPHANTHIN. Bei ungenügender Rekompensation Wiederholung der Injektion von ¼ mg STROPHANTHIN bereits nach 5 Stunden. Eingehende Darstellung der klinischen Symptomatik und Diagnostik der Linksinsuffizienz s. Seite 54.

f) **Antiarrhythmische Behandlung:** Bei extrasystolischer Reizbildungsstörung, insbesondere bei frühzeitigem Einfall ventrikulärer Extrasystolen mit dem sogenannten R-auf-T-Phänomen (vgl. Seite 236) ist heute unerläßlich die sofortige i.m.-Injektion von 10 ml 2%igen XYLOCAIN mit anschließender XYLOCAIN-Infusion mittels der handelsüblich hierfür vorgesehenen Ampulle (vgl. Seite 240). Bei höhergradigen AV-Leitungsstörungen ALUPENT-Infusionstherapie (10 bis 20 mg = 2 bis 4 Ampullen zu je 10,0 ml der Infusion zugeben). Bei komplettem AV-Block zusätzliche Kortikosteroid-Therapie: URBASON, 80 mg, als i.v. Injektion. Bedrohliche tachykarde bzw. bradykarde Rhythmusstörungen machen den sofortigen Einsatz einer Elektrotherapie in Form der elektrischen Defibrillation bzw. der elektrischen Stimulation mit nachfolgender, u. U. nur kurzfristiger Schrittmacher-Behandlung notwendig (Einzelheiten s. Seite 276).

g) **Fibrinolytische Therapie:** Wo dies technisch und wirtschaftlich möglich ist, sollte beim Herzinfarkt im akuten Stadium innerhalb der ersten 6 Stunden nach Infarkteintritt die fibrinolytische Therapie mit STREPTOLYSIN in den Rahmen der Sofortmaßnahmen heute unbedingt einbezogen werden. Erste Dosis 250000 E STREPTASE in 50,0 ml HAEMACCEL oder RINGERlösung als langsame i.v. Injektion innerhalb von 10 Minuten. Anschließend Fortsetzung der begonnenen STREPTASE-Medikation als Infusionstherapie nach den üblichen Richtlinien.

Zugleich Einleitung einer **Dauertherapie mit Antikoagulantien** mit einem Dicumarolpräparat wie MARCUMAR oder SINTROM. Ohne STREPTASE-Therapie Beginn mit HEPARIN als erste Dosis 4 ml = 20000 IE, z. B. LIQUEMIN i.v.; anschließend in 12stündlichen Abständen ein Heparin-Depot-Präparat, z. B. HEPARIN-NOVO-LENTE,
je 1 ml = 25000 IE mit sehr dünner Injektionsnadel langsam und streng subkutan.

h) **Krankenhauseinweisung:** In zunehmendem Maße findet der Vorschlag allgemeine Zustimmung, wegen des Risikos der unvorhersehbaren Komplikationen und der personell aufwendigen Behandlung jeden Patienten mit Herzinfarkt nach Herstellung der Transportfähigkeit durch die obengenannten Sofortmaßnahmen in klinische Behandlung und hier wieder möglichst auf eine internistische Intensivstation zu verbringen.

6. Epistenokardie bei Perikarditis

Die **trockene Perikarditis** mit ihren charakteristischen, an Angina pectoris erinnernden epistenokardischen Schmerzen tritt am häufigsten während der akuten Phase und im Übergangsstadium eines Vorderwandinfarktes sowie im Endstadium einer **Urämie** auf. Als Urämie bezeichnet man ein schweres klinisches Krankheitsbild, das auf der Retention harnpflichtiger Substanzen im Blut und auf Störungen im Wasser- und Elektrolythaushalt beruht. Ein komatöser Zustand entwickelt sich erst in späten Stadien der Erkrankung, entweder schleichend bei fortschreitendem Untergang von Nierengewebe oder akut nach interkurrenten Erkrankungen, Operationen, Flüssigkeits- oder Elektrolytverlusten. Zu den chronischen Nierenerkrankungen zählen vor allem die chronische Pyelonephritis und Folgezustände nach unbehandelten Obstruktionen der Harnwege. Weniger häufig sind chronische Glomerulonephritis und vaskuläre Nephrosklerose, ferner diabetische Glomerulosklerose sowie Phenacetinniere, die Ursache einer Urämie.

In 50 v. H. aller Fälle einer chronischen Urämie tritt eine trockene Perikarditis auf. Sie ist, vom Urämie-Gesicht des Patienten abgesehen, erkenntlich an retrosternalen Schmerzen. Auskultatorisch und im Phonokardiogramm ist das typische perikarditische Reiben nachweisbar (vgl. Abb. 9). Im Elektrokardiogramm entwickelt sich meist das Bild eines Außenschichtschadens. Sekundäre kardio-vaskuläre Schäden treten nach langer oder exzessiver Hypertonie in den Vordergrund. Das klinisch führende Symptom bildet hier die echte Stenokardie.

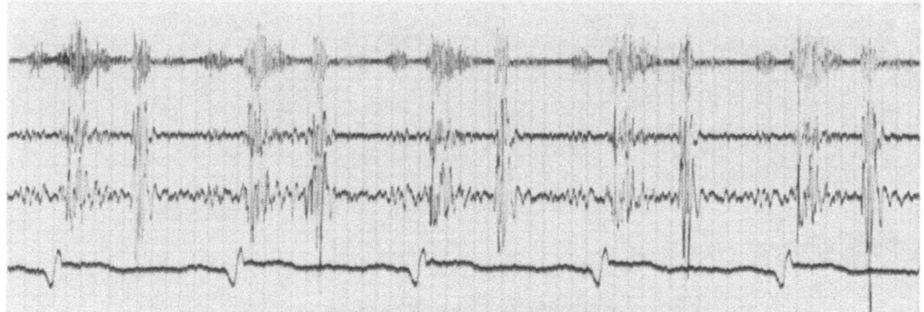

Abb. 9: Herzschallbefund bei trockener Vorderwandinfarkt-Perikarditis

Für die **Therapie** empfiehlt sich neben dem Behandlungsversuch der Grundkrankheit die Dämpfung der durch die Perikarditis verursachten epistenokardischen Schmerzen durch ACEDICON, 1- bis 3mal täglich 1 Tablette.

Eine trockene Perikarditis findet sich weiterhin häufig als Begleiterscheinung in der akuten oder Übergangsphase beim **Vorderwandinfarkt des Herzens**. Hier kann der Perikardschmerz irrtümlich für ein erneutes Einsetzen einer echten Angina pectoris gehalten werden. Der typische, oben bereits beschriebene Auskultationsbefund des mehrphasigen perikardialen Reibegeräusches gibt unschwer die Aufklärung (vgl. Abb. 9). Auch hier bewährt sich zur Schmerzbekämpfung ACEDICON, 1- bis 3mal täglich 1 Tabl. Auch durch NOVALGIN, 5,0 ml als i.v. Injektion, läßt sich der Perikarditis-Schmerz meist gut beeinflussen. Zusätzlich wirksam ist die Anwendung eines wasserlöslichen Prednisolon-Präparats als i.v. Injektion, z. B. 50 mg ULTRACORTEN-H oder 50 mg SOLU-DECORTIN-H oder 40 mg URBASON SOLUBILE.

B. Funktionelle Stenokardie

Unter diesem Begriff wird eine Fülle sich in ihrer Symptomatik überschneidender Störungsbilder zusammengefaßt. Sie ähneln sich in der Herzbezogenheit der Schmerzempfindung, ohne daß ein pathologischer Organbefund am Herzen nachweisbar ist, und ohne daß eine extrakardiale Schmerzquelle sich findet. Entsprechend den nur geringen Abweichungen im klinischen Erscheinungsbild gibt es eine Vielzahl von Bezeichnungen für teils verwandte, teils auch identische Störungen. Sie reichen von dem »reizbaren Herz« *Da Costas* (1871) über die vegetative Dystonie *Wichmanns* (1934) und die neurovegetative Dystonie *Lerullis* (1954) bis zur Dyskardie *Halhubers* (1958) und dem kardialgischen Syndrom, der implikativen Kardialgie oder den psychovegetativen Syndromen von *Delius* (1966). Allen diesen Störungen ist gemeinsam die Projektion einer mehr oder minder unbestimmten Schmerzsensation in die Herzgegend. Besonders häufige, klinisch umschriebene und daher weitgehend **eigenständige Formen** einer derartigen funktionellen Stenokardie sind vor allem die Störungsbilder der vegetativen Kardialgie, des hyperkinetischen Herzsyndroms, der vegetativen Dyskardie sowie der Herzphobie und Herzneurose. Sie sollen daher in ihren wesentlichen Zügen im folgenden gesondert dargestellt werden.

1. Vegetative Kardialgie

Zum Unterschied von der echten Stenokardie wird der Quellpunkt des Schmerzes nicht streng retrosternal angegeben. Er erscheint vielmehr über die linke Thoraxseite hin verteilt mit Schwerpunkt der bunt wechselnden Angaben, die vollmundig-dramatisch vorgetragen werden, in der Herzspitzengegend. Bildhaft-übertrieben anmutende anamnestische Darstellungen sind kennzeichnend für den funktionell überlagerten Charakter dieser Mißempfindungen. Als häufig wiederkehrende Schilderungen finden sich eigenartige Vergleiche wie Messerstiche durch das Herz, tausend Nadeln, geplatztes Äderchen im Herzen, wundes Brustgefühl, Schneiden, Reißen, Ziehen, Stein in der Brust usw. Für die Lokalisationsangabe bezeichnend ist ein häufiger Szenenwechsel über Brust und Rücken. Als charakteristisch im Unterschied zu der echten Stenokardie kann die meist schlagartige Besserung der Beschwerden unter körperlicher Belastung gelten, sowie ihre lange Dauer, die von Stunden über Tag und Nacht bis zu »schon immer« reicht. **Auslösende Momente** sind vor allem oft unbewußte Angst und Aufregungen der zu solchen Emotionen meist bevorzugt neigenden vegetativ-nervösen Patienten. Ferner psychische Dauerbelastungen, klimatische Einflüsse, Erwartungssituationen sowie mangelhaft abreagierte Spannungen und Unausgeglichenheiten im sexuellen Bereich.

Die Schmerzen treten entweder kurzdauernd auf oder halten über Stunden und Tage an. Der Blutdruck bleibt unbeeinflußt. Im **Aspekt** fällt neben der typischen physiognomischen Prägung (vgl. Abb. 10a) eine wortreiche, äußerliche Theatralik mit der von wiederholter Seufzeratmung unterbrochenen »als ob«-Schilderung der Beschwerden auf. Im Elektrokardiogramm findet sich ein normaler Befund mit häufig vegetativen Symptomen wie Hebung der ST-Strecken bei Überhöhung und Zuspitzung der T-Zacken (vgl. Abb. 10b). Wiederholte Kontrollen sind jedoch notwendig, um unliebsame Überraschungen durch einen womöglich doch organischen Prozeß zu vermeiden.
Nicht selten beobachtet man auch bei funktionellen Stenokardien ohne organische Herzerkrankung im Brustwand-Elektrokardiogramm nach *Wilson* persistierende, nicht pathologisch zu beurteilende Veränderungen der Erregungsrückbildung. Diese Diskrepanz zwischen einem scheinbar abnormen elektrokardiographischen wie im übrigen völlig normalem klinischen Herzbefund bei Patienten mit auf das Herz bezogenen eindeutig nervösen pseudostenokardischen Beschwerden läßt sich durch eine einfache funktionselektrokardiographische Methode nach *Moll* aufklären und objektivieren. Hier erweist sich der *Valsalva*-Preßdruck-Versuch als ein aussagekräftiges Kriterium, zumal wenn er mit einer ergometrischen Belastung kombiniert wird.

Methodik: Durchführung des *Valsalva*-Preßdruckversuches am liegenden Patienten nach tiefer Inspiration. Die unipolaren EKG-Ableitungen werden nur dann ausgewertet, wenn der Druck mehr als 20 mm Hg beträgt und die Preßdauer 10 sec überschreitet. Herzfrequenz, AV-Überleitungszeit sowie Amplitudenhöhe der T-Zacken in mvolt werden der Ableitung V_3 entnommen. Sollte die Ausbildung der Veränderung in V_5 prägnanter sein, so kann diese ebenso zur Beurteilung herangezogen werden. Um die T-Veränderungen deutlicher zur Darstellung zu bringen, wird der Ausgangswert von T in mvolt = 100% gesetzt. Liegt eine T-Negativität vor, beträgt dieser Ausgangswert –100%. Entwickelt sich

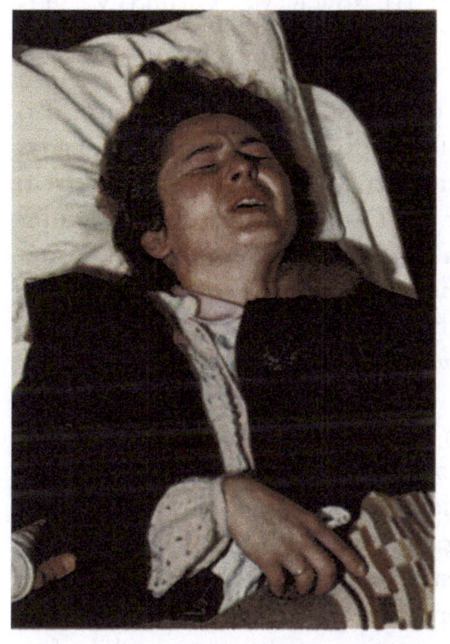

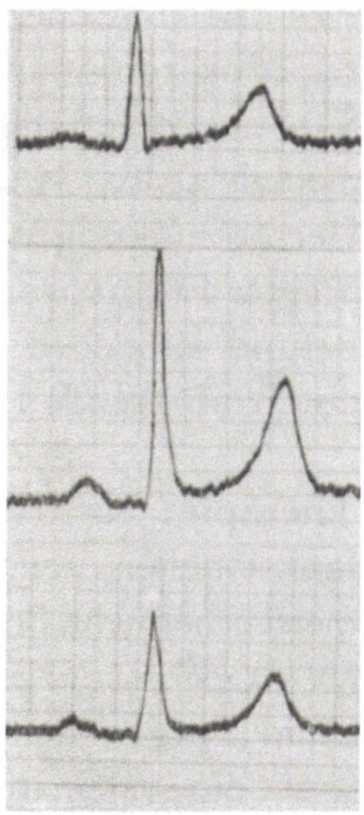

Abb. 10: Funktionelle Stenokardie
a) Physiognomische Aspekt-Diagnostik
b) Vegetativ-vagotone Elektrokardiogramm-Veränderungen mit Hebung der ST-Strecken, Überhöhung und Zuspitzung der T-Zacken bei funktionell-stenokardischem Anfall

unter den Bedingungen des *Valsalva*-Preßdruckversuches eine positive T-Zacke, so wird der Änderungswert über 0% zum Positiven hin angegeben. Verkleinert sich unter *Valsalva*-Bedingungen die negative T-Amplitude, so wird die Minderung in % von –100 in Richtung I ausgedrückt. Entwickelt sich eine positive T-Zacke vom gleichen Wert wie die negative Ausgangsamplitude, so entspricht die Änderung +100%.

Die **Fahrradergometerarbeit** wird solange durchgeführt, bis entweder die periphere Ermüdung zum Abbruch zwingt oder die altersentsprechende Herzfrequenz bei submaximaler Belastung erreicht wird. Ebenso wie beim *Valsalva*-Preßdruckversuch werden im Elektrokardiogramm routinemäßig die Ableitungen I, II, III sowie V_2, V_4 und V_6 verwendet.

Aus den klinischen Erfahrungen mit dieser Methode ist zu folgern, daß Elektrokardiogramm-Befunde, die bei geringfügigen Veränderungen der ST-Strecke auffällige T-Abflachungen oder T-Negativitäten aufweisen, niemals als das einzige Kriterium für die Diagnose organisch bedingter Herzerkrankungen aufgefaßt werden dürfen. In Fällen deutlich ausgeprägter Diskrepanz zwischen klinischem und elektrokardiographischem Befund ist neben der genauen Analyse der Beschwerden der einfach durchzuführende *Valsalva*-Preßdruckversuch gerechtfertigt.

Therapie: Nitrokörper sind – auch als Kombinationspräparate – bei funktioneller Stenokardie ganz allgemein unwirksam. Sie rufen zudem meist erhebliche Beschwerden im Sinne eines Kopfdruckes hervor. Geeignet dagegen sind psychische Führung, Sedativa wie VALIUM 5 und vor allem morgendliche Trockenhautbürstungen mit anschließender Dusche sowie ein systematisch betriebenes körperliches Training. Eine möglichst aktive Bewegung durch Wandern, Bergsteigen, Schwimmen, Skilaufen, Leichtathletik usw. vermag diese subjektiv oft quälenden und die Leistungsfähigkeit einschränkenden Störungen rasch und nachhaltig zu beseitigen. Unterstützend hat sich zu Behandlungsbeginn die i.v. Injektion von MAGNORBIN, 3mal wöchentlich, besonders zur Beeinflussung der *Da Costa*schen Seufzeratmung als häufiges Begleitsymptom bewährt. Die Anwendung einer sogenannten »kleinen Herztherapie« ist schon aus psychologischen Gründen problematisch, da sie nur allzu leicht zur Erziehung iatrogener Herzkrüppel führt.

2. Hyperkinetisches Herzsyndrom

Diese von *Gorlin* 1962 gegebene und begrifflich übergeordnete Zusammenfassung verschiedenartiger funktioneller Herzbeschwerden ist **pathophysiologisch** durch eine erhöhte Auswurfgeschwindigkeit des Blutes aus dem Herzen charakterisiert (vgl. Abb. 11). Hinzu kommen eine verminderte Belastbarkeit, ein erhöhtes Herzminutenvolumen, labile Blutdruckwerte sowie eine erniedrigte arteriovenöse O_2-Differenz. Das verbindende gemeinsame Glied in der pathogenetischen Kette bildet ein erhöhter betaadrenerger Antrieb infolge verstärkter Katecholamin-Ausschüttung. Folgen dieser Katecholamin-Anflutung sind Frequenzsteige-

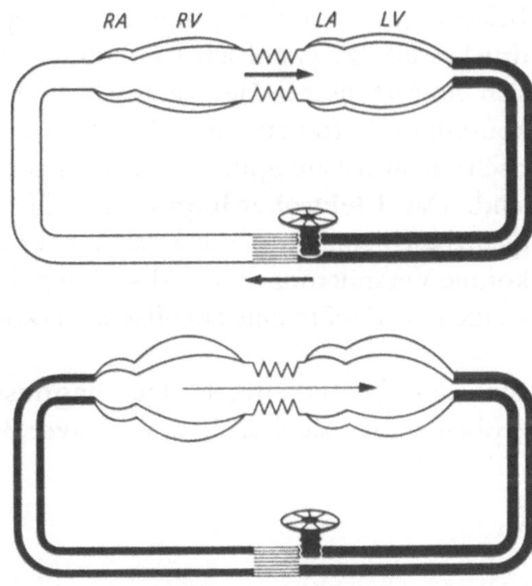

Abb. 11: Kreislaufverhalten
a) im Normalfall und
b) bei hyperkinetischem Herzsyndrom

rung, Erhöhung der Kontraktilität des Myokards sowie Tonusverminderung der peripheren Widerstandsgefäße.

Die **klinische Symptomatik** bietet ein vieldeutiges Beschwerdebild bei meist jüngeren Patienten mit Klagen über pseudoanginöse Beschwerden in Form von Herzdruck, Herzgefühl, Organempfindung in der linken Thoraxseite. Sie sind in ihrem Auftreten jedoch unabhängig von Belastungen. Herzklopfen und als Herzstolpern empfundene extrasystolische Herzrhythmusstörungen ergänzen das herzbezogene Beschwerdebild. Einschränkung der körperlichen Leistungsfähigkeit, Belastungsdyspnoe, Schwächegefühl, vor allem in den Beinen, kühle und feuchte Hände, Tremor der Hände, Parästhesien, Reizbarkeit, Angstempfindung sowie Schwindelgefühl, meist bei aufrechter Körperhaltung und bei raschem Wechsel der Körperlage, runden das bunte Beschwerdebild ab.

Die **Diagnose** ergibt sich zum einen durch das leicht faßbare Leitsymptom der Ruhetachykardie mit überhöhtem Anstieg der Herzfrequenz bei

Belastung, zum anderen durch die Amplitudenvergrößerung des Blutdruckes infolge systolischer Erhöhung. Bei der Herzauskultation finden sich ein systolisches Herzgeräusch, Betonung des I. Herztons sowie inkonstantes Auftreten eines III. Herztons (vgl. Abb. 12a). Der palpatorisch nachweisbare Spitzenstoß ist an normaler Stelle, kräftig und schnellend. Das **Elektrokardiogramm** zeigt Muskelverzitterungen bei Frequenzbeschleunigung, nicht selten aber auch ausgesprochene sympathikotone Veränderungen mit Absenkung der ST-Strecken bei schräg ansteigendem Verlauf in eine abgeflachte T-Zacke (vgl. Abb. 12b).

Eine einfache und zuverlässige **Diagnosensicherung** gelingt durch die Probetherapie mit einmaliger selektiver Blockade der adrenergen Betare-

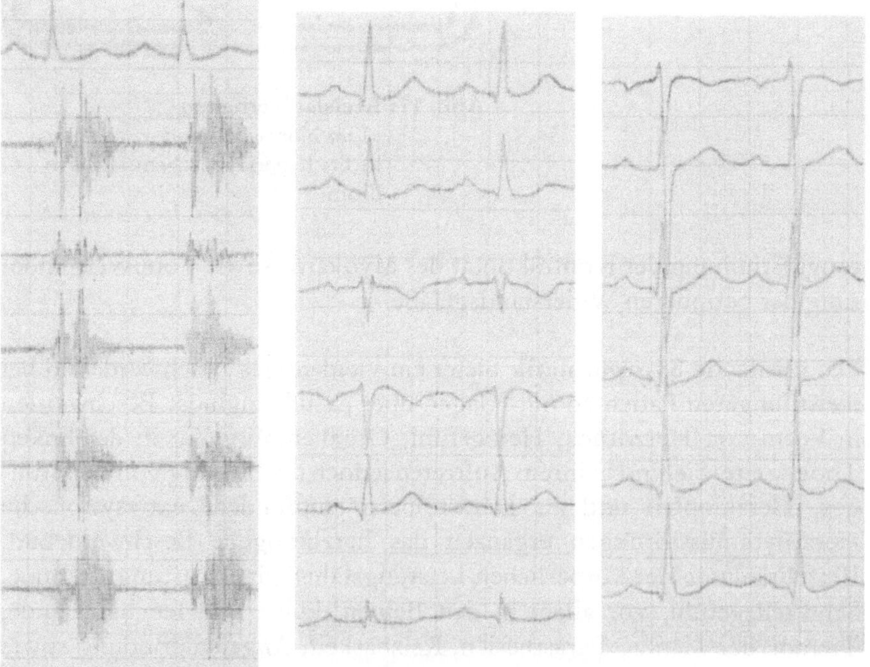

Abb. 12: Diagnostik bei hyperkinetischem Herzsyndrom

a) Herzschallaufnahme bei hyperkinetischem Herzsyndrom mit protosystolischem Geräusch (links)

b) Elektrokardiogramm bei hyperkinetischem Herzsyndrom (Mitte und rechts)

zeptoren und dadurch ermöglichter indirekter Ermittlung der Größe des betaadrenergen Antriebes durch die Gabe einer Initialdosis von 30 mg Propranolol = DOCITON per os. Schon nach 2stündiger Beobachtung stellt sich bei diesem DOCITON-Test eine typische Frequenzsenkung ein (vgl. Abb. 13).

Therapie: Bei günstigem Ergebnis der Probetherapie Fortsetzung als Dauertherapie mit einem **Betarezeptorenblocker,** z. B. DOCITON,

Abb. 13: DOCITON-Test im Elektrokardiogramm bei hyperkinetischem Herzsyndrom
a) Vor DOCITON
b) 2 Stunden nach 30 mg DOCITON peroral

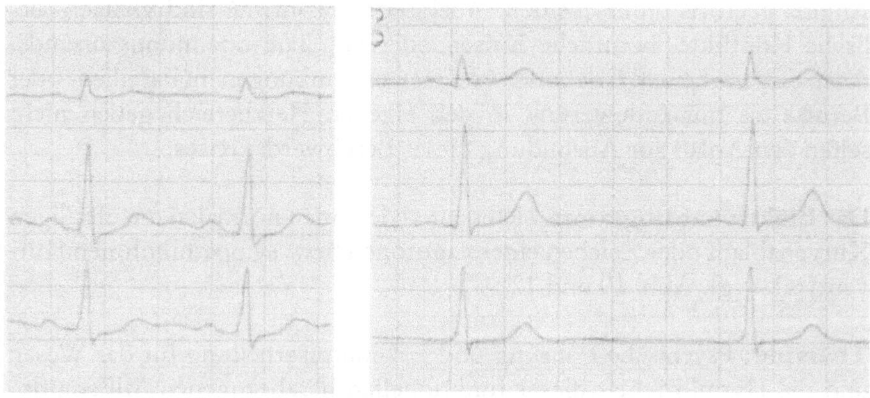

3mal täglich 10 mg bis 3mal 20 mg per os. Bei ausbleibendem Erfolg Steigerung bis 3mal 80 mg in der 1. Woche und ab 2. Woche Rückgang auf 3mal 20 mg. Ähnlich wie DOCITON wirken APTIN, TRASICOR, BETADRENOL sowie DEMEROL. **Kontraindikationen** für die Anwendung eines Betarezeptorenblockers sind latente und manifeste Herzinsuffizienz sowie Bronchialobstruktion bei asthmatischer Bronchitis u. ä. Zusätzlich zu der medikamentösen Therapie sind notwendig psychische Führung mit Einsichtsvermittlung in die Behebbarkeit der Störung sowie systematisch und energisch betriebenes körperliches Training.

3. Vegetative Dyskardie

Im Rahmen einer allgemeinen herzbetonten **vegetativen Labilität** bzw. vegetativen Dystonie mit gesteigert sensitiver Erlebnisweise kommt es bei der vegetativen Dyskardie zu der Erwählung des Herzens zum »Lautsprecher« der Beschwerden *(M. Hochrein)*. Schmerzhafte Mißempfindungen in der Herzgegend stellen hierbei ein führendes Symptom dar, ohne daß eine absolute oder auch nur eine relative Koronarinsuffizienz besteht. Die Schmerzlokalisation wird meist in die Herzspitzengegend projiziert, wobei der Patient diffus in die Herzgegend oder mit dem Zeigefinger in die Spitzenregion weist, dagegen nicht auf das Brustbein wie bei der echten Stenokardie. Oft ist die Brusthaut druckempfindlich. Schmerzcharakter, diffuse Lokalisation, wechselhafte Dauer, vielschichtiger Auslösungsmodus sowie die mannigfachen, meist theatralischen Begleiterscheinungen lassen diese funktionelle Stenokardieform leicht von einer echten Angina pectoris unterscheiden. Auslösende Momente sind vielfach seelische Konflikte, berufliche Krisen oder familiäre Spannungszustände. Auch unverarbeitete Erlebnisse von Herzerkrankungen im Familien- oder Berufskreis mit Induzierung in den eigenen Herzbereich geben nicht selten den Anlaß zur Ausbildung dieses Beschwerdekreises.

Das **Elektrokardiogramm** bietet entweder einen normalen unauffälligen Kurvenablauf oder Zeichen einer vagotonen bzw. sympathikotonen Kurventypik (vgl. Abb. 10 und 12).

Therapie: Psychische Führung und Erkenntniserhellung für das Wesen und die Harmlosigkeit dieser funktionellen herzbezogenen Mißempfindungen bedeuten die wesentliche Hilfe. Unterstützend wirkt eine medikamentöse, neurovegetativ angreifende Sedierung, etwa mit VESALIUM, PRAXITEN, NEURO-VEGETALIN, SEDOVEGAN, BELLERGAL, BELLASANOL o. ä. Günstig sind auch kardiotrope Sedativa wie VALOCORDIN, KORODIN, COR-EUSEDON, MIROTON o. ä., präkordiale Einreibungen, 2mal täglich, mit RECORSAN-Salbe oder COR-VEL-Salbe. Finden sich im Verlauf eines funktionellen Herzanfalles die bereits erwähnten kardio-respiratorischen Erscheinungen eines nervösen Atemsyndroms bzw. einer Hyperventilationstetanie, so erreicht MAGNORBIN, 20%ig, als i.v. Injektion eine meist zuverlässige Anfallsbeseitigung, nicht zuletzt durch den voraussagbaren Wärmeeffekt. Auch bei dieser Störungsform von oft anfallsartig sich verstärkender Symptomatik kann aktive Bewegung bei sportlicher körperlicher Anstrengung die Mißempfindungen rasch und dauerhaft zum Verschwinden bringen.

4. Herzphobie und Herzneurose

Unter den mit Schmerzempfindung in der Herzgegend links präkordial einhergehenden Anfällen kommt der **Herzphobie** eine besondere Bedeutung zu. Zum einen, weil sie in ihrer bunten Symptomatik organische Herzanfälle nachahmen kann, zum anderen, da mit ihrer richtigen Erkennung und ärztlichen Einstellung zu dem Anfallsgeschehen der Patient von den meist quälenden und sich oft wiederholenden Anfällen befreit zu werden vermag.

Statt Herzphobie werden diese Herzanfälle auch als Herzhypochondrie, Herzneurose, Cor nervosum, nervöse Herz-Kreislaufstörungen und ähnliches bezeichnet. Es ist für die Diagnose und Therapie dieser Anfälle aber wichtig, das charakteristische Krankheitsbild der Herzphobie von anderen funktionellen Herzsyndromen abzugrenzen. Dies ist möglich ebenso durch die charakteristische Symptomatik wie durch ihre Entstehungsbedingungen und den Verlauf. Trotzdem wird der Anfallscharakter oft verkannt. Die Frühdiagnose ist aber gerade hier für den Therapieerfolg besonders entscheidend.

Der **herzphobische Anfall** äußert sich in plötzlich auftretendem und als starke Mißempfindung registriertem schweren Druck- und Beklemmungsgefühl in der Herzgegend. Zum Unterschied von der echten Angina pectoris wird diese Schmerzempfindung meist diffus in die linke Thoraxseite oder in den Bereich der Herzspitze projiziert, dagegen nur selten retrosternal. Weitere Symptome sind starkes Herzklopfen bei kräftiger, jedoch nur mäßig beschleunigter Herztätigkeit. Ferner Schwindel- und Ohnmachtsgefühl ohne Auftreten einer Bewußtlosigkeit sowie Schwitzen und Zittern am ganzen Körper. Bei mäßiger Pulsbeschleunigung kann der Blutdruck erhöht sein. Eine Hypotonie findet sich dagegen selten. In der klinischen Symptomatik beherrschendes und für die Diagnose wichtiges Leitsymptom ist eine den Anfall stets begleitende **elementare Angst,** die sich besonders eindrucksvoll schon beim Aspekt im Gesichtsausdruck (vgl. Abb. 14) spiegelt. Die Patienten werden von der Vorstellung verfolgt, daß das Herz in jedem Augenblick aussetzen und der Tod eintreten kann. Voller Erregung laufen die Kranken umher und

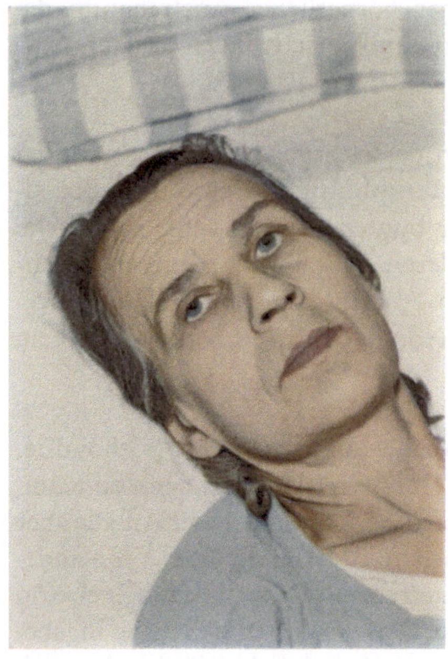

Abb. 14: Von Erwartungsangst gezeichnetes Gesichtsbild im herzphobischen Anfall

suchen Hilfe. Der Anfall dauert zwischen Minuten bis zu 2 Stunden. Sobald Hilfe kommt, klingt er sogleich ab. Gelegentlich verspürt der Patient vor dem Anfall leichte Unruhe und Herzbeklemmung sowie Übelkeit und Schwindel. Meist aber setzt der Anfall gänzlich unvermittelt und ohne jede Vorboten ein.

Im **Intervall** nach dem ersten Anfall kommt es zu einer phobisch-hypochondrischen Entwicklung. Zwar hat der Patient keine Beschwerden mehr, aber er lebt in der Angst vor einem nächsten Anfall und vor dem Sterben. Für das Krankheitsbild kennzeichnend ist die als Phobophobie bezeichnete Erwartungsangst, indem der Patient in der Angst vor der Angst lebt. Gegen diese quälende Verfolgung kann dem Patienten weder die Vorstellung oder Demonstration seines normalen organischen Herzbefundes helfen, noch die wiederholte Erfahrung, daß der Anfall ohne jeden Schaden überstanden wird. Ängstlich beobachtet er seine Herzfunktion, registriert normale Frequenzschwankungen und Extrasystolen als Symptome eines vermeintlichen ernsten Herzschadens. In der Regel bleibt diese ängstlich-hypochondrische Einstellung auf das Herz beschränkt.

Nur selten werden auch andere vegetative Fehlregulationen überbewertet oder mißdeutet. Um die Auslösung weiterer Anfälle zu vermeiden, schont sich der Patient und weicht Anstrengungen und Aufregungen ängstlich aus. Dennoch treten bei völlig unerwarteten Situationen und in unvorhersehbaren Abständen neue Anfälle auf. Im Extremfall wagt der Patient kaum noch einen Schritt zu tun und empfindet bereits das Gespräch mit dem Arzt über die Herzangst als Belastung und Gefahr. Stets möchte er jemanden um sich haben als Hilfe für den nächsten Anfall, den er ständig erwartet. Häufig entstehen hartnäckige Einschlafstörungen, allein aus Angst vor einem etwa im Schlaf auftretenden Anfall. Bei manchen Kranken ist mit der Herzphobie vergesellschaftet eine Agoraphobie und eine Klaustrophobie.
Im weiteren **Verlauf** neigt die Herzphobie zu einer chronischen Entwicklung über viele Jahre hin. Niemals führt sie zu organischen Herzveränderungen. Durch die Angst und durch das ständige Leben in Unsicherheit wird aber nicht nur die berufliche Leistungsfähigkeit erheblich beeinträchtigt, vielmehr geht auch jede Lebensfreude verloren.

Die **Entstehungsbedingungen** sind für die zutreffende Erkennung solcher herzphobischer Anfälle aufschlußreich. Vielfach gehen akute psychische Belastungen oder Konflikte dem Auftreten des ersten Anfalles voraus. Hier sind es vor allem Situationen der Vereinsamung, des Alleinseins und Verlassenwerdens, das Miterleben eines Herztodesfalles in der näheren familiären oder beruflichen Umwelt. Die Kenntnis, daß bei jedem Menschen unvermittelt ein Herzinfakt möglich ist, kann diese Patienten in hohem Maße beunruhigen und zur Auslösung der Herzphobie beitragen. Nicht immer sind jedoch derartige einleuchtende Zusammenhänge festzustellen. Meist sind sie auch nur der letzte Anstoß nach einer längeren psychischen Fehlentwicklung.

Die Herzphobie ist eine **Neurose,** deren Beginn weiter zurückreicht, vielfach bis in die Kindheit hinein. Oft handelt es sich um verwöhnte, einzelne oder jüngste Kinder mit einer starken Mutterbindung, die zu Unselbständigkeit und Entschlußschwäche geführt hat. Solche Menschen sind besonders empfindlich gegenüber Enttäuschungen, Trennung und Entwurzelung und haben eine ambivalente Einstellung in den mitmenschlichen Beziehungen. In ihrer psychodynamischen Bedingung ähnelt die Herzphobie den Angstneurosen.

Diagnostische Leitsymptome im Anfall sind neben dem eindrucksvollen Gesichtsbild (vgl. Abb. 14) das akute Einsetzen der elementaren Todesangst, die starke Erwartungsangst mit phobischen Sicherheitsmaßnahmen im anfallsfreien Intervall, die Konfliktsituation sowie die vorausgegangene neurotische Entwicklung bei völlig normalem organischen Herzbefund. Ein weiterer diagnostischer Hinweis liegt in dem Beruhigungseffekt der Anwesenheit des Arztes oder der Nähe eines Angehörigen, welche die elementare Angst sogleich mildern kann. Daher tritt auch in der klinischen Umgebung des Krankenhauses, in welcher der Patient den Arzt ständig erreichbar weiß, ein herzphobischer Anfall nur selten auf.

In der **Differentialdiagnose** herzphobisch ausgelöster Pseudostenokardien ist der Unterschied zum **echten Herzinfarkt** nicht nur durch das normale Elektrokardiogramm gegeben, sondern auch in der psychomotorischen Unruhe des Herzphobikers gelegen, während der Infarktpatient eher jede Bewegung meidet. Auch tritt beim akuten Infarkt die beschriebene Art der Angst mit ihrer theatralischen Dramatik seltener und weniger elementar auf. Die Herzphobiker sind zudem im allgemeinen jünger, und in ihren Anfällen kommt es kaum zu einem Blutdruckabfall, sondern eher zu der bereits beschriebenen Blutdruck-Erhöhung.

Die Anfälle von **Angina pectoris** sind kürzer als bei der Herzphobie, sie sind weniger mit unbestimmter Angst als mit den bekannten umschriebenen und faßbaren Herzsensationen verbunden. Schließlich unterscheidet auch hier der bei wiederholter Kontrolle stets normale Befund im Elektrokardiogramm die Situation von den pathologischen Veränderungen der echten Stenokardie.

Bei der **paroxysmalen Tachykardie** ist die Herzbeschleunigung erheblich größer als im herzphobischen Anfall. Auch verläuft der Anfall im subjektiven Erleben des Patienten und in seinen Reaktionen weniger dramatisch.

Gegenüber einer **Angstneurose**, einer Angstpsychose, einer agitierten Depression oder psychischen Fehlhaltung weisen das anfallsartige Auftreten und die spezifische Herzangst eindeutig auf die Herzphobie hin. Ein zu Bewußtlosigkeit führender **synkopaler Anfall** schließlich ist im subjektiven Empfinden des Patienten weniger dramatisch und nicht von Angst und phobischer Entwicklung in der Vorgeschichte begleitet.

Die **Anfallstherapie** besteht zunächst in der schon allein durch das Erscheinen des Arztes gegebenen Hilfe zur Angstbeseitigung. Unterstützend kann die Verabreichung von VALIUM, 10 mg als Injektion, wirken. Im übrigen ist der Patient unbedingt einer psychotherapeutischen Betreuung zuzuführen.

C. Extrakardiale Pseudostenokardien

Zu der Gruppe der extrakardialen Pseudostenokardien läßt sich die Vielzahl der vom Patienten meist zu Unrecht auf das Herz bezogenen Schmerzereignisse in der linken Thoraxseite zusammenfassen, deren Entstehungsort und Zustandekommen vom Herzen völlig unabhängig sind. Häufige Formen für solche extrakardialen Schmerzursachen, die vor allem von differentialdiagnostischem Belang sind, begegnen uns in Erkrankungen der Knochen, Gelenke und Halbgelenke der Hals- und Brustwirbelsäule als spondylogene Pseudostenokardie, als nächtliche Brachialgien, in der umschriebenen Entzündung eines parasternalen Rippenknorpels als *Tietze*-Syndrom, bei Hiatushernien und Ösophagusdivertikel, bei der oft als Verlegensheitsdiagnose angenomenen Interkostalneuralgie, schließlich als Seltenheit bei den bandartig ausstrahlenden Schmerzsensationen eines linksseitigen Herpes zoster vor Ausbruch der Herpes-Bläschen. Gelegentlich imitieren auch einmal krankhafte Veränderungen in der linken Brustdrüse – nicht nur bei Frauen – pektanginöse Schmerzzustände.

1. Extrakardiale Thoraxmyalgien als Pseudostenokardien bei zerviko-brachialem Syndrom

Typisch für diese durch degenerative Veränderungen der Hals- und Brustwirbelsäule verursachten Thoraxschmerzen mit Irritation des Halssympathikus sind Schmerzen im linken Schulter-, Pektoralis- und Armbereich sowie im Nacken; ferner Parästhesien, Myogelosen, muskuläre Schwächen sowie Schultersteife. Ebenso finden sich häufig nächtliche Akroparästhesien und Herzrhythmusstörungen. Neuralgiforme Schmerzen lassen sich zuweilen durch Tragen schwerer Gegenstände auslösen oder verstärken. Die **Diagnose** wird durch das Röntgenbild mit halbschräger Aufnahmetechnik der HWS gesichert. Es finden sich Haltungsanomalien, Bewegungseinschränkung bis zur Blockierung, hervorgerufen durch Einklemmung von Kapselgewebe, sowie Gelenkgeräusche bei Bewegungen. Charakteristisch ist die Einengung der Foramina intervertebralia durch Randwulstbildung der Uncovertebralgelenke und der kleinen Wirbelgelenke (vgl. Abb. 15). Dadurch kommt es zur Irritation der Nervenwurzeln, des Sympathikus und der Arteria vertebralis. Neben der Röntgenaufnahme ist die Druckschmerzhaftigkeit der Schulter- und Pektoralismuskulatur ein führendes Symptom zur Differentialdiagnose gegenüber einer echten Stenokardie (vgl. Abb. 1c). Zur Identifizierung

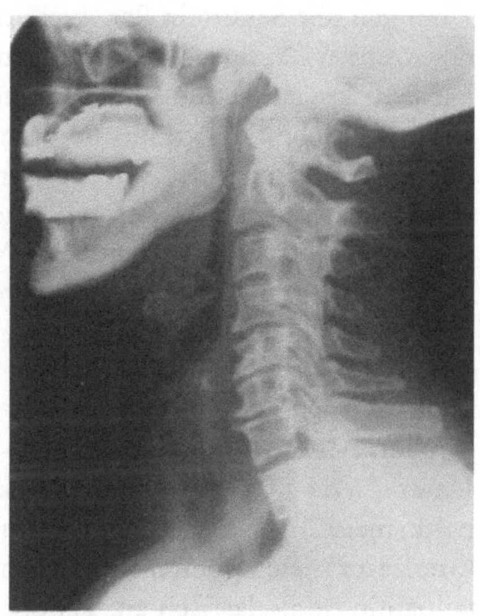

Abb. 15: Röntgenaufnahme der HWS bei ausgeprägter Spondylosis deformans als Ursache extrakardialer Pseudostenokardien infolge Thoraxmyalgie

kann außerdem die Angabe des Patienten dienen, daß der Schmerzzustand nur bei bestimmten Bewegungen oder beim Tragen, z. B. einer Tasche, auftritt, nicht dagegen bei körperlicher Anstrengung, sofern eine Gewichtsbelastung der oberen Extremitäten hiermit nicht verbunden ist.

Die **Therapie** besteht in orthopädischem Angehen der spondylogenen Grundkrankheit und der verspannten Muskulatur, nachdem der Patient über die völlige Beziehungslosigkeit der geklagten Beschwerden zu seinem Herzen aufgeklärt worden ist.

2. Brachialgia paraesthetica nocturna

Zu den Pseudostenokardien sind als häufige Erscheinung weiterhin zu rechnen die Mißempfindungen durch eine Brachialgia parästhetica nocturna. Sie tritt überwiegend bei Frauen im prä- oder klimakterischen Alter auf. Die **subjektiven Beschwerden** bestehen vor allem in den typischen, nur nachts einsetzenden oder wenigstens nachts sich verschlimmernden Parästhesien und Schmerzen in einem oder beiden Armen und Händen. Sie bilden sich zumeist erst in der 2. Hälfte der Nacht aus. Prompte Besserung erfolgt beim Aufsetzen oder nach gymnastischen

Übungen mit Schütteln der Arme und Schultergelenke. Diese Beschwerden werden häufig begleitet von funktionellen Herzstörungen wie Dyskardien, Extrasystolen und paroxysmalen Tachykardien. Als **Ursachen** sind nächtliche Hypotonie und vermehrte Gefäß- und Plexuskompression durch Herabsinken des Schultergürtels im Schlaf anzunehmen. Die **Diagnose** ergibt sich aus der typischen Anamnese, dem Röntgenbild der meist spondylotisch veränderten HWS (vgl. Abb. 15) sowie ex juvantibus durch den therapeutischen Erfolg von Vasodilatatoren oder VENOSTASIN in der Dosis von 25 Tropfen vor dem Schlafen für die Dauer von 3 Wochen.

3. Tietze-Syndrom

Unter *Tietze*-Syndrom versteht man eine mehr oder weniger schmerzhafte, meist linksseitige Anschwellung im Bereich der Knorpel-Knochen-Grenze zwischen oberen Rippen und Brustbein. Sie fühlt sich bei Druckpalpation derb-elastisch an. Eindeutig gesicherte Begleitbefunde, die regelmäßig anzutreffen wären, haben sich bisher weder im allgemeinklinischen noch im röntgenologischen, histologischen, serologischen oder histo-chemischen Bereich gefunden. Das 3. bis 4. Lebensjahrzehnt sowie das weibliche Geschlecht scheinen bevorzugt befallen zu werden. Spontane Entstehung ist ebenso beobachtet worden wie als Ursache Mikrotraumen oder lokale Überbeanspruchung. Sowohl Rückbildungen ohne jede Therapie wie Rezidive trotz einer solchen sind beschrieben. Die Dauer der Erkrankung beträgt Wochen bis Monate. Wegen der Schmerzlokalisation im präkordialen Bereich liegt die Verwechslung mit echten stenokardischen Beschwerden nahe. Die Unterscheidung ist jedoch durch die örtliche und umschriebene Druckschmerzhaftigkeit in dem beschriebenen Gebiet der Knorpelknochengrenze leicht möglich. Das Syndrom wurde zuerst von *Alexander Tietze* 1921 beschrieben als »eigenartige Häufung von Fällen von Dystrophie der Rippenknorpel«. Bereits 13 Jahre zuvor hat allerdings der Prager Chirurg *Carl Bayer* dieselben Veränderungen mitgeteilt, ohne daß sie jedoch mit seinem Namen benannt worden wären. Das gleiche Krankheitsbild wurde später mit unterschiedlichen Bezeichnungen belegt, wie »isolierte Perichondritis rheumatica« (*Staehelin*, 1940), »Synarthrositis« (*Wolf*, 1952) sowie »Chondropathia tuberosa« (*Jeandrin*, 1952). Die letzte Beschreibung einer dem *Tietze*-Syndrom mindestens sehr nahe verwandten Veränderung erfolgte durch *Fiegel* und *Kelling* als »Chondrokostal-Präkordial-Syndrom«. Es unterscheidet sich von dem klassischen Bild des *Tietze*-Syndroms durch das Fehlen der Auftreibung im Bereich der Rippen-Brustbein-Ansatzstelle. Nicht die Inspektion, sondern lediglich die Schmerzhaftigkeit der Palpation ermöglicht hier die Auffindung des veränderten Bereichs, von dem bei mäßigem Druck nicht selten die Schmerzen in die linke Thoraxhälfte ausstrahlen. Ebenso häufig wie fälschlich werden diese Sensationen als herzbedingte »Angina pectoris« angesehen.

Therapie: Zuverlässige und einfache Beeinflußbarkeit mit einer oder einigen wenigen perichondralen-perikapsulären Infiltrationen von NOVOCAIN, 2%ig zur Therapie, oder neuerdings von einer Kortikoidkristallsuspension (z. B. HOSTACORTIN-H, 25 mg).

4. Roemheld-Syndrom

Beim *Roemheld*-Syndrom (gastro-kardialer bzw. kolo-kardialer Symptomenkomplex), der häufig durch Dickdarmmeteorismus, Magenkaskade, Hiatushernie oder Cholelithiasis verursacht wird (vgl. Abb. 16a–c), strahlen die ebenfalls extrakardial entstandenen pseudostenokardischen Schmerzen aus dem Epigastrium in die Herzgegend, wobei sicherlich viszero-viszerale Reflexvorgänge infolge vagotoner Dehnungsreize beteiligt sind. Täuschend ähnliche Beschwerden kann der tiefsitzende Herzhinterwandinfarkt verursachen. **Therapeutisch** sind beim echten *Roemheld*-Syndrom Gasansammlungen im Oberbauch zu beseitigen bzw. ihre Bildung zu verhindern. Geeignet sind EUCARBON-Tabletten oder ROHASALZ-Tabletten, 3mal 1 Tabl. nach dem Essen. Dies gilt auch für die Aerophagie sowie für den Kaskadenmagen. Hier ist oft psychotherapeutische Beeinflussung als zuverlässige Möglichkeit erfolgreich. Zusätzlich lindernde Maßnahmen bilden kurzdauernde Bauchlage oder linke Seitenlage nach dem Essen, Vermeidung blähender Speisen (Hülsenfrüchte, Kohlgemüse, frisches Brot und frisches Hefegebäck) sowie die Verordnung von Vierwinde-Tee aus Kümmel, Fenchel, Kamille und Pfefferminz zu gleichen Teilen.

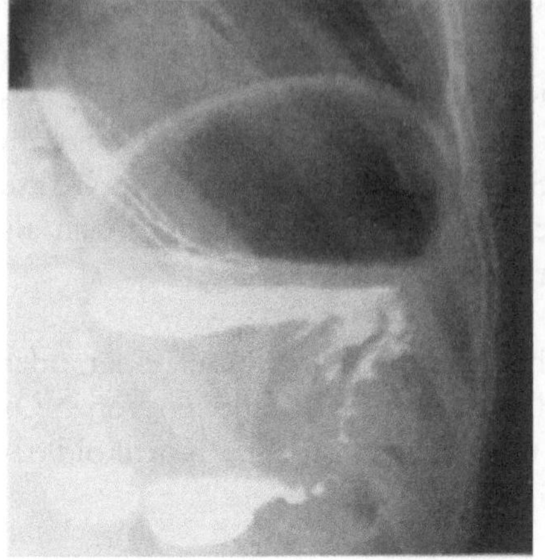

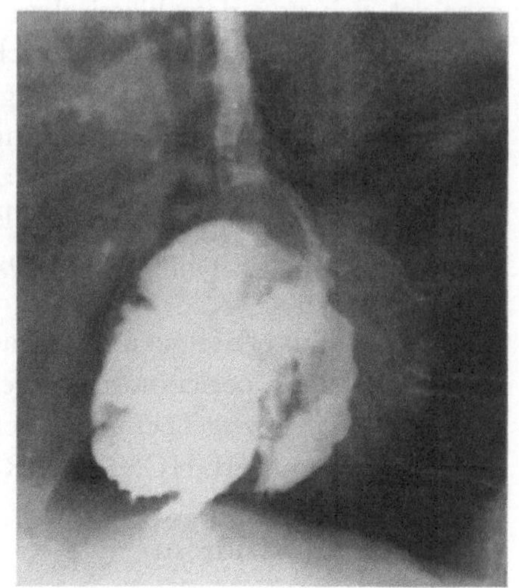

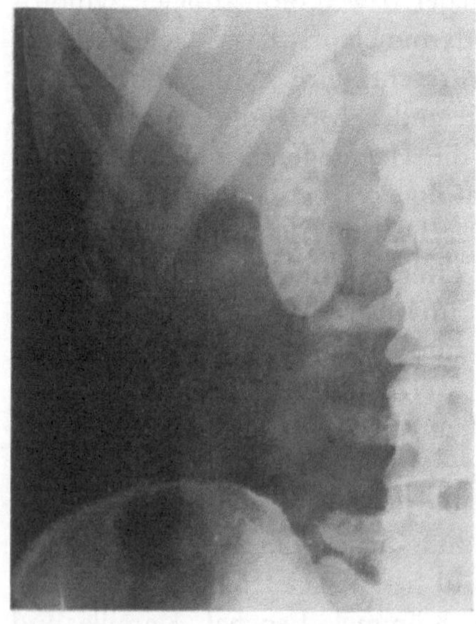

Abb. 16: Röntgenaufnahmen zum ROEMHELD'schen Syndrom
a) Kaskadenmagen (oben links)
b) Hiatushernie (oben rechts)
c) Cholelithiasis (links)

D. Stenokardisches Verkettungssyndrom

Unter dem von *Mainzer* geprägten Begriff des stenokardischen Verkettungssyndroms versteht man die Verflechtung einer oder mehrerer der unter A. bis C. aufgeführten Gelegenheiten zur Auslösung eines kardiogenen oder eines extrakardialen Schmerzes in der linken Thoraxseite. Die Aufstellung dieser Begriffsfassung ist aus diagnostischen wie differentialdiagnostischen Gründen wertvoll. Schützt sie doch bei Vorliegen eines Schmerzanfalles vor einer einseitigen Beurteilung und damit dem Übersehen einer weiteren Komponente in dem gesamten Beschwerdebild.

Stets ist zu berücksichtigen, daß bei demselben Patienten die auf das Herz projizierten Beschwerden sowohl durch eine neurovegetative Dystonie oder eine Psychoneurose wie eine gleichzeitig bestehende organische Koronararterienerkrankung bedingt sein können. In solchen Fällen ist die Gefahr groß, daß eine – meist die organische – Komponente übersehen wird. Nur eine genaue Anamnesenaufnahme unter Würdigung des Charakters aller Beschwerden des Patienten und eine vollständige Untersuchung mit Einschluß eines kompletten Belastungs-EKG kann hier einen Fehlschluß vermeiden.

Durch die Verflechtung von extrakardialen und koronaren »Herzschmerz«-Ursachen kann es zu komplizierten Verkettungssyndromen kommen. Wenn neben einer organischen Erkrankung der Koronargefäße eine zweite hiervon unabhängige Erkrankung besteht, die außerhalb des Herzens lokalisiert ist, so ergeben sich neuartige pathogenetische Bedingungen, die das gewohnte klinische Bild des stenokardischen Anfalls in eigentümlicher Weise modifizieren. Sie können auch den Erfahrenen, mehr noch natürlich den Nichtkardiologen verwirren. Durch eine sorgfältige Anamnese kann man bei solchen Patienten mit ihren atypischen Angina pectoris-Anfällen doch in den meisten Fällen die Gleichzeitigkeit von echten Stenokardien und Dyskardien gleichsam als »Koexistenz« nachweisen. Nach allgemeinen klinischen Erfahrungen, über die vor allem *Halhuber* berichtet hat, überwiegen die nur extrakardial verursachten Schmerzzustände weit über die Verkettungssyndrome.

KAPITEL II **Atemnotanfall**

Einleitung

Unter Dyspnoe verstehen wir den hör- und sichtbaren Ausdruck einer pathologischen Störung der Atmung. Sie bildet ein subjektives Symptom, das zunächst nur von dem Patienten empfunden wird. Diesen Sachverhalt trifft die Definition von *Siebeck*: »Atemnot ist der unwiderstehliche Zwang zum Atmen und die Unmöglichkeit, dem Zwang ausreichend nachzukommen.« Im subjektiven Empfinden lassen sich **3 Formen von Atemnot** unterscheiden. Es ist dies zum einen die **kardiogene** Kurzatmigkeit, zum anderen der **pulmogen-respiratorische** Lufthunger, schließlich die **psychogen-nervöse** Atembeklemmung. Objektiv bieten die Erscheinungen der **Kurzatmigkeit** sowie des **Lufthungers** das Bild einer vertieften, beschleunigten und angestrengten Atmung mit Verlängerung und Erschwerung der Exspiration auf Kosten der Inspiration oder umgekehrt. Zur Erleichterung der erschwerten Atmung werden Atem-Hilfsmuskeln benutzt. An der Inspiration beteiligen sich dabei Sternocleidomastoideus, Pectoralis major und minor sowie Serratus anterior. An der Exspiration sind beteiligt Rekti und Obliqui abdominales. Die funktionell-nervöse **Atembeklemmung** dagegen ist durch eine behinderte und erschwerte Atmung vom Typ der Seufzeratmung charakterisiert.

Formen und Ausmaß der Dyspnoe sowie die verschiedenen Atmungstypen bei Dyspnoe werden bestimmt durch das abweichende Verhalten der Beschleunigung oder Verlangsamung der Atmung, das Maß ihrer Erschwerung, durch ihre Vertiefung oder Oberflächlichkeit, Unregelmäßigkeit des Rhythmus, schließlich durch die vorwiegend betroffene Atemphase. Diese Formen sind auskultatorisch leicht abzugrenzen, wie die Abbildung 17 zeigt.

Das Überwiegen einer Atemphase führt zu der Unterscheidung der inspiratorischen von der exspiratorischen Dyspnoe. Ihr liegen mechanische Behinderungen der Atmung zugrunde. Bei der **inspiratorischen Dyspnoe** führen hochsitzende Stenosen zu einem Stridor mit dem typischen pfeifenden Einatmungsgeräusch. Lumeneinengung in den oberen Abschnitten der großen Atemwege sind hier die Ursache; so Tracheakom-

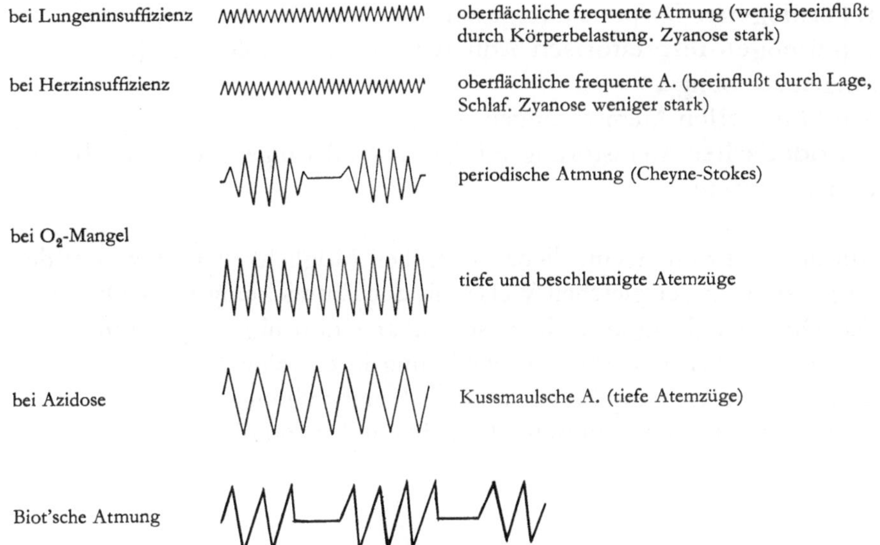

Abb. 17: Atmungstypen bei Dyspnoe (schematisch nach HEGGLIN)

pression, Tumoren, Fremdkörper, Rekurrensparesen. Bei der Inspiration sichtbare Begleiterscheinung dieser Form ist die inspiratorische Ansaugung der nachgiebigen Thoraxteile. Die **exspiratorische Dyspnoe** dagegen gibt einen hörbaren Hinweis auf eine tiefsitzende Stenose. Hier reicht der *Donders*sche Zug zum Ausstoß der Atemluft nicht mehr aus. Durch das Wirksamwerden exspiratorischer Hilfsmuskeln muß die Lunge aktiv ausgepreßt werden. Peripher gelegene Atemhindernisse beim Bronchialasthma und Lungenemphysem, ferner Fremdkörper und Polypen, Aortenaneurysma, Mediastinal- und Ösophagustumoren u. ä. sind die Ursache.

Dyspnoe im Sinne einer gesteigerten Arbeitsleistung der an der Atmung beteiligten Muskulatur zur Überwindung der abnorm erhöhten Atem- und Strömungswiderstände oder im Sinne einer Hyperventilation tritt auf, wenn die Atmungsfunktion unter den pathologischen Bedingungen einer ungenügenden O_2-Aufnahme oder CO_2-Abgabe nicht mehr gewährleistet ist; oder wenn der Organismus es versucht, durch vermehrte CO_2-Abgabe azidotische Stoffwechselstörungen auszugleichen. Diese Voraussetzung ist gegeben vornehmlich bei

1. **kardiogener** Dyspnoe infolge kardialer Insuffizienz,
2. **pulmogen-respiratorisch** bedingter Dyspnoe infolge Ventilationsstörungen der Lunge,
3. **funktionellen** Atemstörungen infolge psychogen-nervöser Syndrome,
4. **azidotischer** Atemstörung infolge Veränderungen des Säure-Basen-Gleichgewichtes.

Auf diese sehr unterschiedlichen Ursachen-Möglichkeiten antwortet der Organismus in der gleichen Weise mit der Entwicklung einer Dyspnoe. Die Differentialdiagnose dieses scheinbar einförmigen Symptomes der Schweratmigkeit und ihre Aufgliederung in einzelne Atmungstypen ist neben der Anwendung blutchemischer Untersuchungen vor allem durch die Berücksichtigung klinischer Gesichtspunkte möglich.

A. Kardiogene Dyspnoe

Die herzbedingte Atemnot tritt anfallsweise auf als Begleiterscheinung einer akuten myokardialen Insuffizienz im Bereich des linken Herzens. Längerdauerndes Bestehen ist der Ausdruck für eine chronische Form des links- oder doppelseitigen Herzversagens.

Als Folge des hämodynamischen und energetischen Versagens des **linken Herzens** kommt es bei dem organisch bedingten kardiogenen Atemnotanfall zu einer Stauung im Pulmonalkreislauf. Die durch ungenügende O_2-Sättigung des Blutes auftretende Kurzatmigkeit hat ihre Ursache überdies in der stauungsbedingten Lungenstarre. Die geläufige Ansicht, daß die kardiogene Dyspnoe sich allein aus einer durch O_2-Mangel bedingten Hyperventilation erklärt, hat nach den Untersuchungen von *Wyss* heute nur noch eine beschränkte Gültigkeit. Neben der schon erwähnten mechanischen Lungenstarre durch Rückstauungs-Hyperämie der Lunge und infolge interstitiellem Ödem ist an dem Zustandekommen der kardiogenen Dyspnoe auch eine Diffusionsstörung durch die Herabsetzung der Atemoberfläche der Lunge als Folge der vermehrten Blutfülle beteiligt. Auf den Einfluß der erschwerten Lungenausdehnung bei der Atemtätigkeit und die dadurch bedingte Mehrarbeit hat *Bühlmann* hingewiesen. Bei chronischer Linksinsuffizienz führt die bestehende Blutüberfüllung zu einer Sklerosierung des Lungenparenchyms. Dieser Vorgang bewirkt ebenfalls eine Einschränkung der Dehnbarkeit der Lunge und eine Verringerung der Vitalkapazität. Die Erhöhung des Atemminutenvolumens ist in dieser Situation nur noch durch Frequenzsteigerung und nicht durch Vertiefung des einzelnen Atemvolumens möglich. In der gleichen Weise wird auch bei körperlicher Belastung das Atemminutenvolumen aufrecht zu erhalten gesucht.

Eine Herzinsuffizienz entwickelt sich, wenn das Herz nicht mehr in der Lage ist, eine ausreichende Blutversorgung des Körpers zu gewährleisten. Das Herzminutenvolumen sinkt ab, der Venendruck steigt an. Eine solche Minderung in der Förderleistung des Herzens kann zunächst in Ruhe durchaus nicht bemerkbar sein und nur unter körperlicher Belastung zur Auswirkung kommen. In diesem Falle handelt es sich um eine **beginnende bzw. latente Herzinsuffizienz,** die auch als Belastungsinsuffizienz bezeichnet werden kann. In derartigen Fällen kommt es erst bei

Belastung zu einer Vergrößerung des enddiastolischen Kammervolumens mit Anstieg des enddiastolischen Druckes ohne entsprechende Vergrößerung des Schlagvolumens oder gar mit einer Verkleinerung des Schlagvolumens. Das relative Schlagvolumen, d. h. der prozentuale Anteil des Schlagvolumens am enddiastolischen Kammervolumen, nimmt ab. Die Anstiegsgeschwindigkeit des Ventrikeldruckes und die mittlere Austreibungsgeschwindigkeit, die normalerweise unter körperlicher Belastung zunehmen, nehmen hier ebenfalls ab.

Je nach dem Ausmaß der herzbedingten Lungenstarre bilden sich in Abhängigkeit von dem Ausmaß der Rückwärtsstauung die verschiedenen **Grade der kardiogenen Dyspnoe** in der ansteigenden Reihenfolge aus: Bewegungsdyspnoe, Ruhedyspnoe, Orthopnoe, Asthma kardiale und Lungenödem.

1. Linksinsuffizienz des Herzens

Das Auftreten einer **Belastungs-Dyspnoe** als der ersten Form in dieser Stufeneinteilung herzbedingter Atemnot wird heute weniger aus dem O_2-Mangel erklärt als durch eine azidotische Stimulierung des Atemzentrums bei gesteigerter Milchsäureabgabe an das Blut von der minder durchbluteten Muskulatur. Sie gleicht sich schon bei kurzer Ruhepause wieder aus.

Ihr folgt die bereits bei körperlicher Untätigkeit bestehende **Ruhedyspnoe.** Durch vielfache Unterbrechungen abgesetztes Sprechen, Permanenz des Luftmangels, häufiges Stehenbleiben während des Gehens bei keuchender, pustend-oberflächlicher und beschleunigter Atmung sowie Lippenzyanose ohne Gesichtsblässe sind typische Zeichen für dieses Stadium.

Den nächst stärkeren Grad bildet die **Orthopnoe** (vgl. Abb. 18). Unter Weitstellung der Nasenflügel sucht der Patient sich im Bett Erleichterung zu verschaffen durch eine aufrechte Sitzhaltung. Kopf und Hals sind nach vorne gebeugt. Die Atemhilfsmuskulatur des Halses wird durch Abstützung mit den Händen fixiert und dadurch in ihrer unterstützenden Wirkung gesteigert. Diese typische Sitzhaltung im Bett oder im Sessel gibt einen ebenso einfachen wie verläßlichen differentialdiagnostischen Hinweis zu akuten Atemnotsanfällen aus anderer, nicht kardiogener Ursache, bei denen die Kranken meist eine andere Lage bevorzugen. So etwa die

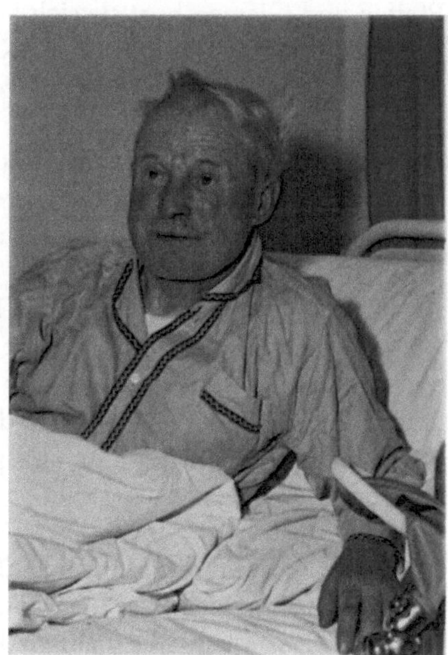

Abb. 18: Aufrechte Haltung des Patienten im Bett bei kardiogener Orthopnoe

typische Flachlage bei der respiratorisch-pulmonalen Insuffizienz (vgl. Abb. 35d). In dem Stadium der Orthopnoe tritt neben einer stärkeren Lippenzyanose ein stauungsbedingter **Husten** auf, der sich vor allem während der Nachtstunden zu quälend-erschöpfenden Hustenanfällen steigern kann. Bei älteren Patienten wird er nicht selten als bronchitische Verschleimung fehlgedeutet. Der Husten bleibt zunächst unproduktiv-trocken.

Noch bedrohlichere Formen nimmt diese kardiogene Lungenstauung auf der nächsten Stufe des **Asthma kardiale** an. Es tritt bevorzugt nachts auf, etwa 2 Stunden nach dem Einschlafen unter dem Einfluß der dann einsetzenden vagotonen Phase. Angstvoll wachen die Patienten mit einer Enge in der Brust auf, die sich rasch bis zu einem bedrohlichen Erstickungsanfall steigert. Die hochgradige, auch durch aufrechtes Sitzen nicht mehr zu lindernde Atemnot treibt den Kranken aus dem Bett heraus an das geöffnete Fenster, wo er aufgestützt unter Einsatz der Atemhilfsmuskulatur qualvoll nach Luft ringt. Die Atmung ist im Sinne einer Hyperpnoe stark beschleunigt und oberflächlich. Durch inspiratorisches

Pfeifen und Giemen hört sie sich keuchend an mit gurgelnden Nebengeräuschen. Charakteristisch ist die Kombination von Orthopnoe mit **spastischer Atmung** vom Typ des Bronchialasthma.

Das Hinzutreten der spastisch-asthmatischen Komponente macht die **Unterscheidung vom Asthma bronchiale** oft schwierig. Die Erschwerung des Exspiriums, auch beim Lungenödem, konnten *Wyss* und *Merkle* pneumometrisch bestätigen. Sie beruht auf einer Einengung der Bronchiallumina durch die starke Hyperämie und durch das Ödem der Bronchialwände. Reflektorisch löst dieser Zustand zusätzlich einen Bronchospasmus aus. Die Verengerung und teilweise Verstopfung von Bronchiolen und Bronchien bewirkt dann gerade beim Lungenödem eine besonders starke Ausprägung der spastisch-asthmatischen Begleiterscheinungen.

Das letzte Stadium der Linksinsuffizienz schließlich wird im **Lungenödem** erreicht. Das blasse Gesicht ist mit kaltem Schweiß bedeckt. Die in den Anfangsstadien nur mäßige Lippenzyanose wird jetzt ausgeprägt (vgl. Abb. 19a). Jetzt kommt es unter laut gurgelnden und rasselnden Atemgeräuschen infolge einer Transsudation in die Alveolen zu der Expektoration eines reichlichen, dünnflüssig-schleimigen, eiweißreichen Sputums. Durch Blutbeimengung ist es dann rosa bis tiefrot gefärbt (vgl. Abb. 19b). Das Lungenödem unterscheidet sich nur quantitativ von dem Asthma kardiale und stellt den schwersten Grad einer Lungenstauung dar. Das Stauungstranssudat füllt hierbei außer den Alveolen auch die Bronchien und später sämtliche Luftwege aus, so daß der Patient zu ersticken droht. Die Atmung wird laut rasselnd. Die Patienten müssen in schwerster Dyspnoe und Orthopnoe husten, ohne dabei die Atemwege frei zu bekommen.

Die jeder Linksinsuffizienz folgende kardiogene Lungenstauung gibt sich bei der **Lungenauskultation** zu erkennen in feinblasigen, nicht klingenden Rasselgeräuschen in den Unterfeldern. Anfangs können sie fehlen oder nur nach Belastung nachweisbar sein. Vom Entfaltungsknistern unterscheiden sie sich insofern, als sie nach Anhusten nicht verschwinden. Mit fortschreitender Insuffizienz breiten sich die Rasselgeräusche über die Lunge nach oben hin aus und nehmen mittelblasigen Charakter an. Auch giemende Geräusche während des In- und Exspiriums können auftreten.

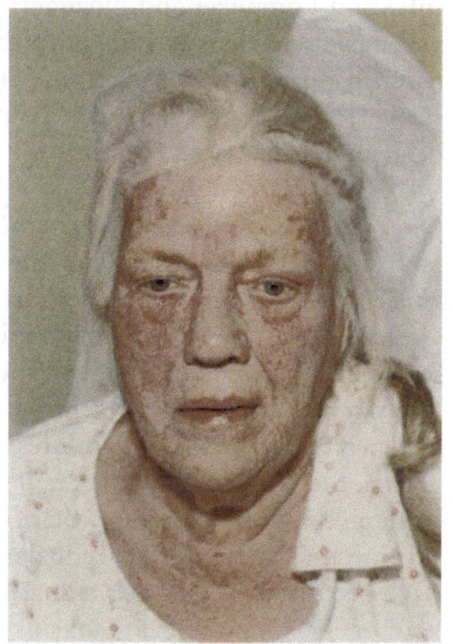

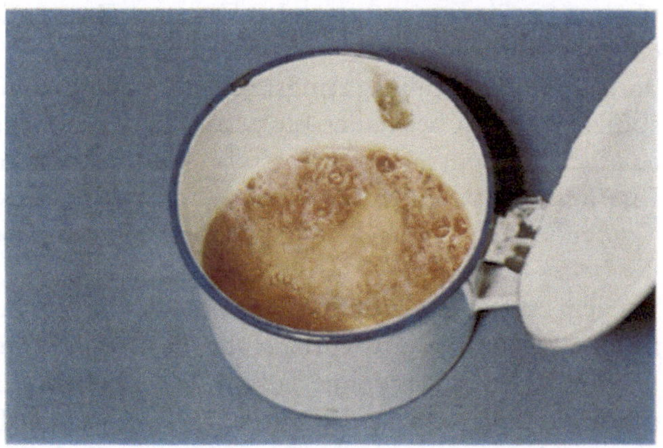

Abb. 19: Lungenödem
a) Gesichtsbild und Lippenzyanose bei Lungenödem
b) Blutiges Sputum bei kardiogenem Lungenödem

Etwa vorhandener **Husten** beschränkt sich bei leichter Insuffizienz auf ein zeitweiliges Hüsteln. In schweren Fällen steigert er sich besonders nachts bis zu quälendem anhaltenden Dauerhusten. Gelegentlich kommt es durch den venösen Rückstau mit *Valsalva*-Mechanismus sogar zu subkonjunktivalen Blutungen. Der Auswurf ist serös, so lange keine

Infektion komplizierend hinzugetreten ist. In ihm sind Herzfehlerzellen nachzuweisen, die aus Lungenepithelien bestehen, welche rote Blutkörperchen phagozytiert haben und die Berliner-Blau-Reaktion zeigen. In schweren Fällen und besonders häufig bei Mitralstenosen kann auch Blut beigemengt sein (vgl. Abb. 19b).

Die **Zyanose** ist eine Folge der erhöhten arterio-venösen Sauerstoffdifferenz und der Lungenstauung. Sie bildet sich als bläuliche Verfärbung zunächst an den Schleimhäuten der Lippen aus, etwas später im übrigen Gesicht (vgl. Abb. 20). Hochgradig wird sie im Lungenödem als dem schwersten Grad einer Lungenstauung, sofern sie nicht durch drohenden Kreislaufkollaps abgeschwächt ist. Die Zyanose beruht auf einem vermehrten Gehalt des Kapillarblutes an reduziertem, also O_2-freiem Hämoglobin. Sie wird sichtbar, wenn die Menge des reduzierten Hb in 100 ml Blut mindestens 5 g beträgt. Beim Gesunden mit 16 g Hb in 100 ml Blut sind arteriell etwa 0,7 g Hb reduziert, der Rest ist oxydiert. Im Kapillarbereich beträgt der Anteil des reduzierten Hb etwa 2,5 g in 100 ml Blut. Die kardiogene Zyanose bei Linksinsuffizienz beruht zum einen auf einer arteriellen Untersättigung des Blutes an Sauerstoff infolge der Lungenstauung im Sinne einer zentralen Zyanose. Zum anderen ist sie die Folge einer vermehrten O_2-Zehrung in der kapillären Peripherie, ermöglicht durch die Zirkulationsverlangsamung des Blutes im Rückstau der Herzinsuffizienz. Auch bei reiner Linksinsuffizienz kann es zu der Ausbildung eines Pleuraergusses als Transsudat kommen. Er tritt meist rechts auf. Eine ausnahmsweise vorkommende linksseitige Entwicklung läßt auf das Vorhandensein von drei Lungenlappen links schließen.

Bei dem Auftreten eines **Pulsus alternans** im Verlauf einer Linksinsuffizienz wechselt die Auswurfleistung des insufizienten linken Ventrikels von Schlag zu Schlag, ohne daß eine Rhythmusstörung vorliegt. Dadurch entstehen auch von Schlag zu Schlag wechselnde Blutdruckwerte. Der Unterschied beträgt bis zu 10 mm Hg systolisch. Wird bei der Messung die Manschette auf einen zwischen dem höheren und dem niedrigeren Wert liegenden Druck aufgeblasen, kann nur jeder 2. Schlag gehört werden. Dies Symptom hat gerade auch für die Praxis die diagnostische Bedeutung eines sicheren Zeichens der manifesten Linksinsuffizienz.

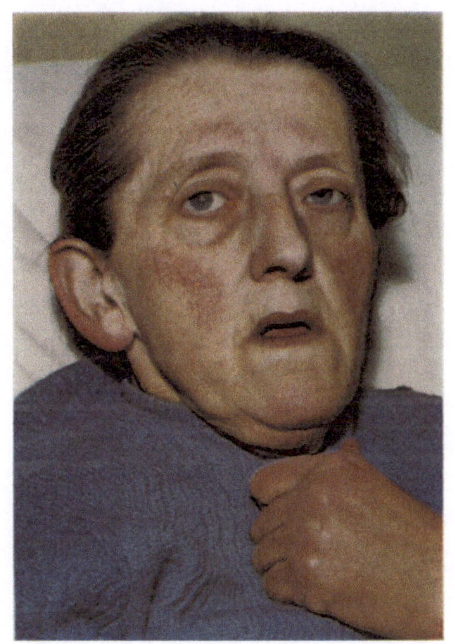

Abb. 20: Lippenzyanose bei Linksinsuffizienz des Herzens mit kardiogener Lungenstauung

Die **Befunde am Herzen** werden weitgehend durch die Art der Grundkrankheit bestimmt. Die Vergrößerung des linken Ventrikels macht sich am verlagerten Spitzenstoß bemerkbar. Auskultatorisch ist ein protodiastolischer und ein präsystolischer Galopprhythmus infolge Hörbarwerden des Vorhoftones bzw. des III. Herztons als ein verläßliches Frühzeichen für eine beginnende Linksinsuffizienz zu werten. Phonokardiographisch sind beide Töne im pathologischen Sinne als Hinweis auf eine Linksinsuffizienz anzusehen, wenn sie außer im tiefen Filterbereich auch in M 2 registriert werden (vgl. Abb. 21a–b). Bei beschleunigter Herzfrequenz oder verlängerter AV-Überleitungszeit führt das zeitliche Zusammentreffen von III. Herzton und Vorhofton zu dem akustischen Phänomen des Summationsgalopps (vgl. Abb. 21c).

Der pathologisch verstärkte **Vorhofton** (vgl. Abb. 21a) kommt zustande durch die myokardiale Insuffizienz eines Ventrikels infolge Schlagvolumenvermehrung im Vorhof mit der dadurch vergrößerten Anfangsspannung der Vorhofmuskulatur. Die verstärkte systolische Kontraktion des Vorhofs bewirkt das Hörbarwerden des Vorhoftones. Diese Erscheinung

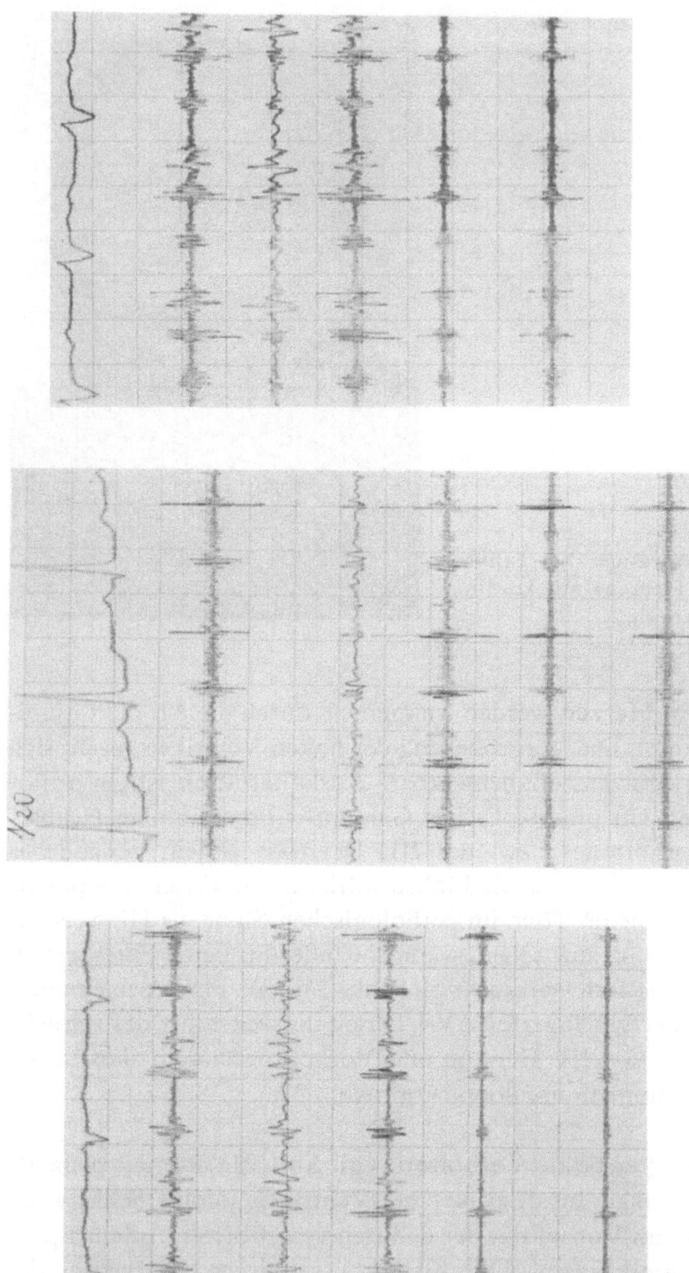

Abb. 21: Pathologische Herzauskultationsbefunde bei Linksinsuffizienz:
a) Pathologisch verstärkter Vorhofton (links)
b) Pathologisch verstärkter III. Herzton (Mitte)
c) Summationsgalopp (rechts)

beruht auf einer Intensitätssteigerung des physiologischen Anspannungstones der Vorhofmuskulatur. Im Phonokardiogramm liegt der pathologische Vorhofton 0,05 bis 0,10 sec nach dem Beginn der P-Zacke. Er folgt dieser als träge Schwingung im tiefen und mittleren Frequenzbereich. Rechts- und linksseitiger Vorhofton lassen sich bei Mitregistrierung der Atmung voneinander unterscheiden. Der rechtsseitige Vorhofton erfährt dabei inspiratorisch eine Verstärkung. Die beste Ableitungsstelle liegt über der absoluten Herzdämpfung.

Der pathologisch verstärkte **III. Herzton** (vgl. Abb. 21b) entsteht als protodiastolischer Füllungston infolge einer myokardialen Insuffizienz des linken Ventrikels. Auch er ist am besten über der absoluten Herzdämpfung zu registrieren. Ebenso wie der Vorhofton umfaßt auch seine Frequenz den tiefen und mittleren Schwingungsbereich. Der Extraton liegt etwa 0,10 bis 0,15 sec. nach dem II. Herzton. Verursacht wird der III. Herzton durch den verstärkten protodiastolischen Bluteinfluß in den linken (bzw. in den rechten) Ventrikel. Die vermehrte protodiastolische Füllung führt zu verstärkten Schwingungen der Ventrikelwandung. Die genannten akustischen Veränderungen kommen als auskultatorische Alarmsymptome bereits in frühen Stadien einer beginnenden Herzinsuffizienz zur Ausbildung mit dem klinischen Symptom der Belastungsdyspnoe.

Systolische Geräusche über dem Herzen, die mit Einsetzen der Insuffizienz entstehen und mit ihrem Rückgang wieder verschwinden, sind Ausdruck für eine relative Mitralinsuffizienz durch Überdehnung des Klappenringes infolge der Vergrößerung des linken Ventrikels.

Im **Röntgenbild des Herzens** führt die stauungsbedingte Vergrößerung des linken Vorhofes zu einer verstrichenen Herztaille sowie zur Einengung des Retrokardialraumes unter Aussparung des untersten Anteils mit Ösophagus-Impression, in schweren Fällen zur Vergrößerung des linken Vorhofes, auch über den rechten Herzrand hinaus und zu einer vermehrten Spreizung der Trachealbifurkation (vgl. Abb. 22a–c). Die Dilatation der linken Kammer verbreitert den Herzschatten zunächst nach links, später auch nach hinten.

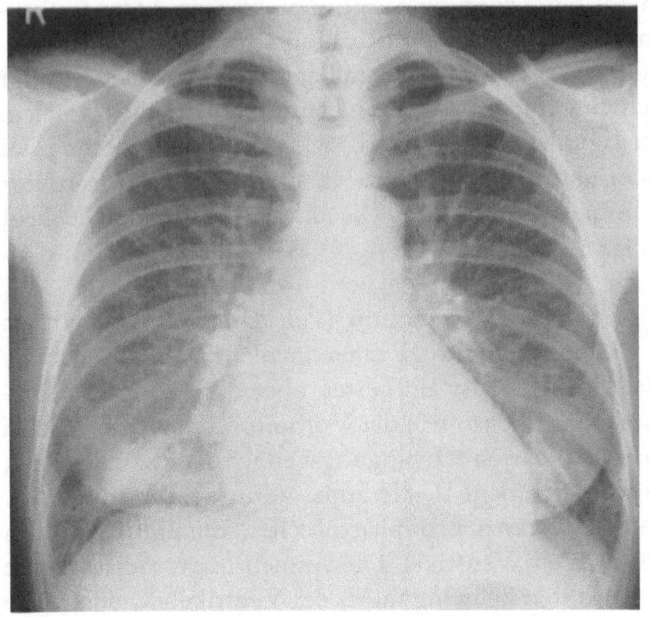

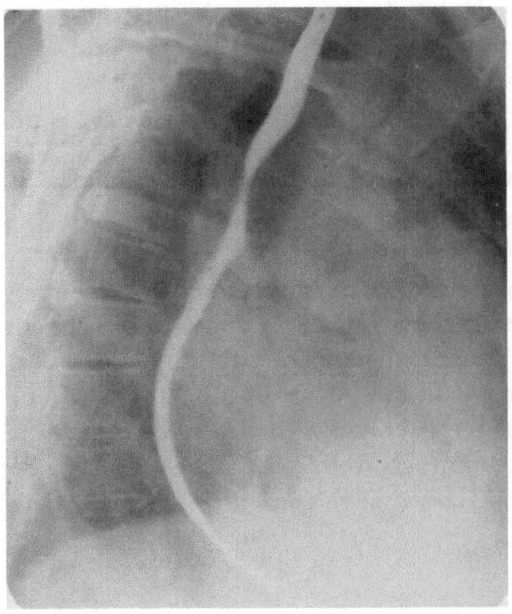

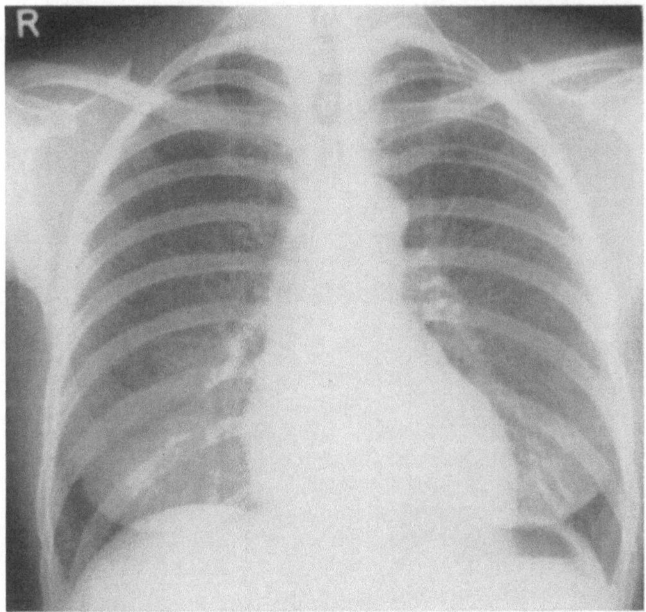

Abb. 22: Röntgenbefund bei akuter Linksinsuffizienz des Herzens
a) Ap-Aufnahme vor Therapieeinleitung (links oben)
b) Retrokardialraum nach Breischluck vor Therapiebeginn (links unten)
c) Ap-Aufnahme nach 10tägiger Therapie (oben)

Im **Röntgenbild der Lungen** kann eine Verbreiterung des Hilus sowie der Schatten der Lungenvenen im linken Oberfeld den ersten Hinweis geben auf die beginnende Linksinsuffizienz. Im übrigen zeichnet sich die **beginnende Lungenstauung** aus durch verbreiterte Hili, deren Begrenzung ebenso wie die der hilusnahen Gefäße unscharf ist. Horizontale feine Streifenschatten in den latero-basalen Lungenanteilen werden als *Kerley*sche Linien bezeichnet. Tüpfelungen als Folge hämosiderinhaltiger Indurationen bilden sich besonders bei Mitralvitien. Sie können gelegentlich verkalken im Sinne einer Pneumopathia ossificans. Bei **höhergradiger Lungenstauung** entstehen wolkige Trübungen in den Unterfeldern, die wie bronchopneumonische Herde imponieren. Eine diffuse Ausbreitung dieser bronchopneumonischen wolkenartigen Verschattungen findet sich im Lungenödem (vgl. Abb. 23a–b).

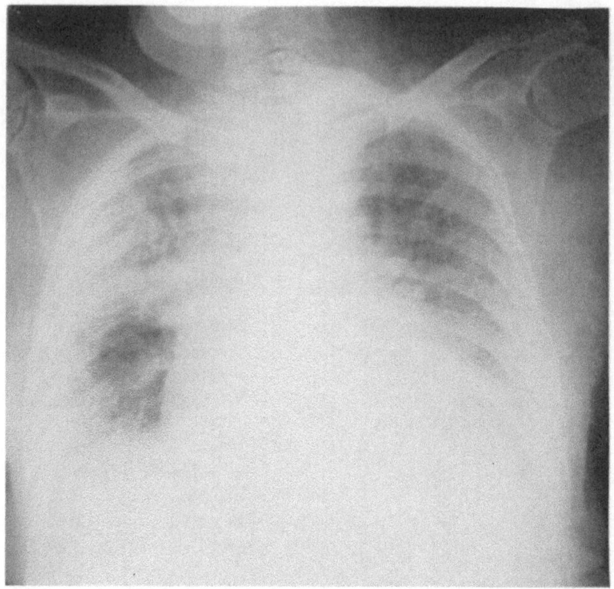

Abb. 23: Röntgenbefund der Lunge bei kardiogenem Lungenödem
a) Im Anfall (oben)
b) Nach Rekompensation (unten)

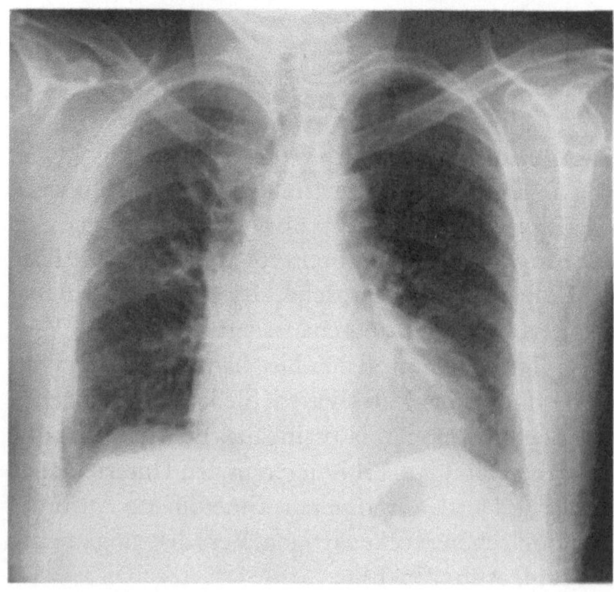

Die Veränderungen im **Elektrokardiogramm** werden ausschließlich von der Art der Grunderkrankung bestimmt. Unspezifische und diagnostisch kaum ergiebige Abwandlungen sind bei Eintritt einer Insuffizienz möglich. Allgemein schließt aber auch ein völlig normales Elektrokardiogramm eine Insuffizienz keineswegs aus, wie auch umgekehrt selbst bei schwersten EKG-Veränderungen hämodynamisch völlige Suffizienz vorliegen kann. Im Elektrokardiogramm bilden sich neben einer Tachykardie und weiteren Rhythmusstörungen in der Regel pathologische Veränderungen während der Repolarisationsphase bei meist linkstypischem Kurvenbild aus. Die vermehrte Druckbelastung im linken Vorhof wird ebenfalls im EKG häufig erkennbar durch einen breiten negativen Anteil der P-Zacke in V_1; er überschreitet, vom Beginn der Abwärtsbewegung an gemessen, 0,06 sec. Die Veränderungen erreichen meist nicht die typische Umformung, wie sie beim P-mitrale bzw. sinistro-atriale her bekannt sind. Insbesondere bleiben die Ausschläge der P-Zacke verhältnismäßig klein. Die Ableitung V_1 gibt jedoch häufiger einen Hinweis auf eine Stauungsüberlastung des linken Vorhofs als etwa die Ableitung I und II des Extremitäten-Elektrokardiogramms. Bei Überlastung und Vergrößerung des linken Vorhofs sind im Extremitäten-EKG ein P-sinistroatriale mit Verbreiterung, Doppelgipfligkeit und mäßiger Erhöhung von P in Ableitung I und II häufig ausgebildet (vgl. Abb. 24a–b). Diese P-Veränderungen gestatten allein aber nicht die Diagnose einer Linksinsuffizienz.

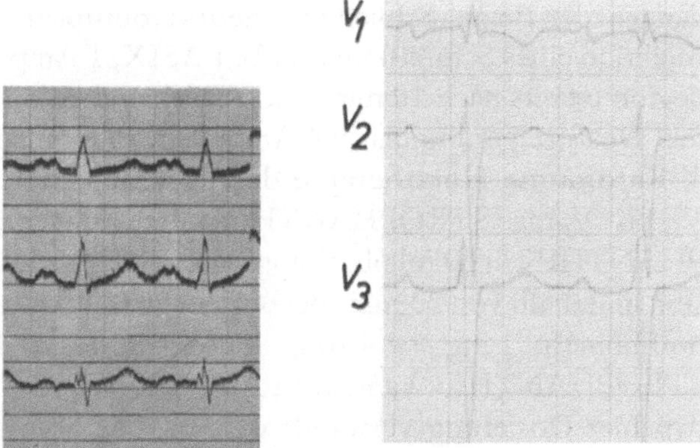

Abb. 24: Elektrokardiogramm-Veränderungen bei Linksinsuffizienz des Herzens
a) P-sinistro-atriale im Extremitäten-Elektrokardiogramm
b) Veränderungen der P-Zacke in V_1 der WILSON-Ableitung

Die **Ursachen** einer Linksinsuffizienz des Herzens sind Hypertonie, Vitien der linken Herzhälfte, wie Aorten- und Mitralklappenfehler, Kardiosklerose, Herzinfakt, Herzwandaneurysma, Myokarditis und Myokardose, endokrine Erkrankungen wie Hyperthyreose oder Myxödem sowie rhythmogene tachykarde und bradykarde Herzstörungen. Diese führen meist bald auch zu einer Rechtsinsuffizienz.

Für die **Therapie** einer Linksinsuffizienz im fortgeschrittenen Stadium mit Ruhedyspnoe, Orthopnoe oder gar mit anfallsweise auftretendem Asthma kardiale als Vorboten eines manifesten Lungenödems haben sich die folgenden **Sofortmaßnahmen** bewährt.

1. **Sedierung:** bequeme sitzende Lagerung mit herabhängenden Beinen. Medikamentös Opiate, z. B. PANTOPON, 0,02 g = 1 ml i.m., DOLANTIN SPEZIAL, 100 mg = 2 ml i.m. oder i.v., DILAUDID, 0,002 = 1 ml i.m., EUKODAL, 0,01 bis 0,02 i.m. Morphium ist wegen der damit verbundenen Gefahr einer Lähmung des Atemzentrums einerseits und andererseits wegen der häufig ausgelösten Neigung zum Erbrechen und der damit verbundenen motorischen Unruhe des Patienten weniger geeignet.
2. **Entlastung des Lungenkreislaufs** durch **blutigen** Aderlaß mit Entnahme von 150 bis 200 ml Venenblut. Ferner **unblutiger** Aderlaß durch Abschnüren des venösen Kreislaufs der unteren Extremitäten bei Herabhängen der Beine. Schließlich **medikamentöser »Aderlaß«** durch i.v. Injektion eines Saluretikums, z. B. LASIX, 1 Amp. = 2,0 ml, Wirkungsbeginn bereits nach 10 min. Bei ausbleibendem oder ungenügendem Effekt Dosissteigerung bis zu 4 Ampullen, zusammen in einer Injektion.
3. **Kardiotone Herztherapie** durch i.v. Injektion eines Herzglykosids: ¼ bis ½ mg STROPHANTHIN. Im Lungenödem 1,0 mg STROPHANTHIN in 50 ml physiologischer Kochsalzlösung als i.v. Kurzinfusion innerhalb von 30 min. Bei begleitender Tachyarrhythmie durch Vorhofflimmern 1 mg = 4 Amp. Digitoxin (z. B. DIGIMERCK). Statt STROPHANTHIN kann auch ACYLANID oder CEDILANID in isodynamer Dosierung verwandt werden. Die Soforttherapie ist nach Rekompensation mit einer Glykosid-Dauertherapie fortzusetzen.
4. **Zusätzliche Maßnahmen: Sauerstoffzufuhr** durch Nasenkatheter oder Sauerstoffzelt: in der ambulanten Hauspraxis nur selten durchführbar, in der Klinik jedoch stets anzuwenden.

HYPOPHYSIN, 3 V.E. langsam i.v., 6 V.E. i.m.; Wirkung durch Senkung des Venendrucks als zusätzliche Maßnahme zum Aderlaß.
THEOPHYLLIN, z. B. 0,24 mg EUPHYLLIN oder 0,22 mg SOLOSIN i.v.
TACHOSTYPTAN, 2 Amp. zu je 5,0 ml langsam i.v. zur Gefäßabdichtung.

Bei hypertoner Krise: SERPASIL, 1,0 bis 4,0 mg als i.m. Injektion, oder CATAPRESAN, 1 Amp. zu 0,150 mg als i.m. Injektion, mit 10,0 ml physiologischer NaCl-Lösung, auch i.v. sehr langsam innerhalb von 15 min.

2. Rechtsinsuffizienz des Herzens
Eine isolierte Rechtsinsuffizienz des Herzens tritt primär nur bei Vitien und Ventildefekten des rechten Herzens auf sowie als dekompensiertes Cor pulmonale bei pulmonaler Hypertonie, meist als Folge einer primären Lungenerkrankung. Bei den übrigen Formen besteht immer zugleich eine zeitlich vorausgegangene Linksinsuffizienz mit der Ausbildung einer Doppelinsuffizienz.

In der **klinischen Symptomatik** fällt schon beim Aspekt die **Venenstauung** am Hals auf, die an einer deutlich sichtbaren Füllung der Halsvenen erkennbar ist. Sie kann auch beim Gesunden beobachtet werden. Hier besteht sie jedoch nur im Liegen. Bei Rechtsinsuffizienz entleeren sich die Halsvenen auch in aufrechter Stellung nicht oder nur unvollkommen (vgl. Abb. 25c).

Die infolge einer kardialen Insuffizienz **gestaute Leber** ist vergrößert. Durch Kapselspannung entsteht spontaner Spannungsschmerz und bei der Palpation Druckschmerzhaftigkeit. Bei rasch einsetzender Anschoppung kommt es durch den Spontanschmerz gelegentlich zur Verwechslung mit Magen- oder Gallenerkrankungen. Bei fortgeschrittener Rechtsinsuffizienz wird der **hepato-jugulare Reflux** nachweisbar (vgl. Abb. 25a–c): Bei Druck mit beiden Händen auf die gestaute Leber treten die Halsvenen verstärkt hervor. Dieses einfache unmittelbare Untersuchungsverfahren ermöglicht die differentialdiagnostische Aussonderung einer nicht kardiogenen Lebervergrößerung, bei welcher sich der Reflux nicht auslösen läßt. Pathologisch-anatomisch und im laparoskopischen

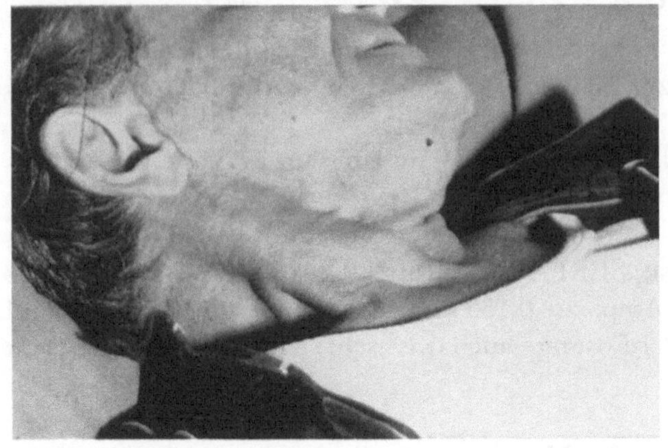

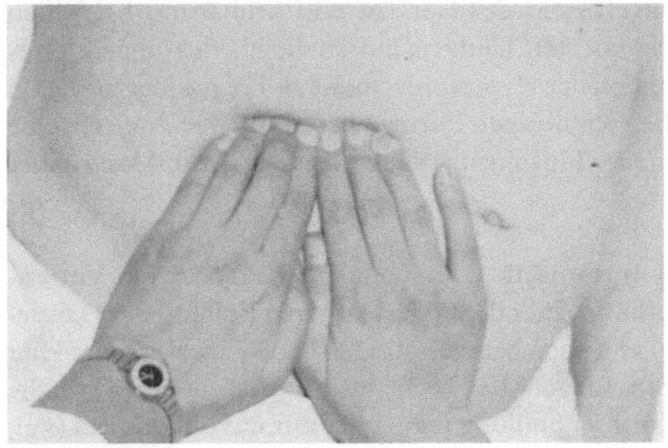

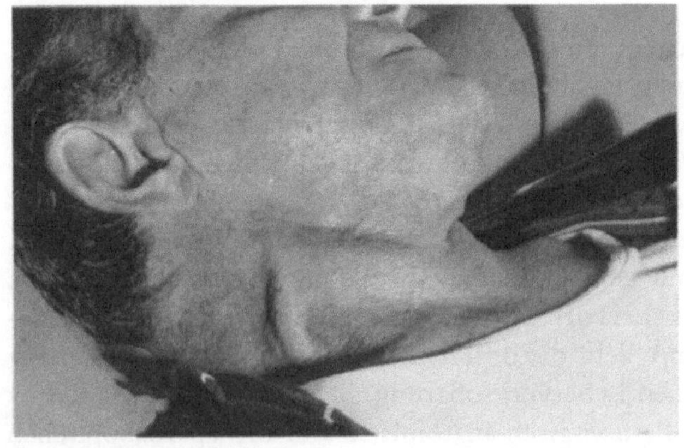

Abb. 25: Positiver hepato-jugularer Reflux bei kardiogener Leberstauung infolge Rechtsinsuffizienz des Herzens
a) Halsvenen vor der Leberkompression (links oben)
b) Leberkompression (links Mitte)
c) Verstärkte Halsvenenfüllung während der Leberkompression (links unten)

Befund entwickelt sich das Bild einer Muskatnuß-Leber mit dunkelroter Färbung der zentralen Anteile der Leberläppchen infolge zentraler Stauung und hellerer Färbung der Läppchenperipherie. Chronische Stauungszustände lösen schrumpfende Fibrosen aus, die schließlich zur kardiogenen Leberzirrhose führen. Wegen der damit verbundenen Blutungsgefahr soll bei kardiogener Lebervergrößerung eine Leberpunktion nach *Menghini* unterbleiben.

Bei der sogenannten **Stauungsgastritis** klagen die Patienten über Völlegefühl im Oberbauch, Appetitlosigkeit und Übelkeit, ohne daß es zum Erbrechen kommt.

Infolge **Nierenstauung** kommt es durch die **Stauungsniere** zu leichten Eiweißausscheidungen im Harn bis 2‰ Esbach. Im Sediment findet man einige Erythrozyten und auch hyaline Zylinder. Urobilinogen tritt als Folge einer Leberstauung vermehrt auf. Die Urobilin-Probe wird positiv. In fortgeschrittenen Fällen kann auch Bilirubin nachweisbar werden.

Die **Urinausscheidung** geht am Tage zurück und nimmt in der Nacht als Nykturie zu. Das spezifische Gewicht verhält sich entgegengesetzt. Bei geringer Harnmenge ist es hoch bis 1030, bei größeren Harnmengen niedriger.

Eine beginnende **Wasserretention** in den Geweben ist zunächst nur am Anstieg des Körpergewichtes zu erkennen. Bei zunehmender Ansammlung bilden sich manifeste **Ödeme** aus. Im klinischen Bild handelt es sich bei den kardialen Ödemen um symmetrische Wasseransammlungen in den abhängigen Körperpartien, d. h. zuerst an den Unterschenkeln, bei bettlägerigen Patienten auch oder ausschließlich im Kreuz als Sakralödem. Diese Ödeme stellen weiche Schwellungen dar, in denen mit einem längerdauernden Daumendruck leicht Dellen gebildet werden können (vgl. Abb. 26a). Fortschreitende Stauungszustände bewirken über das Skrotalödem (vgl. Abb. 27) ein Ansteigen schließlich bis zum Thorax im Sinne der Anasarka-Bildung. Das Gesicht bleibt gewöhnlich frei.

Zum Unterschied von den kardiogenen Ödemen sind **Ödeme bei venösen Zirkulationsstörungen** auf Behinderung des Blutrückflusses zurückzuführen, da diese zu einer Drucksteigerung in den Kapillaren führen. Bei frischen Thrombophlebitiden sind perivenöse Lymphangitiden und Kapillaritiden sowie vasomotorische Störungen von zusätzlicher Bedeutung. Ebenso können Lymphabfluß-Stauungen zu lymphogenen Ödemen führen. In der Regel sind diese Ödemformen jedoch asymmetrisch, d. h. an einem Bein stärker ausgebildet als am anderen (vgl. Abb. 26b). Auch fehlt hier stets eine Leberstauung. Bei den Beinvenen-

Abb. 26: Beinödeme
a) Symmetrische kardiogene Beinödeme bei Rechtsinsuffizienz des Herzens
b) Asymmetrisches linksseitiges Unterschenkelödem bei postthrombotischem Syndrom

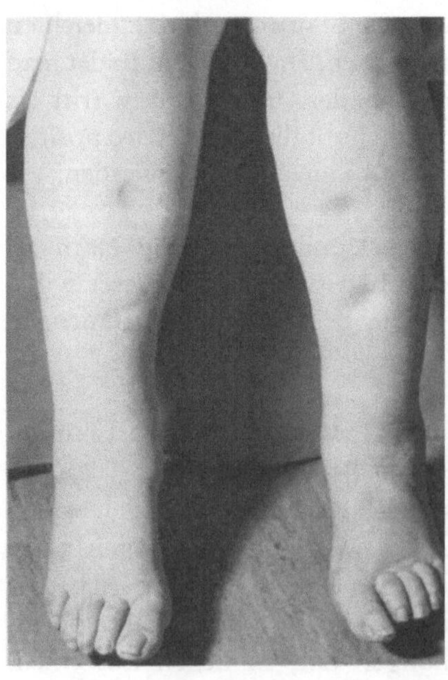

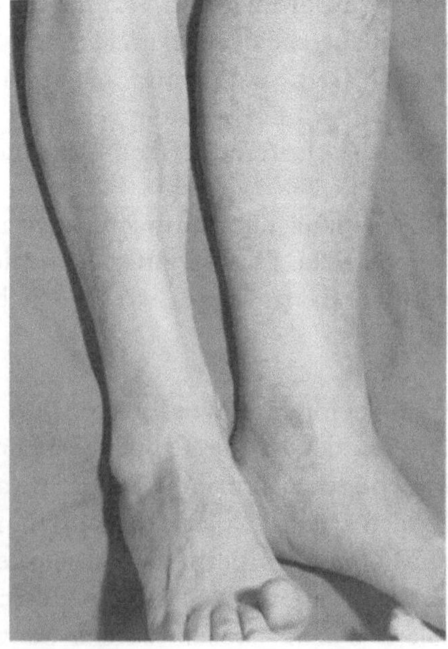

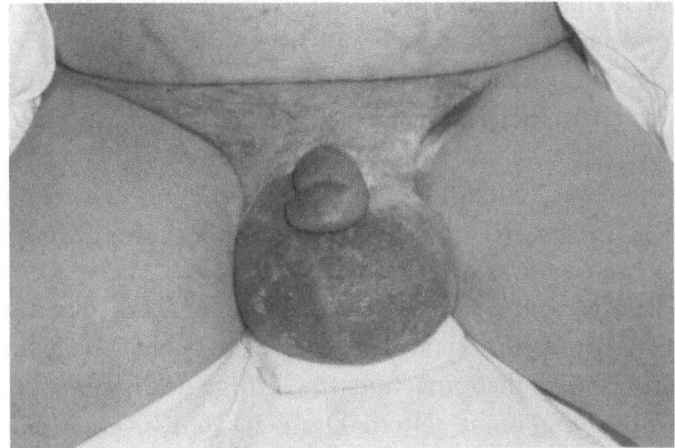

Abb. 27: Skrotalödem bei Rechtsinsuffizienz

und Beckenvenenthrombosen entstehen meist einseitige Ödeme. Bei doppelseitigem Auftreten von Thrombosen wird man Seitenunterschiede in der Ödemstärke finden. Steigt eine Thrombose bis in die Vena cava auf, so bestehen stets doppelseitige ausgeprägte Ödeme, oft auch hier mit einer gewissen Seitendifferenz. Eine Thrombose der Vena cava superior führt zu Ödemen im Bereich von Kopf und Armen. Der Grad der Ödeme beim postthrombotischen Syndrom ist sehr unterschiedlich. Manchmal sind nur ganz geringfügige Schwellungen nachzuweisen. Andererseits finden sich aber auch sehr erhebliche, die befallene Extremität stark verunstaltende Wasseransammlungen.

Pathophysiologisch beruhen die kardiogenen Ödeme bei Rechtsinsuffizienz auf einer Herabsetzung des renalen Plasmaflusses bis zu 20%. Außerdem besteht eine vermehrte Rückresorption von Natrium und Wasser in den Tubuli. Dadurch steigt zwar das Plasmavolumen an, die Nierendurchblutung nimmt aber infolge der Herzinsuffizienz nicht entsprechend zu. Es kommt zu einer glomerulotubulären Gleichgewichtsstörung. Eine Erhöhung des venösen Druckes allein genügt nicht zur Bildung kardiogener Ödeme. Dies ergibt sich schon aus der Tatsache, daß das Plasmavolumen bei Herzinsuffizienz stets vergrößert ist. Die genannten Mechanismen der Ödementstehung sind schon lange vor Eintritt der faßbaren Dekompensationserscheinungen wirksam. Im Vorkommen sind periphere Ödeme infolge einer Herzinsuffizienz stets die Folge einer

Rechtsinsuffizienz oder einer kombinierten Rechts- und Linksinsuffizienz im Sinne einer Doppelinsuffizienz des Herzens. Bei einer Globalinsuffizienz ging meist eine reine Linksinsuffizienz voraus. Sie führt jedoch für sich allein nicht zu einem peripheren Ödem, allenfalls zu einem Lungenödem.
Bei zunehmender Gewebsstauung kommt es auch zu Wasseransammlungen in den großen **Körperhöhlen:** Pleuraerguß, meist zunächst auf der rechten Seite, sowie Aszites.
Die **Zyanose** ist im allgemeinen nicht stark. Sie kann erheblich werden, wenn eine pulmonale Hypertonie (z. B. bei Mitralstenose) vorliegt. Durch eine Hyperbilirubinaemie im Gefolge der Leberstauung ist eine ikterische Beifärbung nicht selten. Die stärksten Zyanosen werden bei Patienten angetroffen, deren Rechtsinsuffizienz Folge einer pulmonalen Hypertonie ist (vgl. Abb. 35a). Hier liegt eine mit erheblicher Funktionseinschränkung einhergehende Lungenkrankheit zugrunde, die dann überdies eine symptomatische Polyglobulie bewirkt.
Eine im Rahmen einer Herzkrankheit sich ausbildende **Heiserkeit** ist oft die Folge einer Schädigung des linken Nervus recurrens durch Druck des vergrößerten linken Vorhofs. Sie wird am häufigsten bei Mitralstenosen angetroffen.

Die **Befunde am Herzen** werden von der zugrundeliegenden Herzerkrankung bestimmt. Akustische Alarmsymptome bei beginnender Rechtsinsuffizienz sind – wie bei der Linksinsuffizienz – ein hörbar werdender Vorhofton sowie ein pathologisch verstärkter III. Herzton, besonders bei bestehender Tachykardie (vgl. Abb. 21a–c). Als Folge einer erheblichen Vergrößerung des rechten Ventrikels kann sich eine relative Pulmonalinsuffizienz mit diastolischem Sofortgeräusch über der Pulmonalis entwickeln. Eine auf die gleiche Weise entstehende relative Trikuspidalinsuffizienz gibt sich durch ein systolisches Sofortgeräusch mit Punctum maximum über dem Sternum in Höhe des IV. bis V. ICR zu erkennen. In diesem Falle bestehen auch positive Halsvenenpulsationen und ein positiver Leberpuls.

Bei der **Röntgenuntersuchung des Herzens** wird die Vergrößerung des rechten Vorhofs am besten im sagittalen Strahlengang erkannt und bewirkt hier eine Verbreiterung des Herzschattens nach rechts. Eine Vergrößernng des rechten Ventrikels läßt sich in dieser Stellung häufig nicht nachweisen. Vielmehr zeichnet sich das dekompensierte Cor pulmonale eher durch eine schmale Herzfigur im Sinne des Emphysemherzens (vgl. Abb. 38) aus. Hier ist eine Untersuchung im 1. und 2. schrägen Durchmesser notwendig, die eine Einengung des Retrosternalraumes aufdeckt.

Bei reiner Rechtsinsuffizienz ist ein normales **EKG** ungewöhnlich, da die auslösende Herzerkrankung stets Veränderungen des Kurvenablaufs bewirkt. Diese Veränderungen sind von einer gleichzeitigen hämodynamischen Insuffizienz weitgehend unabhängig, so daß das Elektrokardiogramm selbst keine Hinweise auf diese zu geben vermag. Häufige Auswirkungen im Elektrokardiogramm sind die Ausbildung eines P-pulmonale bzw. P-dextro-atriale mit einer Zuspitzung und Überhöhung der P-Zakken in II und III über 0,25 mV. In V_1 erhält P die Form eines gotischen Spitzbogens oder Daches. Es bildet sich ein etwa gleichschenkliges Dreieck, dessen Basis in der Nullinie des Elektrokardiogramms liegt (vgl. Abb. 30a).

Therapie der Rechtsinsuffizienz: Ausführliche Darstellung s. im Abschnitt »Pulmogen-respiratorische Dyspnoe«, Seite 75 ff.

3. Doppelinsuffizienz

Die Doppel- oder Globalinsuffizienz als gleichzeitig und nebeneinander bestehendes Versagen sowohl des linken wie des rechten Herzens bildet die häufigste Form der Herzinsuffizienz, da nahezu alle Herzerkrankungen in ihr das Finalstadium erreichen mit Ausnahme jener, die zu einer reinen Rechtsinsuffizienz führen. Die Linksinsuffizienz geht zeitlich der Doppelinsuffizienz meist voraus. Sie führt zur Drucksteigerung im venösen Schenkel des Lungenkreislaufs. Da der arterielle Druck in ihm aber beträchtlich niedriger als im großen Kreislauf ist, muß der rechte Ventrikel bald einen erhöhten Druck aufbringen, um einen Druckangleich zu verhindern, weil sonst die Blutzirkulation zum Erliegen käme. Da die Anpassungsmöglichkeiten des rechten Ventrikels wegen der schwächeren Muskelmasse gering sind, kommt es bald zur zusätzlichen Rechtsinsuffizienz. Sie tritt um so eher ein, je schneller sich die Linksinsuffizienz entwickelt hat.

Die **Symptome** der Globalinsuffizienz entsprechen dem gleichzeitigen Bestehen der im einzelnen für die Rechts- und für die Linksinsuffizienz angeführten Zeichen. Im Krankheitsverlauf können hinsichtlich der Prävalenz die Symptome der einen Seite zeitweilig mit denen der anderen Seite sich abwechseln. Geht eine Linksinsuffizienz in eine Globalinsuffizienz über, so empfinden die Patienten eine scheinbare Besserung, da die Lungenstauung zurückgeht. Ihre Leistungsfähigkeit läßt dabei aber weiterhin nach.

Für die **Therapie** einer Doppelinsuffizienz des Herzens ist zusätzlich zu den oben bereits gegebenen Richtlinien zu beachten, daß Patienten mit feucht-dekompensierter Doppelinsuffizienz des Herzens in erhöhtem Maße zu Hyperkoagulabilität und Thrombose neigen. Dies gilt sowohl für das Stadium der Dekompensation als auch für die darauf folgende Periode der Rekompensation mit einsetzender Entstauung der Leber. Hinzu kommt die Tatsache, daß offenbar Diuretika eine direkt gerinnungsbeschleunigende Wirkung haben können. Bettlägerige Patienten, insbesondere solche in höherem Lebensalter, sind darüber hinaus bekanntlich in besonderem Maße thrombosegefährdet. Gerade in solchen Fällen sind aber einer ausreichenden Antikoagulantien-Therapie in der bisher üblichen Weise mit HEPARIN durch gewisse Kontraindikationen Grenzen gesetzt, wie z. B. Hypertonie, Zerebralsklerose oder schwerer Diabetes mellitus. Erfahrungen der jüngsten Zeit (*G. Kunzmann* und *J. Stingel*) haben als Alternative bei derartigen Patienten günstige Ergebnisse in der Thrombose-Prophylaxe bei Herzinsuffizienz durch ein Kombinationspräparat von Heparin mit Solvosal ergeben. 1 Amp. SOLVOSAL-HEPARIN enthält 50 mg Nikotinsäure, 25 mg Rutin und 1000 I.E. Heparin; Dosierung: 2mal täglich im Abstand von 12 Stunden je 1 Amp. SOLVOSAL-HEPARIN als i.m. Injektion. Behandlungsdauer bis zur Rekompensation und Mobilisierung des Patienten außerhalb des Bettes. Dabei kann sich die Behandlungsdauer unbedenklich über Tage bis Monate erstrecken. Der Vorteil dieser Kombinationsmedikation von Nikotinsäure und Heparin liegt in einer Überlegenheit der thrombolytischen Wirkung gegenüber von Einzelsubstanzen. Sie vermag einer Hyperkoagulabilität bei Patienten mit feuchter Herzinsuffizienz dadurch vorzubeugen, daß sich durch die Nikotinsäurekomponente eine Steigerung des Herzminutenvolumens und gleichzeitig eine Senkung des peripheren Widerstandes ergibt. Ein weiterer Vorteil liegt in der Möglichkeit, daß diese Medikation unbedenklich auch ohne Gerinnungsüberwachung in der freien Praxis Anwendung finden kann.

B. Pulmogen-respiratorische Dyspnoe

Die pulmogen-respiratorisch bedingte Form eines Atemnotsanfalles unterscheidet sich von der Atemnot bei Linksinsuffizienz des Herzens vor allem durch die folgenden Eigenschaften:

a) Nur unbedeutende Beeinflußbarkeit durch die Körperlage. Keine Orthopnoe mit Bedürfnis zu sitzender Haltung im Bett, vielmehr Horizontallage oder mohammedanische Gebetshaltung zur Erleichterung der Atmung. Dagegen Verstärkung schon beim Sprechen oder sonstigen geringen körperlichen Belastungen.

b) Stärker ausgeprägte Gesichtszyanose als bei kardiogener Lungenstauung, daher die Bezeichnung »blauer pulmogener Hochdruck«.

c) Fehlen einer kardiogenen Lungenstauung, dagegen Ausbildung einer pulmonalen Grundkrankheit, z. B. Lungenemphysem o. ä.

d) Normale Kreislaufzeit.

e) Geringe Tiefe des Atemvolumens bei langsamerer Atemfrequenz (vgl. Abb. 28).

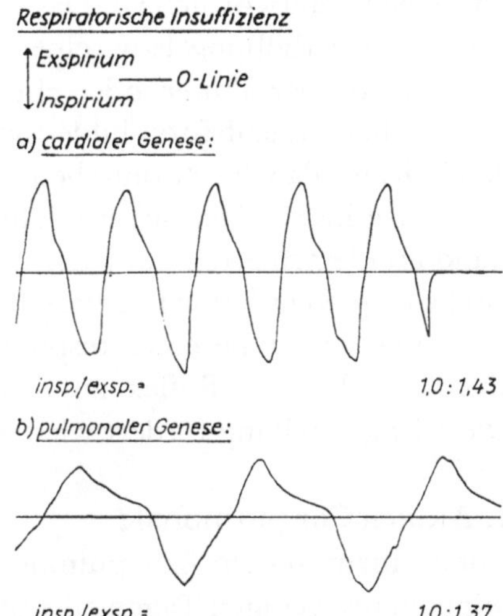

Abb. 28: Pneumotachogramm (nach M. HOCHREIN)
a) Kardiale Insuffizienz
b) Pulmonal-respiratorische Insuffizienz

Atemnotanfälle mit dem klinischen Leitsymptom einer pulmogen-respiratorisch bedingten Dyspnoe können unter dem Bild des akuten wie des chronischen Cor pulmonale auftreten. Erstmals hat *White* 1935 den Begriff des »Cor pulmonale« für ein akut oder chronisch verlaufendes klinisches Syndrom geprägt, das mit vielschichtiger Aetiologie bei etwa 30 Grunderkrankungen auftritt in pathogenetisch exakter Definierung. Auslösende Faktoren können sowohl akute wie chronische Störungen der Lüftungs- und Atmungsfunktion der Lungen als auch morphologische und funktionelle Abweichungen in der Lungenstrombahn sein in der Unterscheidung einer parenchymatösen von einer primär vaskulären Form. Pathogenetisch sind also zu unterscheiden eine Obstruktion und Konstriktion von einer Restriktion und Obliteration in den Luft- und Blutwegen der Lungen.

Die respiratorisch-pulmogene Dyspnoe ist somit nicht kardial verursacht. Sie wird vielmehr durch eine primäre Erkrankung der Lunge bedingt, entweder in Form einer **parenchymatösen** Lungenveränderung, wie beim Lungenemphysem, Staublungenerkrankung, zirrhotischer Tuberkulose u. ä., oder durch eine **vaskuläre** Veränderung im Sinne einer Pulmonalsklerose. Als Folge der durch die Lungenerkrankung ausgelösten pulmonalen Hypertension bildet sich das Cor pulmonale aus, das jedoch auch bei manifester Rechtsinsuffizienz nicht für die Entstehung der Dyspnoe verantwortlich ist. Das Cor pulmonale ist somit die Folge einer Widerstandserhöhung bzw. einer Druckerhöhung im kleinen Kreislauf bei einer primär akuten oder chronischen Erkrankung der Lunge. Bei chronischer Verlaufsform bildet sich die Hypertonie im kleinen Kreislauf dadurch aus, daß die chronischen Lungenerkrankungen zu einem verkleinerten kapillären Querschnitt führen. Das zieht einen erhöhten Widerstand im kleinen Kreislauf nach sich. Die diesen Zuständen eigene chronische Hypoventilation mit erniedrigter alveolärer O_2- und erhöhter CO_2-Spannung im Sinne einer respiratorischen Insuffizienz führt über den alveolo-vaskulären Reflex zu einer Engerstellung der Lungengefäße. Diese Engerstellung fördert wiederum die pulmonale Hypertonie.

1. Akutes Cor pulmonale

Unter einem akuten Cor pulmonale verstehen wir eine innerhalb von Minuten bis wenigen Tagen erkennbar werdende hochgradige Leistungsbeeinträchtigung des rechten Ventrikels. Er ist extrem dilatiert, während eine regulative Wandhypertrophie wegen der Kürze der Entwicklungszeit fehlt. Infolge einer zunehmenden Wiederstandserhöhung im Pulmonalkreislauf sinkt die Auswurfleistung der rechten Herzkammer stetig.

Das führende **Symptom** eines akuten Cor pulmonale ist eine plötzlich einsetzende, heftigste **Atemnot** mit dem Unvermögen, durchatmen zu können. Zugleich tritt ein Engegefühl im Bereich des gesamten Brustkorbs mit stechenden Schmerzen auf, bevorzugt im Bereich der betroffenen Thoraxseite. Im Aspekt beherrschend ist eine ausgeprägte **Zyanose** als Ausdruck der Hypoxämie beim akuten Cor pulmonale. Sie zeigt eine grau-zyanotisch-livide Verfärbung, besonders ausgeprägt im Gesichtsbereich, die später unter Ausbruch eines kalten Schweißes infolge eines Kreislaufzusammenbruches in eine zunehmende Blässe übergehen kann. Die Zyanose erklärt sich aus der akuten Hypoxämie infolge der akuten respiratorischen Insuffizienz mit aschgrauer Hautfarbe. Zum anderen wird diese zentrale Zyanose verstärkt durch eine periphere Zyanose infolge einer vermehrten peripheren Ausschöpfung bei verlängerter Kreislaufzeit. Hieraus entsteht der rot-blau-violette Farbeinschlag. Diese zweifache Ursache ist für die besonders intensive Zyanose der Kranken mit akut dekompensiertem Cor pulmonale verantwortlich (vgl. Abb. 34a). Weitere führende Symptome sind die ausgeprägte und rasch eintretende Kreislaufinsuffizienz mit zunehmender Bewußtseinstrübung und eine quälende Todesangst.

Röntgenologisch geben die sogenannten septalen *Kerley*-Linien einen Hinweis auf das Vorliegen einer pulmonalen Hypertension. Die *Kerley*-Linien sind horizontale schmale Verschattungen oberhalb des kostodiaphragmalen Sinus. Es wird angenommen, daß sie durch eine Verbreiterung der Lymphgefäße und eine Verdickung der sie einschließenden Interlobärspalten verursacht sind. *Kerley*-Linien zeigen an, daß ein 20 mm Hg übersteigender pulmonaler Kapillardruck vorliegt, der normalerweise nur bis 7 mm Hg erreicht. Gegenüber den streifen- und plattenförmigen Atelektasen zeichnen sich die *Kerley*-Linien durch eine schärfere Begrenzung und in der Regel schmälere Ausdehnung aus. Außerdem äußert sich die pulmonale Hypertonie röntgenologisch durch den **peripheren Helligkeitssprung.** Hierunter versteht man den plötzlichen Übergang aus einem streifig-verdichteten Bereich in der inneren und mittleren konzentrischen Zone in eine abnorme Aufhellung im Bereich der äußeren konzentrischen Zone (vgl. Abb. 38).

Ursachen eines akuten Cor pulmonale im kardiologischen Bereich des Herzanfalles sind vor allem

a) der Asthma bronchiale-Anfall mit Ausbildung eines Status asthmaticus,
b) massive Lungen-, Fett- oder Luftembolie sowie
c) Spontanpneumothorax, besonders mit dem Mechanismus eines Überdruck- oder Ventilpneumothorax.

a) Asthma bronchiale-Anfall (Status asthmaticus)
Führendes klinisches Symptom dieses, entweder allergisch oder psychogen ausgelösten Anfallgeschehens ist die meist exspiratorische Dyspnoe mit erschwerter und verlängerter Ausatmung. Das Vesikuläratmen ist bei der Lungenauskultation abgeschwächt. Es findet sich eine wie Katzenmusik anmutende Vermischung von Giemen, Pfeifen und Brummen über der ganzen Lunge, die als Folge eines hochgradigen Bronchospasmus auch auf Entfernung hörbar ist. Die Patienten spiegeln schon von der Aspektsituation her in dem Gesichtsbild die Notfallsituation wider, in der sie sich befinden. Die erweiterten Lidspalten mit dem qualvoll-ängstlichen Blick, der krampfhaft geöffnete und um Luft ringende Mund, die blasse Gesichtsfarbe lassen die echt empfundene Notlage unmittelbar erkennen. Der krampfhaft-gespannte Gesichtsausdruck zeigt ihre Dringlichkeit (vgl. Abb. 29a). Die Betätigung der auxilären Atemmuskulatur wird an den im Bett aufgestützten Armen des Patienten und an der kontrahierten Halsmuskulatur deutlich (vgl. Abb. 29b). Zum Unterschied von der Linksinsuffizienz des Herzens mit der kardiogenen Dyspnoe fehlt bei dieser bedrohlichen Krankheitssituation eine stärkere Lippen- und Gesichtszyanose.

Dieser Umstand läßt daher schon vom physiognomischen Aspekt her nicht an ein primär kardiales Geschehen, sondern an einen Anfall von Asthma bronchiale als Ursache der Orthopnoe denken. Dennoch ist die Kombination von Asthma kardiale und Asthma bronchiale möglich. Im übrigen findet sich bei der physikalischen Untersuchung das Zeichen des Volumen pulmonum auctum als Ausdruck des akuten Lungenemphysems mit hypersonorem Klopfschall im Sinne eines Schachteltons bei tiefstehenden, wenig verschieblichen Lungengrenzen.

Röntgenologisch fallen die besonders hellen Lungenfelder bei tiefstehendem Zwerchfell auf. Der Pulmonalbogen ist meist deutlich vorspringend.

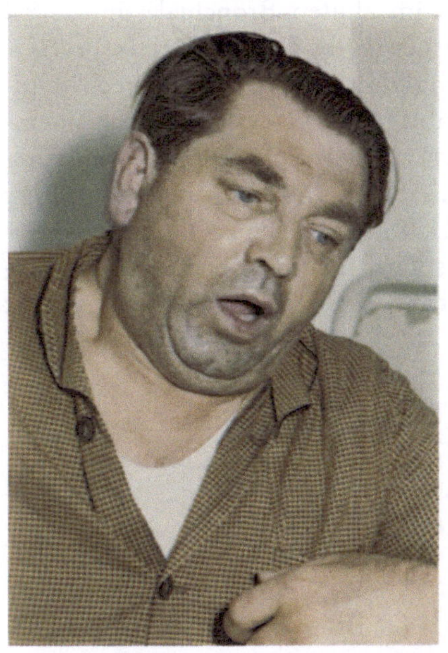

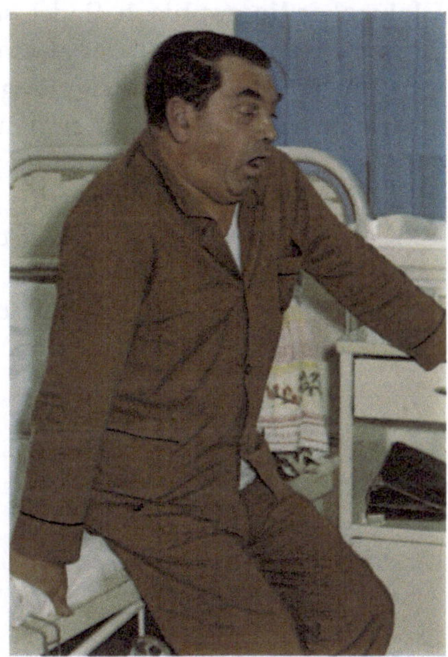

Abb. 29: Asthma bronchiale im Anfall eines Status asthmaticus
a) Gesichtsbild
b) Haltung des Patienten

Das **Sputum** besteht aus einem zähen, glasigen Schleim, in dem mikroskopisch reichlich eosinophile Leukozyten, *Curschmann*sche Spiralen und *Charcot-Leyden*sche-Kristalle gefunden werden.

Das **Blutbild** zeigt bei **allergischer** Verursachung des Bronchialasthma-Anfalles eine Eosinophilie, die bis 30% beträgt. Allerdings kann im Asthmaanfall eine Eosinophilie auch fehlen. Normalwerte der Eosinophilen oder gar deren Fehlen läßt an eine **psychogene** Ätiologie der Erkrankung denken.

Solange ein Lungenemphysem noch nicht vorliegt, ist die bronchialasthmatische Dyspnoe des akuten Anfalles besonders durch ihre Reversibilität charakterisiert. Die völlig beschwerdefreien Intervalle beim Bronchialasthma sind auch gegenüber der kardialen Dyspnoe ein wichtiges Kriterium.

Elektrokardiographisch findet sich im akuten Bronchialasthmaanfall meist ein mehr oder weniger stark ausgeprägtes P-dextroatriale als Hinweis auf die akute Drucksteigerung im Pulmonalkreislauf. Bei rechtstypischem Elektrokardiogramm sind im übrigen auch meist deutliche Veränderungen im Bereich der Erregungsrückbildungsphase mit ST-Senkung und T-Abflachung nachweisbar (vgl. Abb. 30a). Ebenso wie der übrige klinische Befund zeigen auch diese u. U. hochgradigen EKG-Veränderungen bei akutem Status asthmaticus – sofern sich nicht bereits ein chronisches Lungenemphysem ausgebildet hat – eine erstaunliche Neigung zur Rückbildung (vgl. Abb. 30b).

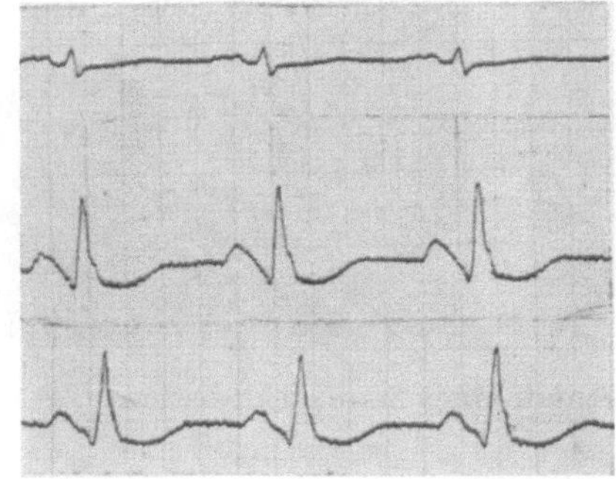

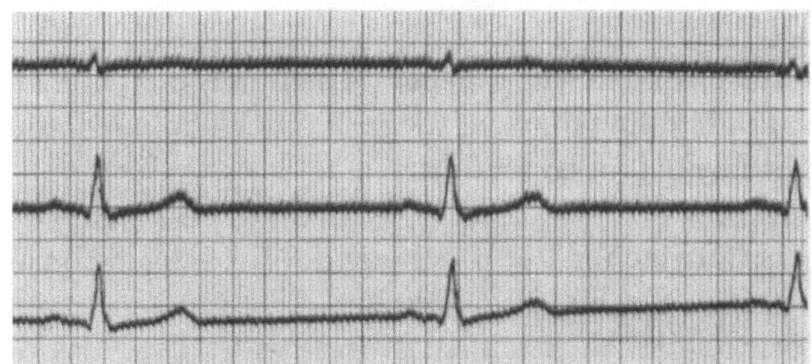

Abb. 30: Elektrokardiogramm bei akutem Cor pulmonale
a) Im akuten Anfall eines Asthma bronchiale
b) Nach Abklingen des Anfalles

Soforttherapie beim Asthma bronchiale-Anfall:

1. **Theophyllin-Präparate:** z. B. EUPHYLLIN, 1 Amp. zu 0,24 g = 10,0 ml langsam i.v.; Wiederholung nach 30 min. Oder, besonders bei allergischer Ätiologie, EUPHYLLIN-CALCIUM, 1 Amp. zu 10,0 ml,

langsam i.v. Auch hier Wiederholung 1- bis 2mal nach je 30 min. Calcium soll nicht gegeben werden bei digitalisierten Patienten. Oder PERPHYLLON, 1 Amp. zu 2,0 ml, langsam i.v.; Wiederholungsmöglichkeit ebenfalls nach 30 min.

Als besonders zuverlässig für die Anfallstherapie hat sich THEO-HEPTYLON (theophyllinessigsaures Heptaminol) bewährt in der Dosierung 1 Amp. zu 5,0 ml als i.m. Injektion in 4stündlichen Abständen für die Dauer von 3 Tagen. Die i.v. Anwendung ist nicht frei von Nebenwirkungen!

2. **Glykosid-Therapie:** Zusätzlich zu der Theophyllin-Injektion Gabe von ¼ mg STROPHANTHIN zur kardiotonischen Soforttherapie des insuffizienten Ventrikels. Jedoch keine Glykosidzugabe bei Calcium-Injektionen wegen der potenzierenden Wirkung.

3. **Sedierung:** Nicht selten schlagartige Anfallunterbrechung durch VALIUM, 10 mg als i.v. Injektion.

4. **Kortison-Derivate:** Im akuten Status asthmaticus ist die Therapie mit Kortison-Derivaten wegen ihrer meist schlagartig anfallsbehebenden Wirkung kaum zu umgehen. Es eignen sich PREDNISOLON i.v., z. B. als SOLU-DECORTIN-H, 1 bis 2 Amp. zu 25 mg oder URBASON SOLUBILE, 2 Amp. zu je 20 mg i.v., oder FORTECORTIN-Mono-Ampullen, 2 Amp. zu je 4 mg. Orale Therapie mit PREDNISON ist wegen der Notwendigkeit einer möglichst raschen Anfallsbeeinflussung unangebracht. Sie ist erst nach Lösung des Anfalles als orale Therapiefortsetzung geeignet mit täglich zunächst 60 mg unter langsamem Rückgang auf eine Erhaltungsdosis von 5 bis 15 mg, z. B. DECORTIN-H. Ebenso geeignet ist Triamcinolon, wie DELPHICORT oder VOLON-A.

5. **Novocain (1%ig):** sofern nicht gleichzeitig Sympathikomimetika gegeben worden sind, eignet sich zur Anfallsunterbrechung in besonders hervorragender Weise die i.v. Injektion von 10 ml 1%igem NOVOCAIN ohne *Suprarenin*, das in einem Injektionstempo von 5 ml in 1½ min verabreicht wird. Vor der i.v. Injektion ist jedoch unbedingt eine etwaige NOVOCAIN-Allergie des Patienten zu prüfen durch subkutane Injektion von 1,0 ml NOVOCAIN. Besonders wirksam ist die Kombination des NOVOCAIN mit einem Theophyllin-Präparat, wobei auf ein langsames Injektionstempo von 1 ml/min zu achten ist.

6. **Sympathikomimetika** als adrenergische Substanzen und deren Kombinationspräparate sind trotz ihrer Umstrittenheit noch immer geschätzt. Für die Soforttherapie empfiehlt sich die parenterale Anwendung von ALUPENT, 1 bis 2 Amp. zu je 0,5 mg als i.m.Injektion oder 4 Amp. zu 0,5 mg in 500 ml physiologischer Kochsalzlösung als Dauertropfinfusion mit einer Tropfgeschwindigkeit von maximal 30 Tropfen. Bei einer – im Asthma-bronchiale-Anfall allerdings meist bestehenden – Tachykardie ist die Infusionsapplikation des ALUPENT kontraindiziert. Ferner kommt in Betracht ASTHMOLYSIN (Kombination von Adrenalin mit einem Hypophysenhinterlappenextrakt) in der Applikation von 1 Amp. zu 1,1 ml, jedoch nie i.v., sondern nur subkutan oder i.m. Für die i.v. Injektion eignet sich PRIATAN in der Dosis von 1 bis 2 Amp.

7. **Zusätzliche Maßnahmen** sind Sauerstoffzufuhr mit Nasensonde oder *Bird*-Gerät. Hierbei ist darauf zu achten, daß die Sauerstoffzufuhr wegen der Gefahr einer Überdosierung mit Lähmung des ohnehin beeinträchtigten Atemzentrums nur kurzfristig für jeweils etwa 3 min Dauer mit 10 min Pause durchgeführt werden darf. Ärztliche Überwachung der Sauerstoffzufuhr ist unbedingt notwendig. Eine weitere zusätzliche Maßnahme besteht in der Aerosol-Anwendung von ALUDRIN oder ALUPENT im Handvernebler. Geeignet für diese Applikationsform sind ferner BISOLVON, 2- bis 3mal täglich 2,0 ml, oder PRIATAN, mehrmals täglich 1,0 bis 2,0 ml.

Eine **Superinfektion** der Luftwege erfordert die Behandlung der meist mischinfizierten Bronchitis mit einem Breitbandantibiotikum, z. B. Tetracyclin (REVERIN), 2mal täglich 1 Amp. i.v., oder Chloramphenicol (z. B. SOLUPARAXIN, 2mal täglich 1 Amp. i.v. oder PARAXIN 500 S, 3mal täglich 1 Kapsel oder LEUKOMYCIN 500, 3mal täglich 1 Tabl. Ferner eignen sich HOSTACYCLIN 500, 2 bis 4 Drag. täglich sowie Gentamycin (REFOBACIN), 2mal täglich 1 Amp. zu 10 mg i.v. Zur Vermeidung irreversibler aplastischer Anämien soll die Gesamtdosis von Chloramphenicol 30 g nicht überschreiten.

Bei Erfolglosigkeit der bisher genannten Maßnahmen kann eine **Heilschlafbehandlung** die Anfallsunterbrechung bringen. Einleitung durch i.m. Injektion einer Mischspritze von 50 mg MEGAPHEN, 50 mg ATOSIL und 100 mg DOLANTIN als lytischer Cocktail. Mit individueller

Anpassung an Schlaftiefe und Allgemeinzustand des Patienten ist diese i.m. Injektion dann ohne DOLANTIN in durchschnittlich ähnlicher Dosierung des MEGAPHEN und ATOSIL im Abstand von 8 Stunden zu wiederholen. Nach etwa 4 Tagen läßt die Schlafwirkung meist nach, ohne daß eine besondere Ausschleichmethodik angewandt werden muß. Schlafdauer in der Regel bis 5 Tage.

Bei stark erregten Patienten empfiehlt sich eine **dämpfende Zusatztherapie** im Anschluß an das antiasthmatische Medikament in der Form von PSYQUIL, 10 mg i.v. oder 20 mg i.m. Auch VALIUM hat sich als Sedativum im Status asthmaticus in der Dosierung 1 Amp. zu 2,0 ml i.m. ohne unerwünschte Nebenwirkungen bewährt.

Ausgesprochen **kontraindiziert** wegen der Gefahr der Atemlähmung und Histaminfreisetzung ist im Status asthmaticus die Applikation von Morphium und Morphin-Derivaten, einschließlich Kodein und Dionin. Dagegen können POLAMIDON und DOLANTIN unbedenklich gegeben werden. Ebenso kontraindiziert ist ATROPIN wegen der Gefahr einer Eindickung des Bronchialsekrets. Hierbei ist zu bedenken, daß die Hauptursache des akuten Asthmatodes die Verstopfung der Bronchiolen durch eingedicktes Sekret ist.

b) Lungenembolie und Lungeninfarkt

Typische Krankheitszeichen dieses meist dramatischen und unmittelbar lebensbedrohenden Ereignisses sind als Leitsymptom ein mit Atembehinderung, Tachypnoe und Blässe oder Zyanose einhergehender Atemnotsanfall. Im äußeren **Aspekt** sind die durch Angst und Vernichtungsgefühl bis Todesangst, schweres Beklemmungsgefühl, Kollapssymptome und Schmerzen in der Brust geprägten Gesichtsveränderungen des sogenannten »Embolie-Blickes« charakteristisch (vgl. Abb. 31 u. 33a). Der Übergang zum akuten Kreislaufversagen wird deutlich durch eine hochgradige Tachykardie, Blutdruckabfall und kalten Schweißausbruch. Bei bereits bestehender Stauung im kleinen Kreislauf kommt es zur Ausbildung eines hämorrhagischen Infarktes mit blutig-tingiertem bis hämorrhagischem Sputum (vgl. Abb. 31) und mit durch Pleurabeteiligung verursachten Schmerzen bei der Inspiration. **Perkutorisch** und **auskultatorisch** finden sich über der Lunge nur bei entsprechender Ausdehnung des Infarktes eine umschriebene Dämpfung sowie kleinblasige ohrnahe Ras-

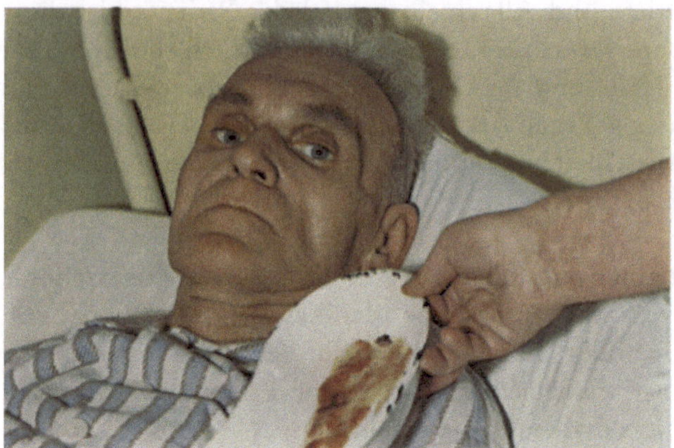

Abb. 31: Gesichtsbild und Sputum bei Lungenembolie

selgeräusche mit evtl. pleuralem oder pleuritischem Reiben. Bei der **Herzauskultation** fällt häufig eine Akzentuation des II. Pulmonaltones als Hinweis auf die akute pulmonale Hypertonie auf sowie ein systolisches Austreibungsgeräusch über der Arteria pulmonalis. Die **Röntgenuntersuchung** ist bei Lungenembolie weniger ergiebig als dies allgemein angenommen wird, da spezifische Veränderungen im Lungenparenchym zunächst fehlen. Erst nach Ausbildung eines Lungeninfarktes entsteht die typische keilförmige Infiltration. Aufschlußreicher sind die Laboratoriumsbefunde einer Leukozytose von 10000 bis 15000 mit erhöhter BSG, die – besonders bei Ausbildung einer Infarktpneumonie – erheblich hohe Werte erreichen. Die Transaminasen SGOT, SGPT und LDH sind nur bei akuter Rechtsherzinsuffizienz mit akuter Leberstauung erhöht. Im Elektrokardiogramm prägt sich der typische Befund eines akuten Cor pulmonale nur bei etwa 25 v.H. aus.

Die Symptomatik einer Lungenembolie mit ihrer Vielgestaltigkeit im dramatischen Anfallsereignis führt oft zu **differentialdiagnostischen Schwierigkeiten.** Die Möglichkeit einer rechtzeitigen Diagnose scheint um so eher gegeben zu sein, je zielstrebiger bei jedem akuten Krankheitsgeschehen nach dem Vorschlag von *K. W. Schneider* auch bei dem geringsten Verdacht auf einen embolischen Prozeß im Lungenkreislauf systematisch nach dem Vorhandensein der **4 Leitsymptome** dieses Krankheitsbildes gesucht wird:

1. Pulmonale Leitsymptome
2. Vaskuläre Leitsymptome
3. Koronare Leitsymptome
4. Myokardiale Leitsymptome.

1. Pulmonale Leitsymptome

Als pulmonale Komponente nimmt man neuerdings reflektorische Druckerhöhungen in der Pulmonalarterie bei Eintritt eines Lungeninfarktes an. Als asphyktische Form bezeichnet man die akut eintretende Atemnot mit starker Zyanose. Bei dieser Form sitzen die Emboli vorwiegend in den kleineren Ästen. Bei der synkopalen Form dagegen liegt eine Embolisierung der Hauptäste vor. Zu den pulmonalen Symptomen gehören auch die thorakalen Schmerzen, die mit Husten, blutigem Auswurf (vgl. Abb. 31), Pleurareiben und Pleuraerguß einhergehen können. Die Schmerzen sind atmungsabhängig. Jedoch ist die Dramatik des Lungenembolie-Prozesses für den Patienten meist so überwältigend, daß eine Zuordnung der von ihm empfundenen Sensationen zu anderen Körperfunktionen nicht eindeutig gelingt.

Bei der Entwicklung von Lungeninfarkten spielt die Behinderung der pulmonalen Zirkulation eine wesentliche Rolle. Der Tod nach multiplen kleineren Lungenembolien und sich daran anschließender Infarktbildung kann unter den gleichen akuten Symptomen einhergehen wie beim Lungenembolie-Schock.

2. Vaskuläre Leitsymptome

Neben den präkordialen Sensationen stehen als Leitsymptome im Mittelpunkt der Krankheitserscheinungen die charakteristischen Ausprägungen eines Schocksyndroms: Blässe, leichte Zyanose, kalter Schweiß (vgl. Abb. 31), ferner Tachykardie und Blutdruckabfall. Diese Krankheitserscheinungen sind unter verschiedenen Bezeichnungen bekannt, so als synkopale Form der Lungenembolie, als Lungenembolie-Schock sowie als kardiale Form des Vasomotoren-Kollapses. Charakteristisch für die vaskuläre Komponente ist das häufige Auftreten eines Blutdruckabfalles auf Kollapswerte in über der Hälfte der Fälle. Häufig wird die Diagnose Lungenembolie verfehlt, weil der aus scheinbarem Wohlbefinden eintretende Kollaps ohne sichtbare thrombotische Prozesse eher an ein peripheres Kreislaufversagen unklarer Ätiologie denken läßt.

3. Koronare Leitsymptome

In ähnlicher Weise wie beim Herzinfarkt wird auch bei der Lungenembolie ein kardialer Schmerz empfunden. Er kann alle Abstufungen eines Status anginosus in seiner typischen Charakteristik aufweisen. Ebenso wie dieser ist er von einer vitalen Existenzangst begleitet. Elektrokardiographische Veränderungen lassen im Anfangsstadium an einen Hinterwandinfarkt oder an eine in diesem Bereich ablaufende ischämische Reaktion denken: Diskordante Verlagerung der ST-Strecke in Ableitung III, avF und in den rechtspräkordialen Brustwandableitungen bzw. ST-Senkung in Ableitung I, II und in avL und in den linkspräkordialen Brustwandableitungen, vor allem Ausbildung einer deutlichen Q_{III}-Zacke. Nicht selten bleibt als Rest nur die Ausbildung negativer T-Zacken über den Brustwandableitungen. Ein Befund, der ebenso Ausdruck einer intramuralen Ischämie sein kann (vgl. Abb. 32).

4. Myokardiale Leitsymptome

Neuerdings wird die linksventrikuläre Hypodynamie als ausschließliche Ursache des Blutdruckabfalles angesehen. Die Bedeutung zusätzlicher Reflexmechanismen, die über das mechanische Moment hinaus die Kreislaufsituation verschlechtern sollen, ist zunehmend umstritten.

Durch die Embolisierung des Lungenkreislaufs wird der Muskulatur der rechten Herzkammer eine vermehrte Belastung aufgezwungen, der sie nur geringe Zeit gewachsen ist und die innerhalb kurzer Zeit zur Vergrößerung der Restblutmenge führt. Es entwickelt sich eine tonogene Dilatation mit den charakteristischen Symptomen der Verlängerung des rechten Ventrikels und der Linksdrehung des Herzens um seine Längsachse im Uhrzeigersinn. Die tonogene Dilatation der rechten Herzkammer wird bei der Lungenembolie frühzeitig von einer Erweiterung des rechten Vorhofes begleitet, die zur Halsvenenstauung und Lebervergrößerung führt. Auskultatorisch treten in diesem Stadium die Alarmsymptome eines pathologisch verstärkten Vorhoftones und eines III. Herztons (vgl. Abb. 21) auf. Die Entwicklung einer Rechtsinsuffizienz geschieht jedoch nicht obligat, ihr Auftreten ist abhängig von der Einschränkung des Schlagvolumens. Heute neigt man zu der Ansicht, daß die Symptome der embolischen Form des akuten Cor pulmonale mit und ohne rechtsventrikuläre myokardiale Insuffizienz erst nach Abklingen des Lungenembolie-Schocks erkannt werden können.

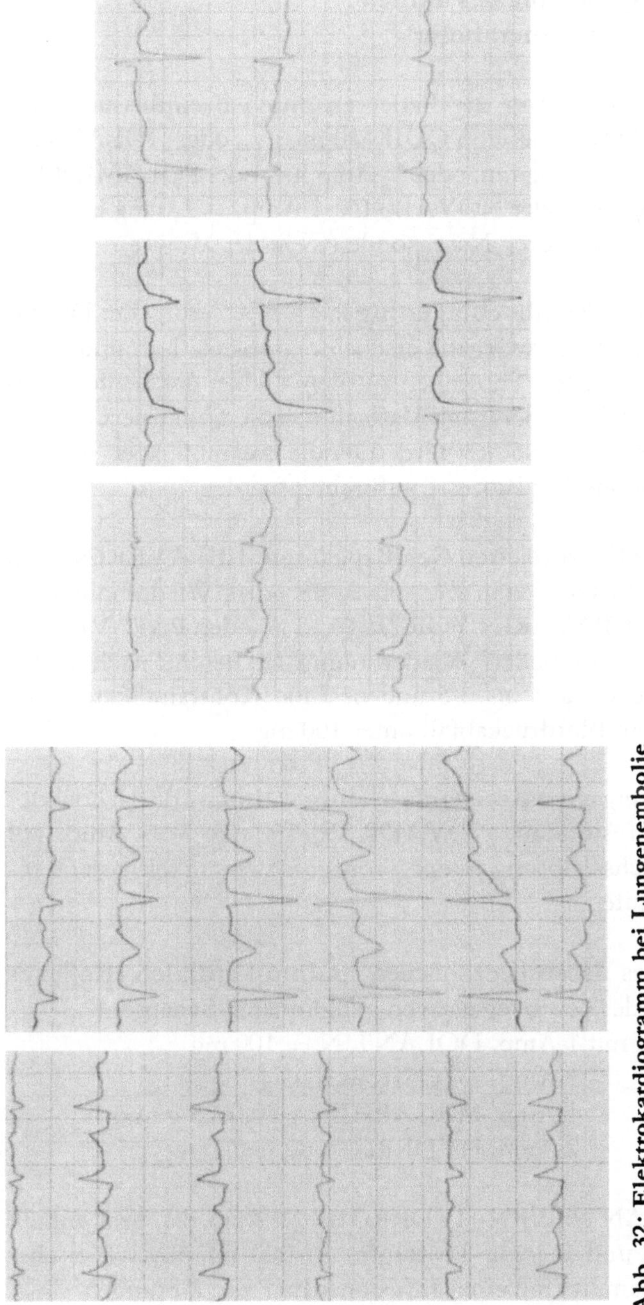

Abb. 32: Elektrokardiogramm bei Lungenembolie
a) Im Anfall (links)
b) Nach Anfallüberwindung (rechts)

Leitlinien zur Soforttherapie des akuten Cor pulmonale bei Lungenembolie

1. **Psychische Abschirmung** des Patienten durch Beeinflussung von Angst, Schmerz und Dyspnoe: PSYQUIL, 10 mg i.v., oder DOLANTIN SPEZIAL, 1 Amp. = 100 mg i.m. oder ½ Amp. i.v. oder POLAMIDON, 5 mg i.v. oder 10 mg i.m. oder NOVALGIN, 1 Amp. = 5,0 mg langsam i.v.; Sauerstoffbeatmung durch Nasensonde (6 l in der Minute).

Die häufig angewandte **Beinhochlagerung** zur Verbesserung der Durchblutung der lebenswichtigen Organe erscheint problematisch und nicht ungefährlich, da die meisten Thromben aus dem Gebiet der Ileofemoralgegend stammen und durch derartige Maßnahmen die Mobilisierungstendenz unter Umständen verstärkt wird. Gerade sie muß aber bei der Rezidivneigung embolischer Prozesse gefürchtet werden.

2. Behandlung der **reflektorischen Gefäßspasmen:** EUPAVERIN, 5 ml = 150 mg, innerhalb von 5 min i.v. mit 3- bis 6mal, Wiederholung in 24 Stunden, oder EUPAVERIN FORTE (0,15 g) oder PAPAVERIN, 0,05 g langsam i.v.; bei Bedarf Wiederholung zu Beginn nach 30 bis 60 min, später nach etwa 2 bis 3 Stunden. Eine Kontraindikation besteht bei systolischem Blutdruckabfall unter 100 mg.

3. Maximalbehandlung eines **Kreislaufzusammenbruchs** durch hochdosierte Dauertropfinfusion mit NOVADRAL, 250 mg = 5 Amp. auf 250 ml physiol. Kochsalzlösung in der Tropfgeschwindigkeit von 60 bis 120 Tropfen je Minute.

4. Ausschaltung des lebensbedrohlichen **pulmo-kardialen Reflexes** durch Blockierung der neurovegetativen ganglionären Synapsen:
a) lytischer Cocktail mit 1 Amp. DOLANTIN = 100 mg
1 Amp. ATOSIL = 0,05 g
1 Amp. MEGAPHEN = 0,0025 g und
2 Amp. HYDERGIN = je 0,3 mg
als i.m. Injektion.
b) 1 bis 2 Amp. PANTHESIN-HYDERGIN (1 Amp. zu 4 ml enthält 200 mg Panthesin und 0,3 mg Hydergin) in 300 ml physiologischer NaCl-Lösung langsam i.v. mit einer Infusionsdauer von 2 Stunden.

5. Behandlung einer **Einflußstauung** durch Aderlaß bei systolischen Blutdruckwerten über 100 mm Hg in einer Menge von 150 bis maximal 300 ml.

6. **Fibrinolytische Therapie:** STREPTASE-Injektions- bzw. Infusionsbehandlung während der ersten 3 Tage nach dem auf Seite 28 angegebenen Schema.

7. **Thrombose-Prophylaxe** zur Vermeidung rezidivierender Lungenembolien durch Antikoagulantien-Therapie mit HEPARIN, 60000 E je 24 Stunden an den ersten 3 Behandlungstagen, danach Fortsetzung mit Dicumarol-Präparaten, wie MARCUMAR oder SINTROM.

Trotz rascher Erkennung der Situation und sofortiger maximaler Therapieeinleitung ist der Embolie-Patient überaus bedroht (vgl. Abb. 33a).

Abb. 33: Lungenembolie
a) Gesichtsbild 20 min ante exitum
b) Embolus

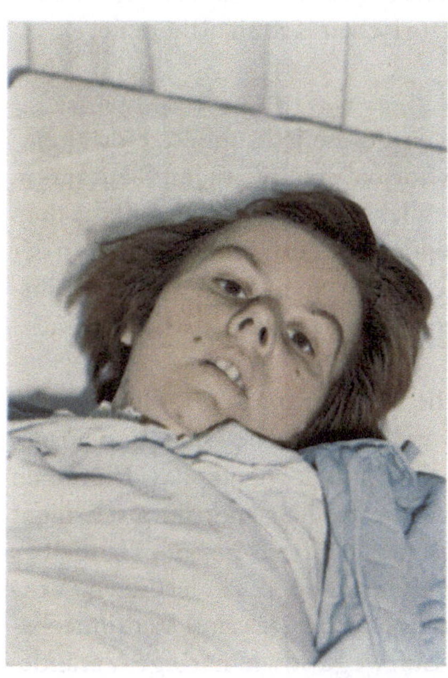

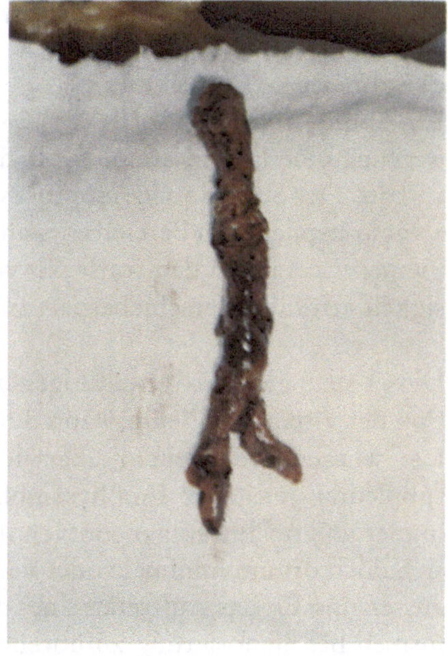

Wird bei einem embolischen Geschehen der **Hauptast** der **Pulmonalarterie** verschlossen (vgl. Abb. 33b), so kommt es zu einer plötzlichen vollständigen Unterbrechung der Blutströmung in den distalen Bezirken mit einer raschen Überdehnung des rechten Ventrikels. Eine schnell auftretende Gefügedilatation der muskulären Herzwand bewirkt eine mechanisch bedingte Störung der Kontraktion. Die rasch eintretende Folge ist eine Erschöpfungsatrophie der Myokardfasern. Daraus erklärt sich die äußerst ungünstige Prognose, die nur etwa 15 v.H. der Betroffenen eine Überlebensaussicht für den ersten akuten embolischen Schub einräumt. Auch bei den innerhalb von Minuten oder Stunden nicht unmittelbar zum Tode führenden, da weniger zentral lokalisierten Embolieformen ist die Prognose noch außerordentlich ernst. Ist nämlich zunächst ein kompletter Verschluß der pulmonalen Strombahn nicht erfolgt, so drohen erneut Gefahren entweder durch Wiederholung weiterer Embolien, oder durch reflektorische Ausbildung eines arteriellen Kreislaufzusammenbruches. Ein Abfall des Aortendruckes führt rasch zu einer lebensbedrohlichen Beeinträchtigung der koronaren und vor allem der zerebralen Durchblutung. Der Tod ist auch für diese Patienten dann unausbleiblich, wenn diese Druckminderung im arteriellen Körperkreislauf nicht behoben werden kann. Hieraus erklärt sich die u.U. lebensrettende Bedeutung einer maximalen pressorischen Kreislauftherapie.

c) Spontanpneumothorax

Ein Spontanpneumothorax entsteht, wenn ohne jede äußere Gewalteinwirkung eine Luftansammlung in dem normal spaltförmigen Pleuraraum auftritt. Der Spontanpneumothorax entwickelt sich dadurch, daß die dem alveolo-bronchialen Bereich entstammende Luft durch einen Defekt in der Pleura visceralis in den sonst nur von einer geringen Menge seröser Flüssigkeit erfüllten Verschiebespalt zwischen Lunge und Brustkorb gerät.

Dieser stets gleichartige pathogenetische Mechanismus, also die Perforation der visceralen Pleura, kann durch unterschiedliche **Ursachen** ausgelöst werden. Bei weitem überwiegt als Ursache heute das Einreißen subpleural gelegener Emphysemblasen, die freilich endoskopisch nicht immer und noch weniger röntgenologisch nachzuweisen sind. Handelt es sich doch oft um minimale oder versteckt liegende Veränderungen. Voraussetzung für das Auftreten eines derartigen Einrisses sind Ventilmechanismen bei Stenosierung zuführender Luftwege sowie narbige Veränderungen in der Nachbarschaft solcher Blasen. Nur ausnahmsweise tritt ein Pneumothorax während oder unmittelbar nach einer schweren körperlichen Anstrengung auf. Es gilt heute als gesichert, daß zum Einreißen der gesunden Pleura ein Überdruck von 200 mm Hg erforderlich ist. Dieser Wert wird aber auch bei Preßatmung nicht erreicht. Überdies würde sich offenbar bei gesunder Lunge auch nach Perforation einiger Alveolen ein nennenswerter Pneumothorax nicht entwickeln können, weil die Kompression der zugehörigen Alveolargänge durch benachbarte Lungenbläschen das Nachströmen von Luft in den Pleuraraum ohnehin verhindert. Entscheidend für das Auftreten eines Spontanpneumothorax ist also die Vorschädigung pleuranahen Lungengewebes, wobei körperliche Anstrengung nur als Gelegenheitsursache in Betracht kommt.

Unter den durch den Spontanpneumothorax hervorgerufenen **subjektiven Beschwerden** führt die typische Kombination von Luftnot im Sinne eines akuten Atemnotsanfalles mit Brustschmerzen von stechendem Charakter oder mit dem Gefühl, als ob etwas gerissen sei. Demgegenüber tritt die Vergesellschaftung von Husten und Luftnot wie von Schmerzen und Husten als subjektives Leitsymptom stark in den Hintergrund.

Für die objektive **Anfallsdiagnostik** bedeutsam sind die bei der Lungenperkussion und Lungenauskultation nachweisbaren Symptome einer Tympanie über der betroffenen Thoraxseite sowie eine Aufhebung des Atemgeräusches in diesem Bereich. Bei Ausbildung eines hochgradigen Lungenemphysems läßt diese Symptomatik allerdings die Diagnostik nicht selten im Stich, da beide Symptome schon ohnehin zuvor bestanden haben können. Bei beidseitigem hochgradigem diffusem Lungenemphysem sind daher diese Symptome nicht immer exakt festzustellen.

Pulmogene Zyanose ist selten. Die Symptome der Rechtsinsuffizienz mit Halsvenenstauung und kardiogener Leberschwellung entstehen allein durch die akute Krankheitsphase nur bei Ausbildung eines akut-dekompensierten Cor pulmonale. Die Symptomen-Kombination Thoraxschmerz und Atemnotsanfall führt nicht selten zu **Fehldiagnosen,** die zum Pneumothorax differentialdiagnostisch in Konkurrenz treten kann. Es sind dies vor allem die ebenfalls unter dem Bilde eines Herzanfalles vorkommenden Akutsituationen des Herzinfarktes, einer Herzinsuffizienz, einer Pleuritis und eines Asthma bronchiale.

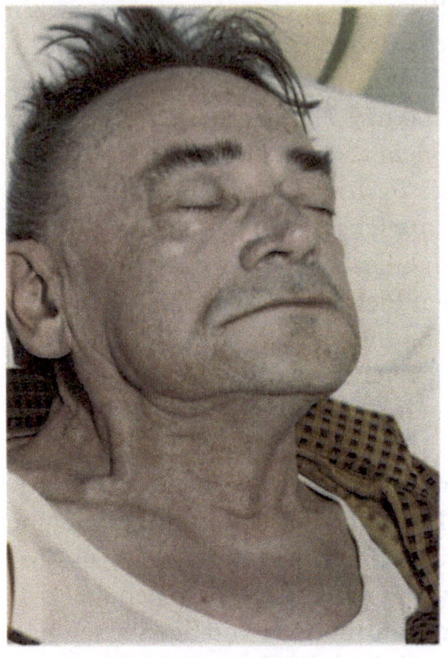

Abb. 34: Akutes Cor pulmonale bei Spontanpneumothorax
a) Gesichtsbild mit diffuser Zyanose
b) Röntgenbild bei rechtsseitigem Spontanpneumothorax

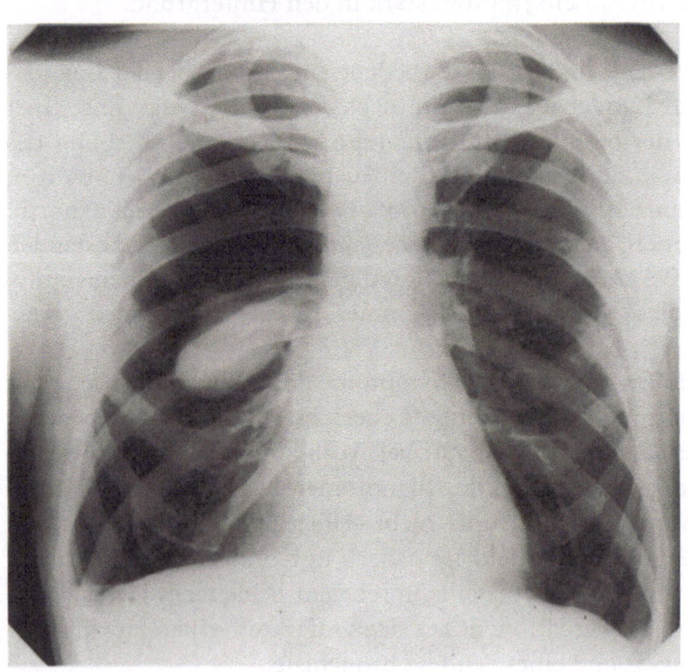

Die Sicherung der klinischen Diagnose erfolgt durch die **Röntgenuntersuchung**. Sie deckt auf der erkrankten Seite das typische Bild eines mehr oder minder umfangreich ausgebildeten Kollapses der Lunge auf (vgl. Abb. 34b).

Der **Verlauf** eines Spontanpneumothorax wird ebenso von der bekannten Neigung zur Spontanresorption bestimmt wie von einer ausgesprochenen Tendenz zum Rezidiv. Häufige Komplikationen sind ein Überdruck- bzw. Spannungspneumothorax, die Ausbildung eines Exsudates oder Empyems sowie die Entwicklung einer bleibenden Atelektase.

Therapeutische Sofortmaßnahmen bestehen zunächst in der Ruhigstellung mit erhöhtem Oberkörper, ferner 1 Amp. DOLANTIN SPEZIAL i.m. oder langsam i.v. Weiterhin Bekämpfung des Hustenreizes durch 1 Tabl. ACEDICON, PARACODIN, 25 Tropfen, oder 1 bis 2 Amp. SILOMAT i.m. Zur Kollapsprophylaxe eignet sich die i.m. Injektion von 2 Amp. DEPOT-NOVADRAL oder EFFORTIL-DEPOT. Weiterhin, wo möglich, Sauerstoffbeatmung mit Nasensonde oder Atembeutel. Die **souveräne Maßnahme** zur ersten Hilfeleistung und zur Vermeidung eines Überdruck-Pneumothorax bildet das Absaugen der Luft, möglichst mit einem Pneu-Apparat. Bei vitaler Indikation mit der Ausbildung hochgradiger Drucksymptome mit Mediastinal-Verdrängung zur gesunden Seite, z. B. bei einem Ventilpneumothorax, kommt die offene Punktion mit einer Injektions-Hohlnadel in Betracht.

2. Chronisches Cor pulmonale

Auch bei der chronischen Verlaufsform eines Cor pulmonale ist die mit plötzlichen Verschlimmerungen auftretende Atemnot stets pulmonal-respiratorisch und nicht durch die Herzerkrankung bedingt. Ist doch die als chronisches Cor pulmonale bezeichnete Hypertrophie und Dilatation des rechten Ventrikels nur mehr die herz-unabhängige Folge einer gänzlich andersartigen pulmonalen Primärerkrankung. Durch diese Ersterkrankung wird einerseits die Funktion oder die Struktur der Lungen beeinflußt, andererseits führt sie zu morphologischen bzw. dauernden funktionellen vaskulären Veränderungen in der Lungenstrombahn. Nicht zu dem Begriff des chronischen Cor pulmonale zählen daher Überlastungen des rechten Herzens durch angeborene oder erworbene Herzgefäßmißbildungen sowie durch primär zu einer Linksinsuffizienz des Herzens führende

Erkrankungen, wie etwa Linksherzklappenfehler, Kardiosklerose, Hypertonie u. ä.

Der **pulmogenen Dyspnoe** liegt auch beim chronischen Cor pulmonale eine hier schon lange bestehende Störung der Lungenfunktion zugrunde. Sie kann beruhen entweder auf einer chronischen **restriktiven Insuffizienz** mit Einschränkung der Atemfläche durch Verminderung funktionstüchtigen Lungenparenchyms, z. B. bei spastisch-asthmatoider Bronchitis. Oder sie ist zurückzuführen auf eine **obstruktive Insuffizienz** mit Erhöhung des Strömungswiderstandes, z. B. bei Lungenemphysem. Auskultatorisch finden wir bei der ersten Form Giemen, Pfeifen, Rasselgeräusche. Die zweite Form bietet dagegen kaum akustische Auffälligkeiten durch Nebengeräusche.

Die **obstruktive Insuffizienz** entwickelt sich bei chronischer Unterbelüftung der Alveolen infolge Bronchialobstruktion; so bei fortgeschrittenem Lungenemphysem, Asthma bronchiale und spastischer Bronchitis, Silikose u. ä. Die **restriktive Form** dagegen zeigt eine zunächst nur funktionell-reversible Engstellung der Lungenstrombahn. Erst später bilden sich die pulmonale Hypertension und schließlich das Cor pulmonale aus. Untersuchungen der Blutgasverhältnisse ergeben eine chronische respiratorische Azidose mit Erhöhung des alveolären bzw. arteriellen CO_2-Druckes über den Normalwert von 37 bis 43 mm Hg. Diese Erhöhung des CO_2-Druckes hat eine alveoläre Hypoventilation zur Folge.

a) **Ätiologie**

Die Vielzahl der **ätiologischen Möglichkeiten,** die als restriktive oder obstruktive Primärerkrankungen die Ausbildung eines chronischen Cor pulmonale im Gefolge haben können, läßt sich zu den folgenden **3 Hauptgruppen** zusammenfassen:

I. **Primäre Parenchymerkrankungen der Lunge:**

1. Chronisches bronchitisches Syndrom mit generalisierter Obstruktion der Luftwege mit oder ohne Ausbildung eines substantiellen Lungenemphysems,
2. Asthma bronchiale,
3. Lungenemphysem ohne vorangehende Bronchitis oder Asthma bronchiale-Erkrankung,

4. Lungenfibrosen mit oder ohne Emphysem, z. B. durch Tuberkulose, Pneumokoniosen, Bronchiektasen, Mucoviscidose u. ä.,
5. Lungengranulomatosen, wie z. B. Sarkoidose, chronische diffuse interstitielle Fibrose, Lupus erythematodes disseminatus, alveoläre Mikrolithiasis, maligne Infiltrationen,
6. Lungenresektion,
7. Angeborene Zystenlunge,
8. Höhenhypoxie im Hochgebirge.

II. **Primärerkrankungen durch Einschränkung in der Thoraxbeweglichkeit:**
1. Kyphoskoliose und andere Thoraxdeformitäten,
2. Thorakoplastik,
3. Flächenhafte Pleuraverschwartungen,
4. Idiopathische alveoläre Hypoventilation,
5. *Pickwick*-Syndrom.

III. **Primär-vaskuläre Lungenerkrankungen:**
1. Primäre Erkrankungen der Arterienwand bei primärer Pulmonalsklerose (Morbus *Ayerza-Arrilaga)*, ferner sekundäre Pulmonalsklerose durch Appetitzügler wie Aminorexfumarat = MENOCIL, vorwiegend beim weiblichen Geschlecht, schließlich Polyarteriitis nodosa,
2. Thrombosen und Embolien, vor allem in Form der rezidivierenden Mikroembolie *(Hegglin)*.

b) Pathophysiologie

Pathophysiologisch liegt bei diesen chronischen Verlaufsformen mit ihrer Neigung zu akuten Verschlimmerungen unter dem Bilde eines Herzanfalles am häufigsten eine Störung der pulmonalen Ventilation vor. Sie ist bewirkt durch Verminderung der Lungenelastizität, Auftreten von Bronchialspasmen oder Einschränkung der Thoraxbeweglichkeit. Die Residualluft ist vermehrt, die Atemreserven sind vermindert. Durch den ungenügenden alveolären Gasaustausch kommt es zu einer Beeinträchtigung des Sauerstofftransportes mit der Folge einer arteriellen Hypoxämie. Diese bewirkt kompensatorisch zur Aufrechterhaltung einer normalen Sauerstoffversorgung der Gewebe eine Vergrößerung des Herzzeitvolumens. Sie wird erreicht teils durch Zunahme der zirkulierenden Blutmenge mit Ausbildung einer symptomatischen Polyglobulie, teils durch Erhöhung der Kreislaufgeschwindigkeit.

Gemeinsam mit der Senkung der O_2-Spannung und dem Anstieg der CO_2-Spannung in den Alveolen kommt es zu einer Vermehrung der aktiven Blutmenge im Sinne einer kompensatorischen Polyglobulie sowie zu einer Widerstandserhöhung, zunächst im präkapillaren, später im gesamten arteriellen pulmonalen Stromgebiet. Zwischen dem Grad der arteriellen Hypoxämie und der CO_2-Retention einerseits und dem Grad des pulmonalen arteriellen Druckanstieges andererseits besteht eine direkte Korrelation. Die symptomatische Polyglobulie bildet sich dabei erst dann aus, wenn eine Hypoxämie persistiert und die arterielle Sauerstoffsättigung weniger als 70% beträgt.

Die infolge längerdauernder Druckbelastung des rechten Ventrikels zur Entwicklung eines chronischen Cor pulmonale führende pulmonale Hypertension mit einer Drucksteigerung über 25 mm Hg (Normalwert 15 mm Hg) führt in der Mehrzahl der Fälle zu einer irreversiblen Einengung der Gefäßlichtung und schließlich zur Gefäßstenose. Pathologisch-anatomisch entsteht diese Veränderung durch eine Mediahypertrophie mit Vermehrung der kollagenen Fasern und Rückbildung der glatten Muskelzellen sowie durch eine Intimafibrose und Intimasklerose.

c) **Stadien — Symptomatik**

Im **klinischen Verlauf** lassen sich bei der Ausbildung eines chronischen Cor pulmonale **4 Entwicklungsstadien** unterscheiden:

I. Stadium: Pulmonale Grundkrankheit ohne nachweisbare Belastung des rechten Herzens;

II. Stadium: Entwicklung einer **pulmonalen Widerstandshypertonie;**

III. Stadium: Ausbildung des **kompensierten chronischen Cor pulmonale** mit Hypertrophie des rechten Ventrikels, nachweisbar vor allem an elektrokardiographischen und röntgenologischen Veränderungen;

IV. Stadium: Dekompensiertes chronisches Cor pulmonale mit dem Nachweis der klinischen Zeichen einer Rechtsinsuffizienz des Herzens.

Im **Stadium I,** das lediglich die Entwicklung der primären pulmonalen Grundkrankheit umfaßt, sollte in jedem Falle an die Möglichkeit der Weiterentwicklung bis zur sekundären pulmonalen Herzkrankheit gedacht werden. Eine **Frühbehandlung** dieser pulmonalen Primärerkrankungen ist unter Berücksichtigung der wenig günstigen Prognose nach Ausbildung des Cor pulmonale dringend geboten.

Im **Stadium II** der allmählichen Ausbildung einer pulmonalen Widerstandshypertonie, ebenso wie im **Stadium III** des als Antwort auf diese pulmonale Widerstandserhöhung sich ausbildenden chronischen Cor pulmonale im Kompensationszustand ist nicht nur während und im Anschluß an eine körperliche Belastung, sondern bereits in Ruhe eine Atemnot erkennbar. Findet diese Dyspnoe bei flacher Körperlage eine Erleichterung, dann deutet dieses Symptom zum Unterschied von der Linksinsuffizienz des Herzens auf die Ausbildung eines Cor pulmonale hin. Liegt ursächlich eine Ventilationsstörung zugrunde, so kommen als weitere Symptome hirndruckbedingte Kopfschmerzen, häufiges Gähnen und mangelhaft erquickende Schläfrigkeit hinzu. Handelt es sich dagegen um eine primär-vaskuläre pulmonale Hypertonie, so sind derartige zerebrale Komplikationen seltener anzutreffen. Hier ist der II. Pulmonalton stärker akzentuiert. Im Aspekt fällt neben der horizontalen Körperlage und der charakteristischen Dyspnoe die blau-rote Zyanose auf (vgl. Abb. 35a). Sie bedeckt das gesamte Gesicht, einschließlich Ohren, Hals, sowie Brusthaut in diffus-flächenhafter Verteilung. Dabei kann sie sich, je nach dem Grad der pulmonalen Hypoxie, von einer hauch- oder pastellartigen Andeutung bis zu einer tiefblauen Heidelbeerfarbe steigern. Beim Preßversuch nimmt sie innerhalb weniger Sekunden an Intensität beträchtlich zu und bildet somit das charakteristische Symptom der Preß- oder Bückzyanose (vgl. Abb. 35b). Diese einfache Probe bedeutet ein zuverlässiges Diagnostikum. Die ausgeprägte Gesichtszyanose beherrscht den physiognomischen Aspekt dieser an einer pulmonalen Hypertension mit Cor pulmonale Leidenden so auffallend stark, daß in Anlehnung an die bekannten Bezeichnungen des roten und blassen Hochdruckes mit Rücksicht auf die pulmonale Hypertonie von einem **blauen Hochdruck** gesprochen werden kann. Häufig ist beim Cor pulmonale die pulmogene Zyanose verbunden mit einer kompensatorischen Polyglobulie. Sie läßt sich an der verstärkten Blutfüllung der Konjunktivalgefäße mit dem Bild der »Bernhardineraugen« oft schon auf den ersten Blick feststellen und wird häufig als Konjunktivitis fehlgedeutet. Auch die stark zyanotische Verfärbung der **Zunge** ist typisch für die fortgeschrittenen Entwicklungsstufen während dieses Stadiums (vgl. Abb. 35c).

Ein weiteres einfaches differentialdiagnostisches Kriterium zur Unterscheidung des kompensierten Cor pulmonale von einer Linksinsuffizienz bildet die **horizontale Körperlage**, die der Kranke im Bett einnimmt. Im

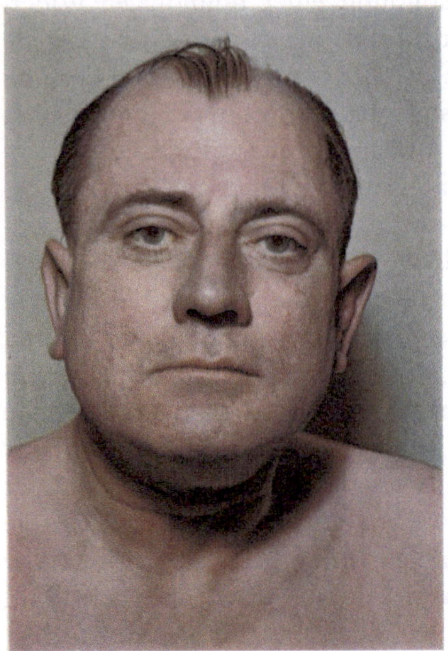

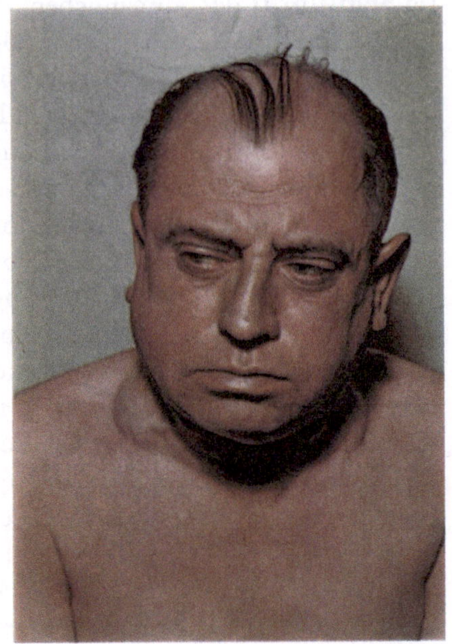

Gegensatz zu der aufrechten Haltung des infolge kardiogener Lungenstauung nach Luft ringenden Patienten mit Linksdekompensation treffen wir den Patienten mit einem Cor pulmonale auch bei ausgeprägter Rechtsbelastung des Herzens, im kompensierten ebenso wie im dekompensierten Zustand trotz hochgradiger Ruhedyspnoe in der Regel flach im Bett liegend an (vgl. Abb. 35d). Die horizontale Lage gibt ihm die erwünschte Möglichkeit zu einer ausgiebigeren Lungenventilation, da hierbei die Zwerchfell- und Bauchatmung freier geübt werden kann. Eine ähnliche Erleichterung bringt die vom Patienten gelegentlich eingenommene mohammedanische Gebetshaltung, welche durch Zug der Baucheingeweide die diaphragmalen Atembewegungen unterstützt.

Bei der **Lungenauskultation** findet sich als Zeichen des meist vorhandenen Lungenemphysems eine Verlängerung der Atmung mit spastischen Nebengeräuschen während des Exspiriums bei leisem Atemgeräusch. Die exspiratorische Erschwerung der Atmung ist ein weiteres Unterscheidungsmerkmal gegenüber der Linksinsuffizienz des Herzens, bei welcher sich die Dyspnoe vorwiegend während der Inspiration manifestiert. Die

Abb. 35: Aspekt-Diagnose bei chronischem Cor pulmonale infolge chronisch obstruktivem Lungenemphysem
a) Diffuse Heidelbeer-Zyanose im Gesichtsbild
b) Nach Bückversuch mit Ausbildung von Emphysempolstern in den Supraklavikulargruben
c) Zungenzyanose
d) Horizontale Lage

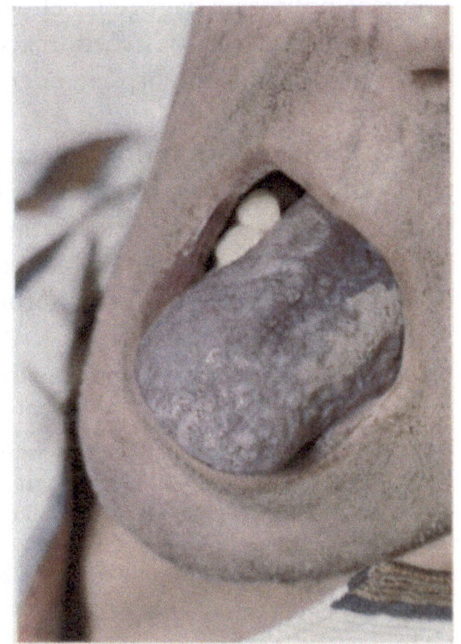

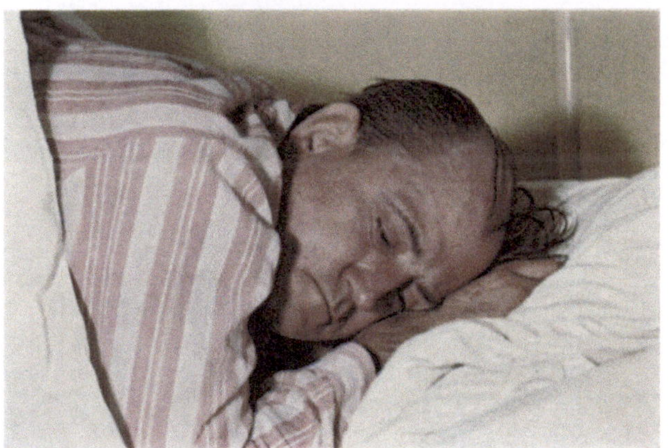

Dyspnoe bei der **trockenen Form** des Lungenemphysems ist frei von Begleitgeräuschen. Die Atmung wird hier oberflächlich, kraftlos und beschleunigt. Besonders auffällig ist das Sprechen dieser Patienten verändert durch Leisheit und Monotonie der Tongebung und häufiges Luftholen infolge ungenügender Tiefe des Atemvolumens. Die **feuchte Form** des

Lungenemphysems dagegen, bei der zugleich eine Emphysembronchitis oder Bronchiektasen bestehen, macht sich neben der Dyspnoe durch die das In- und Exspirium begleitenden Rasselgeräusche bemerkbar.

Im **Elektrokardiogramm** können selbst bei eindeutiger Symptomatik einer pulmonalen Herzkrankheit in diesem Stadium II bis III charakteristische Befunde fehlen. Am häufigsten noch ist die Veränderung eines inkompletten Rechtsschenkelblockes mit einer QRS-Verbreiterung bis 0,12 sec. durch isolierte Verbreiterung der S-Zacken in der Extremitäten-Ableitung I und überwiegende R-Zacken in den *Wilson*-Ableitungen V_1 bis V_2 (vgl. Abb. 36). Im **Herzschallbefund** findet sich dabei vielfach

Abb. 36: WILSON'sches Rechtsschenkelblock-Elektrokardiogramm bei chronischem Cor pulmonale
a) Inkompletter Rechtsschenkelblock mit Doppelung des I. Herztons im Phonokardiogramm
b) Kompletter Rechtsschenkelblock bei rechtstypischem Elektrokardiogramm I–III, Goldberger-Ableitungen, Wilson-Ableitungen

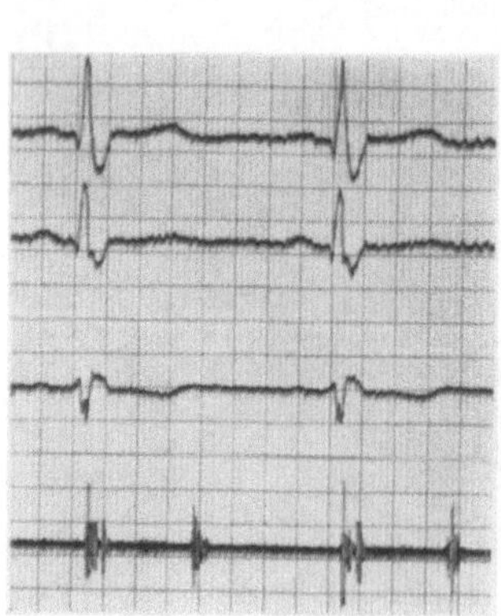

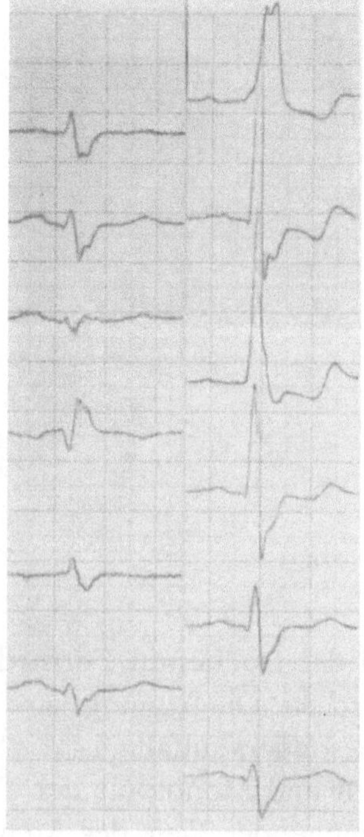

eine Doppelung des I. Herztons infolge Systolen-Asynchronie der dem linken Ventrikel verspätet folgenden rechten Herzkammer (vgl. Abb. 36a). Einziges elektrokardiographisches Symptom in diesem Stadium ist häufig, daß die Relation R zu S in V_5 bis V_6 kleiner als 1 ist. Später sind noch eine Niederspannung in den Extremitäten-Ableitungen I bis III sowie eine Inversion der T-Zacken in V_1 bis V_2 anzutreffen. Nur in der Hälfte der Fälle findet sich im Stadium III das bekannte P-dextro-atriale (P-pulmonale) als Ausdruck für die Druck- und Volumenüberlastung des rechten Vorhofs in den Ableitungen II bis III mit charakteristischer Zuspitzung sowie einer Amplitudenhöhe von mehr als 0,25 mVolt (vgl. Abb. 37). Es sei nochmals betont, daß diese Veränderungen selbst bei fortgeschrittener pulmonaler Herzkrankheit fehlen können. Eine rhythmogene Störung prägt sich am ehesten als Sinustachykardie aus. Selten ist Vorhofflimmern oder Vorhofflattern.

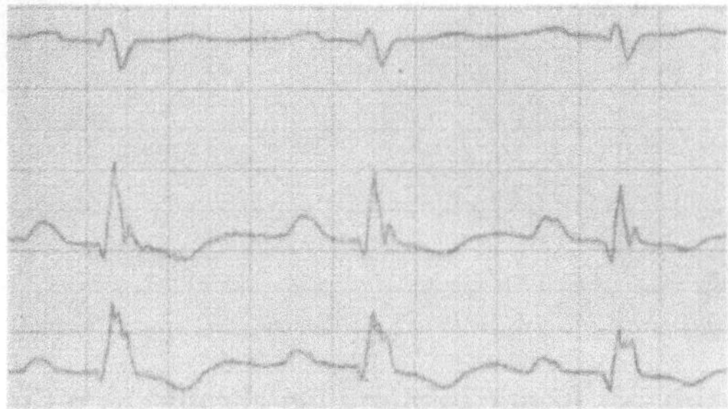

Abb. 37: P-dextroatriale (P-pulmonale) bei chronischem Cor pulmonale

Bei der **Röntgenuntersuchung** (vgl. Abb. 38) läßt sich eine Hypertrophie des rechten Ventrikels nicht nachweisen. Erst bei stärkerer Dilatation im Stadium IV ist eine Vorwölbung des Konus pulmonalis nach vorn im Schrägdurchmesser erkennbar. Sowohl beim kompensierten als auch beim dekompensierten Cor pulmonale kann die Herzgröße bei der Röntgenuntersuchung durchaus als normal erscheinen oder allenfalls geringgradig nach links verbreitert sein. Eine stärkere Verbreiterung des Herzens nach rechts ist durch eine Vergrößerung des rechten Vorhofes bedingt. Eine Vorwölbung des Pulmonalsegmentes spricht für eine Dilatation des Hauptstammes der Pulmonalarterie. Auf eine pulmonale Hypertonie weist schließlich auch die Diskrepanz zwischen den dilatierten zentralen und den engen peripheren Lungenarterien hin, also eine als Lungensprung bezeichnete Verdichtung der Hili bei heller Peripherie.

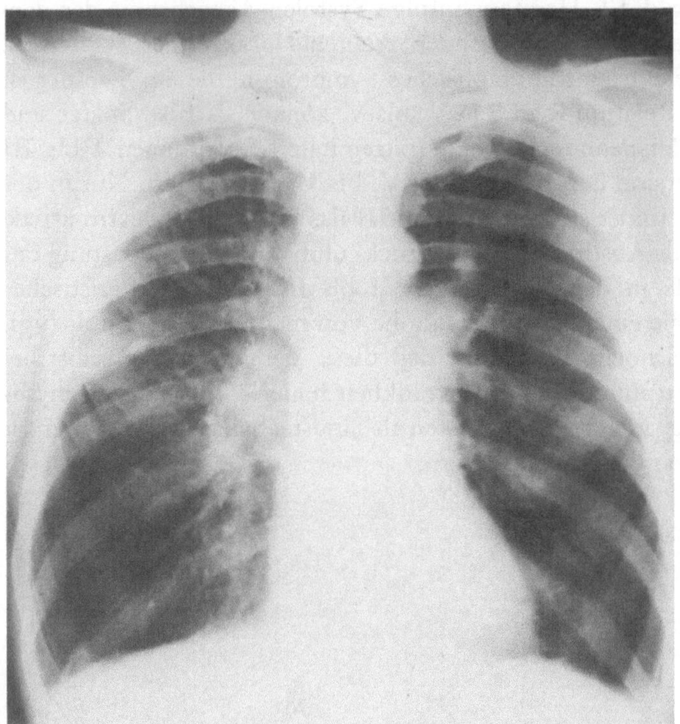

Abb. 38: Röntgenbefund bei chronischem Cor pulmonale infolge Lungenemphysem

Für das **Stadium IV** des dekompensierten chronischen Cor pulmonale gelten hinsichtlich der Symptomatik die bei der Rechtsinsuffizienz des Herzens bereits eingehend beschriebenen Veränderungen (vgl. Seite 67). Sie begegnen uns als pathologische Venenstauung, vor allem im Halsbereich, als kardiogene Lebervergrößerung, Ausbildung von Beinödemen, schließlich als Anasarka mit Pleuratranssudat und Aszites. Als spezifisch für das Cor pulmonale können die als Uhrglasnägel und als Trommelschlegelfinger bekannten Veränderungen der Hände gelten.

Den ersten Hinweis auf das Stadium IV der kardialen Rechtsdekompensation gibt die Dilatation des rechten Ventrikels. Es ist hier aber zu beachten, daß eine röntgenologisch fehlende Herzvergrößerung, ja sogar der Befund eines sogenannten »kleinen Herzens« keineswegs gegen die Annahme eines Cor pulmonale sprechen. Als klinischer Hinweis auf die rechtsventrikuläre Dilatation ist gelegentlich eine als Tapping bezeichnete sicht- und fühlbare Pulsation am linken Sternalrand in Höhe der III. bis V. Interkostalräume nachweisbar. An eine relative Pulmonalinsuffizienz bei dekompensiertem Cor pulmonale läßt ein helles diastolisches Sofortgeräusch von gießendem Klangcharakter denken, ähnlich dem der Aorteninsuffizienz, mit einem Maximalpunkt über der Pulmonalis als *Graham-Steel*-Geräusch. Die Ausbildung einer sekundären Trikuspidalinsuffizienz, auch an der als Leberwippen bezeichneten pulsatorischen Bewegung der vergrößerten Leber erkennbar, beweist ein im rechten IV. ICR hörbares systolisches Sofortgeräusch vom Decrescendocharakter. Die Ruhetachykardie erreicht im Stadium IV Durchschnittsfrequenzen von 120 Schlägen je Minute.

d) **Zerebrale Symptomatik**

Besonders charakteristisch für das fortgeschrittene Stadium einer pulmonalen Herzkrankheit der Stufe IV sind – zum Unterschied von einer Links- oder einer Doppelinsuffizienz des Herzens – **zerebrale Symptome**. Sie beruhen auf einer stoffwechselbedingten Beeinträchtigung der Gehirnfunktion infolge der hochgradigen arteriellen Hypoxie.

Bereits 1932 konnte *Bodechtel* nachweisen, daß schon beim **kompensierten** Cor pulmonale die Hirndurchblutung als Folge der durch die chronische Hypoventilation bedingten Erniedrigung des arteriellen O_2-Druckes und der Erhöhung des arteriellen CO_2-Druckes gesteigert ist. Durch letztere wird zusätzlich auch eine Hirndrucksteigerung bewirkt. Sie ähnelt einer Narkose des Atemzentrums, die sich durch den Sauerstoffmangel infolge der schon lange vorausgegangenen pulmonalen Ventilationsstörung ebenso wie durch die kardial bedingte Zirkulationsminderung erklärt. Zum anderen sind Veränderungen an den Hirngefäßen in Form fibröser Umwandlungen der Gefäßwände von Belang. Schließlich hat die intrazerebrale Druckerhöhung, erkennbar an einer Liquordrucksteigerung und einer nachweisbaren Stauungspapille, eine wesentliche Bedeutung, da gerade diese Veränderung im Rahmen der therapeutischen Sofortmaßnahmen heute einer wirksamen Beeinflussung zugänglich ist.

Beim **dekompensierten** Cor pulmonale ist die intrazerebrale Durchblutung noch stärker vermindert. Diese Verschlechterung wird bedingt durch die verminderte Auswurfleistung des Herzens und den arteriellen Druckabfall im Körperkreislauf. Dadurch sowie zusätzlich durch die Zunahme der CO_2-Intoxikation ist die zerebrale Symptomatik in diesem Stadium IV zunehmend stärker ausgeprägt, so daß man mit *Hadorn* treffend von einem **Koma hypercapnicum** sprechen kann.

In dem **klinischen Erscheinungsbild** werden diese zerebralen Symptome vor allem neben den bereits genannten hirndruckbedingten Kopfschmerzen in einer motorischen Unruhe deutlich, die nicht selten im zeitweiligen Wechsel mit einer prognostisch besonders bedenklichen Somnolenz auftritt (vgl. Abb. 39). Daneben beobachtet man häufiges Gähnen, Sprechstörungen und Doppeltsehen, wie bei einer zerebro-vaskulären Insuffizienz. Außerhalb dieses gewohnten Bildes bei der Zerebralsklerose liegen tonisch-epileptiforme Zuckungen, Myoklonie, wobei die Zuckungen teils um den Mund, teils an den Armen ablaufen. Sie sind häufig kombiniert mit Hustenattacken. Im Rahmen dieser Hustenanfälle kann es zu synkopalen Anfällen kommen – ein als Hustenschlag oder Ictus laryngicus bekannter Zwischenfall, der auch bereits im Stadium III des

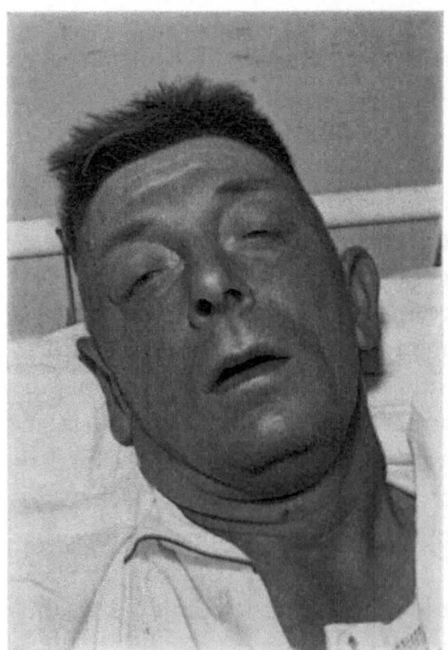

Abb. 39: Schläfriger Dämmerzustand als alarmierendes zerebrales Anfallssymptom im Sinne eines Koma hypercapnicum

kompensierten Cor pulmonale geläufig ist (vgl. Seite 194). Zum Unterschied von echten epileptischen Anfällen fehlt jedoch Einnässen und Zungenbiß. Im weiteren Verlauf können symptomatische Psychosen mit Erregungszuständen auftreten. Nicht selten lassen sie unter Verkennung ihrer wahren Ursache den Patienten als Fehleinweisung in neurologische oder psychiatrische Kliniken gelangen.

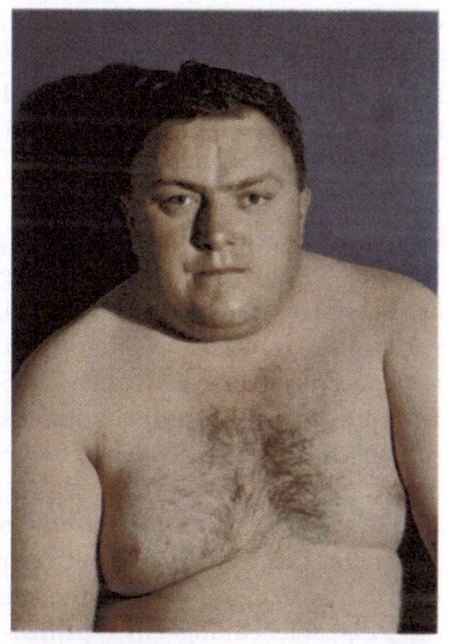

Abb. 40: PICKWICK-Syndrom bei chronischem Cor pulmonale
a) Vor dem Anfall
b) Im Anfall von Schlafsucht 4 min später

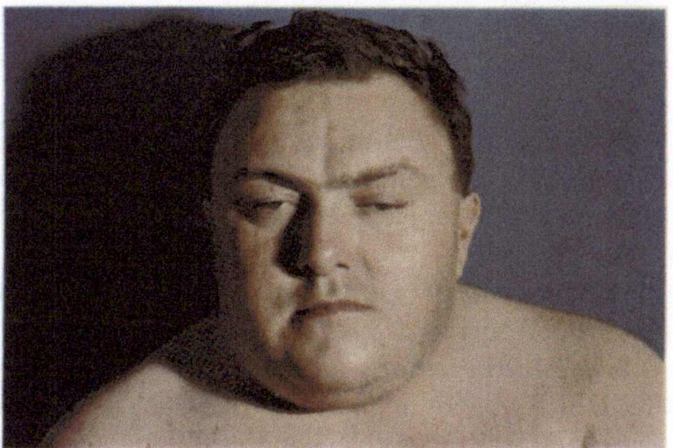

e) **Pickwick-Syndrom**

Als Sonderform einer häufig verkannten chronischen Atemstörung von anfallsartigem Charakter sei das *Pickwick*-Syndrom erwähnt. **Physiognomisch** fällt als diagnostisches Leitbild für dieses nach *Charles Dickens* fat boy in den *Pickwick* papers benannte Krankheitsbild die Kombination einer hochgradigen Adipositas über 120 kg mit Zyanose (vgl. Abb. 40a) und einer in jeder Situation auftretenden Schlafsucht auf (Abb. 40b). **Ursache** für diese Sonderform eines chronischen Cor pulmonale bildet die durch die Adipositas mit ihrer Einschränkung in der Thoraxbeweglichkeit mechanisch bedingte alveoläre Hypoventilation. Das Krankheitsbild ist so eindrucksvoll, daß es allein visuell in seinem tatsächlichen Zusammenhang aufzudecken ist.

In der **Differentialdiagnose** der pulmogen-respiratorischen Dyspnoe ergeben sich am häufigsten Schwierigkeiten bei der Abgrenzung gegen den kardiogenen Atemnotsanfall und die übrige klinische Symptomatik einer Linksinsuffizienz des Herzens mit kardiogener Lungenstauung. Die folgende, nach *Hegglin* gegebene Synopsis der klinischen Befunde bei beiden Insuffizienz-Formen gibt eine für die Praxis nützliche Gegenüberstellung der unterschiedlichen Symptomatik (s. Tab. 1).

f) **Therapie beim chronischen Cor pulmonale**

Die pulmonale Hypertonie mit der nachfolgenden Ausbildung einer pulmonalen Herzkrankheit im Sinne eines chronischen Cor pulmonale stellt die Folgeerscheinung einer primär-pulmonalen Erkrankung dar. Jeder Behandlungsversuch muß daher neben den kardialen Belangen in erster Linie die pulmonalen Veränderungen berücksichtigen. Für die Soforttherapie in der Notfallsituation ergeben sich die folgenden beiden Schwerpunkte:

I. Schwerpunkt: Behandlung der pulmonalen Grundkrankheit mit der daraus folgenden pulmonalen Hypertension.

II. Schwerpunkt: Herzbehandlung.

I. Behandlung der pulmonalen Grundkrankheit und der pulmonalen Hypertension

a) **Sauerstoffbeatmung**

Die Drucksteigerung im pulmonalen Kreislauf ist die Folge einer chronischen präkapillaren Widerstandserhöhung bei Verkleinerung des Kapillarquerschnittes. Neben irreversiblen pathologisch-anatomischen Substratveränderungen wirken an dem Zustandekommen dieses Mechanismus auch reversible und damit therapeutisch beeinflußbare funktionelle Engstellungen der Lungengefäße über alveolo-vaskuläre Reflexvorgänge mit. Sie werden in Gang gesetzt durch Hypoxämie und Hyperkapnie, deren Minderung daher ein erstes therapeutisches Ziel der Sofortbehandlung sein muß.

Aussichtsreich ist hier die **Sauerstoffbeatmung** mit 40%igem Sauerstoff-Gasgemisch durch den Nasenbügel oder einen *Bird*-Respirator. Sie darf weder wahllos noch endlos vorgenommen werden, da sie bei der pulmonal-respiratorischen Insuffizienz nicht ohne Gefahren angewandt werden kann. Das Atemzentrum ist bei der chronischen Hypoxie eingestellt auf einen hohen CO_2-Spiegel. Die Hämorezeptoren im Glomus caroticum dagegen haben sich dem niedrigen CO_2-Spiegel angepaßt. Das Atemzentrum befindet sich beim blauen Hochdruck somit im Zustand einer partiellen Lähmung, in dem es nur noch durch Sauerstoffmangel erregt wird. Ein zu brüsker oder zu weitreichender Anstieg der arteriellen O_2-Sättigung unter einer unsachgemäßen Inhalationsbehandlung kann daher dazu führen, daß das Atemzentrum und die Hämorezeptoren nicht mehr stimuliert werden. Abnahme des Atemvolumens läßt die arterielle CO_2-Spannung rasch absinken. Im azidotischen Koma kommt es dann schließlich zum tödlichen Atemstillstand. Laufende und aufmerksame ärztliche Überwachung ist daher bei der Sauerstoffbeatmung unerläßlich. Dabei ist beim Auftreten von subjektivem Unbehagen, Muskelzittern, Unruhe oder gar Bewußtseinstrübung die Inhalation sofort einzustellen. Verständlicherweise bildet die Voraussetzung zur Anwendung der O_2-Beatmung das Vorhandensein einer ausreichenden respiratorischen Reserve.

b) **Senkung der pulmonalen Hypertonie**

Zur Senkung des Pulmonal-Arteriendruckes eignen sich THEOPHYLLIN und seine Derivate wie PARMANIL, SOLOSIN, CORDALIN, EUPHYLLIN u. ä. Dosierung: EUPHYLLIN, 3- bis 4mal täglich 0,24 g, bewirkt eine Abnahme des Gefäßwiderstandes im Lungenkreislauf. Infolge eines vermehrten Blutabstromes aus der Lunge kommt es zu einer Druckminderung in der Pulmonalarterie. Zugleich erfährt die Atemarbeit eine Entlastung; der Gasaustausch zwischen Alveolarluft und Kapillarblut wird erleichtert, was sich an einem Anstieg der arteriellen

Tab. 1
Differentialdiagnose zwischen überlastetem rechten (Cor pulmonale) und überlastetem linken Ventrikel (nach *Hegglin, R.*)

	Cor pulmonale	**überlasteter linker Ventrikel**
Grundkrankheit	Primäre Lungen- oder Lungengefäßerkrankung mit sekundärer pulmonaler Hypertonie	arterielle Hypertonie, alter Herzinfarkt, Myokarditis, Klappenfehler, B_1-Hypovitaminose und andere das Myokard in Mitleidenschaft ziehende Prozesse
Hypertrophie	rechter Ventrikel	linker Ventrikel
Auskultation Herz:	II. Pulmonalton akzentuiert	II. Aortenton akzentuiert, pathologischer Vorhofton oder III. Herzton
Lunge:	stumm oder Emphysembefund diffuse bronchitische Geräusche	feuchte Rasselgeräusche basal
Dyspnoe	subjektiv wenig empfunden, keine Orthopnoe, sondern Horizontallage im Bett	Orthopnoe mit aufrechter Sitzhaltung im Bett
Zyanose	hochgradig (allerdings nicht in allen Fällen), „blauer pulmonaler Hochdruck“	mäßig
Polyglobulie	ausgesprochen (Hämatokrit über 50 %)	wenig ausgesprochen

Röntgenologischer Herzbefund	normal oder mäßig vergrößert, pulmonale Konfiguration	deutlich vergrößert, aortale oder myokardiopathische Konfiguration
Röntgenologischer Befund der Lungenfelder	abhängig von Grundkrankheit, manchmal diffuse Verschattungen, oft aber Lungenfelder hell, besonders in der Peripherie, Zwerchfelle oft tiefstehend, Ergüsse selten; Lungensprung	Lungenfelder weniger strahlendurchlässig, besonders in den basalen Abschnitten, manchmal Stauungsergüsse (rechts)
Elektrokardiogramm	oft Rechtstyp	oft Linkstyp
Stauungstypus	Halsvenen, Leber, periphere Ödeme, Niere, Aszites	Lunge (sekundär durch Überlastung des rechten Ventrikels auch nachfolgend Rechtsinsuffizienz)
Lungenfunktionsprüfungen	stark pathologisch	nicht oder mäßig pathologisch
Oxymetrie	O_2-Aufsättigung nicht möglich oder stark verlangsamt	O_2-Aufsättigung kaum gestört (nach reiner O_2-Atmung innerhalb 1 Minute 100%)
Kreislaufzeiten	verlängert (vor allem Arm-Lungenzeit)	verlängert (vor allem Lungen-Ohrzeit)
Minutenvolumen	normal oder erhöht	normal oder erniedrigt
Blutdruck im großen Kreislauf	erniedrigt oder normal	oft erhöht
O_2- und Morphiumeinfluß	O_2-Gabe nur intermittierend günstig; Morphium sehr ungünstig	günstig

Sauerstoffspannung bemerkbar macht. Besonders bewährt hat sich neben PARMANIL das Kombinationspräparat PERPHYLLON in der Dosis von 2 Amp. i.v. oder i.m. pro Tag.

c) **Psychische Dämpfung**

Zur Dämpfung eignen sich VALIUM, 5 bis 10 mg, oder DISTRANEURIN, 3mal 2 bis 4 Tabl. Zur Injektion brauchbar sind Phenothiazine, wie MEGAPHEN oder ATOSIL. Für die sedative Therapie eignen sich fernerhin CHLORALHYDRAT oder PARALDEHYD in kleinen Dosen. Bei somnolenten oder gar komatösen Zuständen im Rahmen der zerebralen Symptomatik wird man mit Vorteil Analeptika anwenden, besonders Piperidinpräparate oder PERVITIN. Die starke Minderung der Erregbarkeit des Atemzentrums im Sinne einer »Schläfrigkeit« macht es unbedingt notwendig, Morphium und sonstige Opiumalkaloide, u. U. auch Barbiturate, wegen der Gefahr einer zentralen Atemlähmung **unbedingt zu vermeiden.**

d) **Kortikosteroid-Therapie**

Zur Behandlung der respiratorischen Insuffizienz eignen sich Kortikosteroide, die wegen ihrer antiphlogistischen, antispastischen und die Sekretbildung hemmenden Wirkung heute meist als unentbehrlich angesehen werden. Für die Soforttherapie 80 mg URBASON SOLUBILE als i.v. Injektion; in der Langzeitbehandlung konnten besonders günstige Erfahrungen mit DECORTILEN gewonnen werden. Die Medikation beginnt in den ersten Tagen mit einer Aggressionsdosis von 60 mg pro Tag. Je nach dem klinischen Verlauf soll diese Dosis dann meist innerhalb von 1 bis 3 Wochen auf die Erhaltungsdosis abgebaut werden, die in der Regel zwischen 6 bis 12 mg pro Tag liegt.

e) **Antibiotische Therapie**

Unerläßlich ist beim Auftreten einer bakteriellen Infektion eine zielgerichtete **antibiotische Therapie.** Die häufigsten Erreger bakterieller Infektionen der Luftwege sprechen auf die halbsynthetischen Penicilline in der Regel an, insbesondere auf Ampicillin, Chloramphenicol und Tetracycline. Empfohlen wird die sofortige Kombination mit Sulfonamiden oder aber im Anschluß an eine Antibiotika-Behandlung eine Langzeittherapie mit Sulfonamiden zur Verhütung einer erneuten bakteriellen Infektion.

f) **Micoren**
Zur Beeinflussung der CO_2-Retention hat sich die Dauertropfinfusion mit MICOREN bewährt.
(10 Amp. MICOREN in 250 bis 500 ml physiol. NaCl-Lösung mit einer Einlaufgeschwindigkeit von 30 bis 60 min. Die Infusion kann im Verlauf von 24 Stunden 3- bis 6mal wiederholt werden.)

g) **Carboanhydrasehemmer**
Carbonanhydrasehemmer (DIAMOX) verringern den CO_2-Partialdruck im arteriellen Blut und den pH-Wert. Sie erzeugen also eine metabolische Azidose und fördern zusätzlich die renale Bicarbonatausscheidung. Als Richtdosis sind für jeweils 5 Tage 250 bis 500 mg = 1 bis 2 Tabl. morgens mit anschließender 2tägiger Behandlungspause zu empfehlen.

h) **Pervitin**
Auch die Anwendung von PERVITIN (2mal 15 mg als i.v. Injektion pro Tag) ist aus der gleichen Sicht vertretbar.

i) **Fibrinolytika und Antikoagulantien**
Bei den vaskulären Formen einer pulmonalen Grundkrankheit dürfte ein Therapieversuch mit Fibrinolytika und eine Langzeitbehandlung mit Antikoagulantien angebracht sein. Keineswegs sollte auf die Durchführung einer solchen Therapie verzichtet werden, wenn mikroembolische Prozesse sich abspielen.

II. Schwerpunkt: Herzbehandlung
Die Herzbeteiligung steht in der zeitlichen Abfolge der Krankheitsentwicklung bei der pulmonalen Hypertension an einer späten Stelle. Ihrer Bedeutung entsprechend nimmt sie im Therapieplan jedoch eine führende Rolle ein. Dies gilt nicht nur für das bereits dekompensierte Cor pulmonale des Stadiums IV, sondern auch für die noch kompensierten Formen während des Stadiums III.

a) **Glykosidtherapie**
In jedem Falle ist die Glykosidtherapie nicht zu entbehren. Anwendung und Dosierung entsprechen dabei den Richtlinien, wie sie bei der primären Rechtsinsuffizienz gelten. Auch hier ist die wirksame Glykosidbehandlung weniger eine Frage der Präparate-Wahl als der Dosierung.

Dennoch eignen sich nach allgemeiner Erfahrung die mittelschnell wirkenden Glykoside, u. U. als Kombinationspräparate, wie z. B. INTENSAIN-LANICOR, THEO-LANICOR, PARMANIL-DIGOXIN, NOVODIGAL, GLADIXOL, für die **Dauerbehandlung** bei oraler Applikation besonders gut. In der **Soforttherapie** bei manifester Rechtsinsuffizienz nimmt STROPHANTHIN als i.v.Injektion nach wie vor die führende Stelle ein. Für die Dosenführung bei peroraler Medikation ist die geringere Muskelmasse des rechten Ventrikels ausschlaggebend. Die Glykosiddosierung wird daher im Sinne einer mittelschnellen Sättigungsbehandlung geringer bleiben können als bei der arteriellen Hypertension im großen Kreislauf mit linksventrikulärer Belastung. Für STROPHANTHIN ist die Einzeldosis von $1/4$ mg in der Soforttherapie im allgemeinen ausreichend. Dem chronischen Charakter der Erkrankung entsprechend ist die Glykosidbehandlung stets als Dauerdigitalisierung fortzusetzen. Das Glykosid soll demnach regelmäßig täglich und lebenslänglich genommen werden.

b) **Aderlaß**

Bei Rechtsinsuffizienz des Herzens mit Plusdekompensation erweist sich ein **Aderlaß** von 200 ml zur Verschaffung einer »Atempause für das rechte Herz« als nützlich, nicht selten sogar als lebensrettend.

c) **Kollapsbekämpfung**

Bei Minusdekompensation und bei allen anderen Kollapsformen sind gefäßtonisierende Mittel angebracht, so etwa i.v. Tropfinfusion mit NOVADRAL oder PERIPHERIN. Einzelheiten der Kollapstherapie s. Seite 139. Bettruhe, Fastentage sind selbstverständliche Maßnahmen.

d) **Spirolactone-Therapie, Saluretika**

Für die Beeinflussung der kardialen, aber auch der pulmonalen Insuffizienz erweist sich die Anwendung von **Spirolactone** (ALDACTONE 50 – SALTUCIN) sowohl in der Sofort- als auch in der Dauertherapie) als besonders wirksam. Für die Soforttherapie als Injektionsbehandlung ALDACTONE-SALTUCIN, täglich 3 Injektionsflaschen zu je 20 ml auf einmal innerhalb von 10 min. i.v. Zur Dauertherapie entweder 1mal täglich oder jeden 3. Tag 2mal 1 Drag. zu 50 mg. Auch die Anwendung von Saluretika, wie z. B. LASIX, hat oft einen durchschlagenden Erfolg (i.v.

Injektion von 1 bis 4 Amp. zu je 2,0 ml für die Soforttherapie, 2mal wöchentlich 1 Tabl. als Dauertherapie).

e) **Hypophysin**

Bei bedrohlichem Zustand sollte überdies der Versuch mit HYPOPHYSIN, 3 V.E. i.v., 6 V.E. i.m., in 30minütigen Abständen zu wiederholen, unternommen werden.

C. Funktionelle Atmungsstörungen

Im Gegensatz zu den organischen, kardial- oder pulmonal-respiratorisch bedingten Atemnotanfällen zeichnen sich die funktionellen Atmungsstörungen – auch und besonders bei anfallsartigem Auftreten – durch ihren Zusammenhang mit psychischen Konfliktsituationen bei vegetativ-labilen Menschen aus. Emotionale Spannungen sowie neurotische Fehleinstellungen bilden den weitaus häufigsten ätiologischen Faktor dieser funktionellen Herzanfälle. Trotz ihrer Überschneidung mit dem vielschichtigen Syndrom der funktionellen kardio-vaskulären Störungen lassen sich einige selbständige Formen abgrenzen, deren Leitsymptom in funktionellen, psychogen-nervösen Atembeschwerden mit dem charakteristischen und von der kardiogenen wie pulmogenen Dyspnoe streng zu unterscheidenden Symptom der **Atembeklemmung** besteht. Hierzu zählen vor allem

1. die Seufzerkrankheit im Rahmen des *Effort*-Syndroms *(R. Schmidt)*,
2. das nervöse, kardio-respiratorische Atemsyndrom von *Christian*, *Mohr* und *Ulmer* sowie
3. die Hyperventilationstetanie.

1. Seufzerkrankheit

Bei der Seufzerkrankheit im Rahmen des *Da Costa*-Syndroms oder der pulmonalen Dystonie *M. Hochrein*s, das praktisch sehr große Bedeutung hat wegen der diagnostischen Abgrenzung gegenüber organisch bedingten Atemnotanfällen und Zuständen von echter Angina pectoris, ist das äußere Bild einer funktionellen Atemstörung geprägt durch einen häufig sich wiederholenden Atemzwang oder auch einen ständigen Wechsel von Tiefe und Frequenz der Atemzüge nach Art des Seufzens. Eine langsame und oberflächliche Grundatmung wird, ähnlich einem Gähnzwang, in unregelmäßigen Abständen von einem Seufzer unterbrochen (vgl. Abb. 41). Die Patienten klagen über eigenartige Atembeschwerden mit dem beklemmenden Gefühl, nicht richtig durchatmen zu können. Sie haben dadurch die Empfindung, nur ungenügend Luft zu bekommen. Korsettgefühl um die Brust und die Empfindung, als lasse sich der Thorax nicht ausreichend dehnen, sind typische Beschwerdeschilderungen; Ringen nach Luft und zwangsweises Gähnen begleiten mit einem gequält-gespannten Gesichtsausdruck die beschriebenen Mißempfindungen. **Ob-**

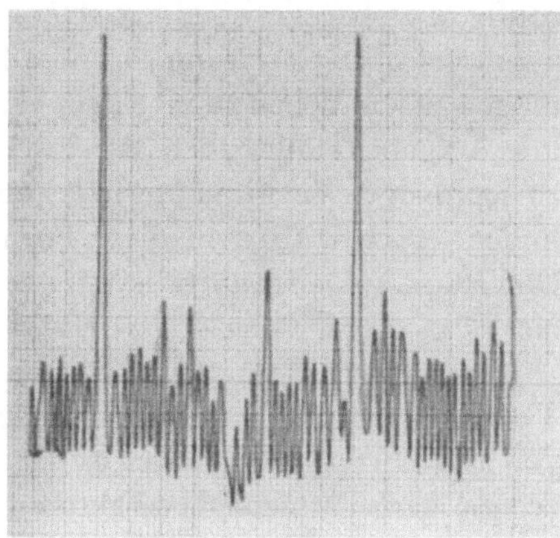

Abb. 41: Pneumogramm bei Seufzeratmung

jektiv fällt bei der Röntgendurchleuchtung eine minimale Exkursion des Zwerchfells auf. Dieser Befund weist auf eine Verschiebung der Atemmittellage nach der inspiratorischen Seite hin. Sie zieht nach sich eine Hyperventilation mit Erhöhung der Atemfrequenz und dadurch eine Alkalose im Blut.
Müdigkeit, Schwindelgefühl, extrasystolische Herzrhythmusstörungen sind weitere Symptome. Die Beschwerden können sich anfallsweise verstärken, wobei zusätzlich zu den Atembeklemmungen und Seufzeratmungszuständen Herzklopfen, Tachykardie und anschließend Polyurie mit der Ausscheidung eines abnorm hellen Urins von niedrigem spezifischen Gewicht sich einstellen. In schweren Fällen können solche sympathikotonen Anfälle einen fließenden Übergang zum Bild der Hyperventilationstetanie zeigen.

Die **Diagnose** ist aus der dargestellten charakteristischen Symptomatologie mit der typischen Aspektsituation sowie aus den negativen objektiven Kreislaufbefunden zu stellen. Gestützt wird sie durch den Nachweis vegetativer Überempfindlichkeitszeichen, wie Dermographismus, hohe T-Zacken im EKG, Neigung zum Schweißausbruch, abnorm niedrige Senkungsreaktion. Häufig lassen sich psychische Faktoren feststellen, welche bei sensiblen Patienten solche Beschwerden geradezu auslösen können. Psychologisch besteht meist eine Zwangssituation, gegeben entweder durch familiäre Konflikte, beruflichen Zusammenbruch oder Minderwertigkeitskomplexe. Wie *Hegglin* betont, wird bei solchen Patienten häufig die Angst vor einem Herzschlag zur überwertigen Idee. Die psychologische Erklärung für diese Fehleinstellung liegt in der Befürchtung, aus dem Leben zu scheiden, bevor sie das Wesentlichste erlebt bzw. ihre Aufgabe erfüllt haben. Psychische Konfliktsituationen und Neigung zu depressiven Verstimmungen lassen sich fast immer bei diesen Patienten finden. Auch trifft man diese Form häufig bei Frauen mit ovarieller Unterfunktion, aber auch bei Männern mit neurozirkulatorischer Asthenie.

Therapie: In der Behandlung dieser psychogenen Atmungsstörungen von anfallsartigem Charakter ist die Aufspürung der in Konfliktsituationen gelegenen ursächlichen Faktoren und die Einsichtsvermittlung in ihre Bedeutung ausschlaggebend. Daneben hat sich bewährt eine medikamentöse Sedierung mit VALIUM, SEDOVEGAN, NEUROVEGETALIN, METROTONIN o. ä.

2. Nervöses, kardio-respiratorisches Syndrom

Nervös bedingte Atmungsanomalien im Rahmen des kardio-respiratorischen Syndroms mit anfallsartigen Überschneidungen und Zuspitzungen zu den bereits dargestellten Erscheinungen des *Da Costa*-Syndroms sind dadurch charakterisiert, daß im Laufe der Zeit die neurotische Hyperpnoe eine Bahnung erfährt. Bei den neurogenvermittelten Atmungsstörungen ist die Empfindung charakteristisch, plötzlich nicht mehr zu wissen, wie geatmet wird. Auch hier ist wegweisend der Zusammenhang mit konflikthaften Situationen, mit offenen oder verborgenen Angstzuständen und neurotischen Fehlentwicklungen. **Leitsymptom** bildet eine abnorme Steigerung der Atemgröße, die im Mittel 80 bis 90% über dem Soll liegt. Dagegen fehlt eine organische Störung der Atemmechanik, des Mineralhaushaltes, der Blutgase usw. Im **Anfall** besteht meist akut ein abnormer Tiefstand des Zwerchfelles mit dadurch folgender Steigerung der Atemtätigkeit.

Auch hier liegt die **Therapie** in einer psychotherapeutischen Führung und Einsichtsvermittlung sowie in sedierender Medikation.

3. Hyperventilationstetanie

Die Hyperventilationstetanie gehört in die Gruppe der normokalzämischen Tatanieformen. Im Gegensatz zum Hyperventilationstest tritt sie schon nach wenigen tiefen Atemzügen oder einfach im Verlauf einer angstvollen oder komplexgeladenen Situation unvermittelt auf. Vorbedingung ist auch hier eine entsprechende psychische und vegetative Disposition mit übersteigerter Reaktion auf Angst, Schreck oder Panik. Anfallsweise erfährt das Atemminutenvolumen eine erhebliche Steigerung mit Werten bis über 500% und entsprechend hochalkalischen pH-Werten bis 7,7. Durch Ausatmung großer CO_2-Mengen wird der CO_2-Gehalt des Blutes beträchtlich gesenkt. Die Folge ist eine respiratorische Alkalose. Bei zunächst normaler, später herabgesetzter Alkalireserve führt die Hyperventilation zu einem Anstieg des pH. Dem eigentlichen tetanischen Ereignis gehen Kribbeln, Steifigkeit der Arme und Beine sowie Engigkeitsgefühl in der Brust voraus. Sie werden verursacht durch eine Vasokonstriktion in der Peripherie. Auch die nicht selten hierbei sich einstellenden pseudostenokardischen Brustschmerzen werden wahrscheinlich durch Spasmen der Pektoralis-, Interkostal- und Zwerchfellmuskulatur hervorgerufen.

Die **Laborbefunde** sind, sowohl in der Blut- als auch in der Harnchemie, normal. Die **Diagnose im Anfall** ergibt sich aus der situativen Aspektbeurteilung, der Hyperpnoe und den tetanischen Zeichen mit stets stark positivem Chvostek. Rudimentäre Anfälle äußern sich in Paraesthesien, Gliederziehen, Angstgefühl und Herzklopfen.

Die **Therapie** besteht in der sofortigen Anwendung einer Tütenatmung: Man läßt den Patienten in einen über Mund und Nase vorgehaltenen Plastik- oder Papiersack für einige Minuten atmen (vgl. Abb. 42). Durch das so bewirkte längerdauernde Wiedereinatmen der eigenen, CO_2-angereicherten Ausatmungsluft wird die Alkalose und damit die Tetanie umgehend und in einfachster Weise beseitigt. Dem Patienten sollte daher das ständige Mitführen einer derartigen, bei etwaigen Anfechtungen sogleich greifbaren Plastiktüte angeraten werden. Medikamentös ist die zusätzliche i.v. Injektion von 1 Amp. 20%igem MAGNORBIN rasch wirksam. Die Anwendung von Calcium erübrigt sich, da die Hyperventilationstetanie normokalzämisch ist. Der Effekt des Calciums liegt überwiegend in der psychischen Beeindruckung des Patienten durch das subjektive Empfinden der entstehenden Wärmewirkung. Dies trifft auch für das Magnesium im MAGNORBIN zu. Hier kommt jedoch eine sedierende Wirkung hinzu.

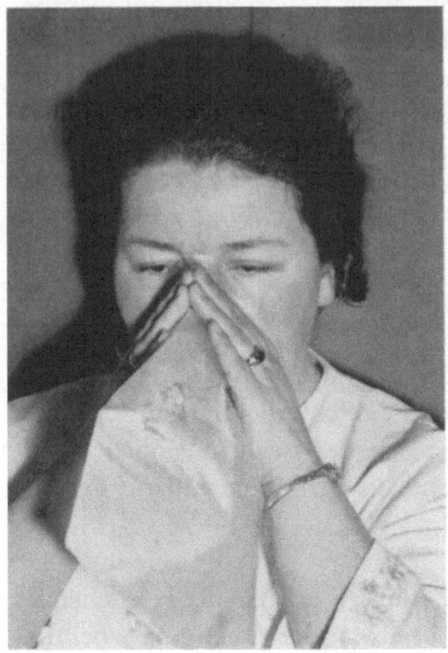

Abb. 42: Behandlung der Hyperventilationstetanie durch Tütenatmung

D. Stoffwechselbedingt-azidotische Atmungsstörungen

Kardiogene sowie pulmonal-respiratorisch bedingte Anfälle von Atemnot haben immer eine oberflächliche und frequente Atmung. Dyspnoezustände mit vertiefter Atmung bedeuten demgegenüber stets eine toxische Reizung des Atemzentrums auf dem Wege über eine humorale Steuerung. Eine vertiefte Atmung, die zugleich auch beschleunigt sein kann, gibt daher so gut wie immer einen unmittelbaren Hinweis auf das Bestehen einer Stoffwechselstörung im Sinne einer pathologischen Azidose. Einer solchen Koma-Atmung liegt eine azidotische Stoffwechsellage mit Hypokapnie des Blutes bei Anhäufung unvollkommen oxydierter intermediärer Stoffwechselprodukte, wie Zucker, Milch und Aminosäuren, zugrunde. Außer bei der diabetischen Azidose mit der zuerst von *Kussmaul* **beschriebenen großen, tiefen Atmung** (vgl. Abb. 17e) kommt sie vor bei azetonämischem Erbrechen, bei urämischem sowie bei hepatischem Koma, bei Schlafmittelvergiftung sowie bei Methanol-, Salizylsäure-Vergiftung und durch Ameisensäure bei einer Methylalkoholvergiftung. In diesen Fällen erfährt die Atmungsluft oft eine spezifische Geruchsänderung. Beim Diabetes ist sie obstartig, beim Leberkoma erinnert sie an feuchtes Erdreich oder Kartoffelgeruch, bei der Urämie riecht sie nach Ammoniak. Die Atmung ist akustisch auffallend durch Regelmäßigkeit des Rhythmus bei abnormer Vertiefung und Verstärkung der einzelnen Atemzüge (vgl. Abb. 17e).

Im Gegensatz zu dem regelmäßigen Rhythmus der *Kussmaul*schen azidotischen Koma-Atmung zeichnet sich die *Cheyne-Stokes*sche Atmung durch Unregelmäßigkeit in der Aufeinanderfolge der Atemzüge aus. Nach Dauer und Tiefe an- und abschwellende Atemzüge folgen einander in periodischem Wechsel (vgl. Abb. 17c). Die nach der Akme sich wieder verringernde Atemtiefe ist von Atempausen gefolgt, die 30 bis 45 sec betragen können. Die Dauer des einzelnen Atemzuges verkürzt sich vom Anfang einer Atemperiode bis zur Höhe derselben zunehmend bei gleichzeitiger Vergrößerung der Atemtiefe. Die Pausen zwischen den einzelnen Atemzügen werden gegen die Mitte der Atemperiode langsam kleiner und verschwinden schließlich ganz. Mit dem Verflachen der Atmung treten sie wieder auf und werden allmählich größer. Die Pupillen verengen sich während der Atempause und reagieren nur träge auf Lichtreiz. Mit dem Wiedereinsetzen der Atmung kehren normale Weite und Reaktionsfähigkeit zurück.

Als einer **physiologischen** und völlig harmlosen Erscheinung begegnen wir dieser Atmungsform beim Gesunden im tiefen Schlaf, besonders ausgeprägt bei Kindern, Greisen und geschwächten Menschen. In **pathologischen** Fällen ist sie Begleiterscheinung bei schweren umschriebenen Hirnschädigungen mit herabgesetzter Erregbarkeit des Atemzentrums; so etwa bei zerebraler Gefäßsklerose, bei Apoplexie, bei Alkaloidintoxikation. Bei Hochdruckkranken tritt sie ohne ernstere Bedeutung auf. Bei Tiefdruck- etwa im Kollaps – hat sie dagegen eine bedenkliche Prognose. Beim Herzkranken ist das Auftreten dieses Atemtyps, besonders während der Nachtzeit, ein frühes Warnzeichen für die beginnende Linksinsuffizienz des Herzens.

Eine einheitliche Erklärung für das recht unterschiedliche Zustandekommen der *Cheyne-Stokes*schen Atmung ist nicht leicht. In ihrem Mechanismus erinnert sie an die respiratorische Arrhythmie. Bei ungeschädigtem Atemzentrum, so etwa beim Gesunden im tiefen Schlaf, dürfte der periodische Abfall der Sauerstoffspannung im Blut den wirksamen Reiz bilden. Bei toxisch geschädigtem Atemzentrum dagegen gibt die steigende Kohlensäureanhäufung während des durch herabgesetzte Erregbarkeit ausgelösten Atemstillstandes den Reiz ab, der die Zentren wieder erregt. Die nun sich erneut vertiefende Atmung raucht die angehäufte Kohlensäure ab. Bald reicht dann der so verminderte CO_2-Gehalt nicht mehr aus, um die unterempfindlichen, toxischgeschädigten Zentren zu erregen. Nunmehr wird die Atmung langsam wieder flacher. Nach einer Pause beginnt das Spiel von neuem.

Als **zerebrales Asthma** ist die von *Straub* beschriebene Dyspnoe bei Hypertonikern von der *Cheyne-Stokes*-Atmung abzugrenzen. Sie stellt eine Hyperventilation dar und beruht auf lokalen Zirkulationsstörungen im Gebiet des Atemzentrums infolge Sklerose oder Gefäßspasmen.

Ebenfalls durch unregelmäßigen Rhythmus zeichnet sich die *Biot*sche Atmung aus. In mehr oder weniger regelmäßiger Wiederkehr sind kurzdauernde Atempausen in eine sonst normale tiefe und gleichmäßige Atmung eingestreut (vgl. Abb. 17f). Diese seltenere Form findet sich bei Hirntumoren, bei Meningitis, Hirndrucksteigerung, schwerer Beeinträchtigung des Allgemeinzustandes sowie in der Agonie.

KAPITEL III **Akuter Kreislaufzusammenbruch**

A. Schock und Kollaps

Einleitung

Die Situation beim akuten Kreislaufzusammenbruch ist immer dramatisch – ob wir sie nun als Kollaps oder Schock, als akute periphere Gefäßinsuffizienz oder als Vasomotorenversagen bezeichnen. Geht es doch bei einem solchen Anfallgeschehen stets um den Wettlauf mit der Zeit, wobei nach *H. Pflüger* das Bild und der Verlauf beherrscht werden durch die 3 großen »H«: Hypoxie, Hypovolämie und Hypotonie. Die den weiteren Verlauf und den schließlichen Ausgang mitbestimmende generalisierte **Hypoxie** ist die Folge einer Verminderung des zirkulierenden Blutvolumens, einer **Hypovolämie** also, sowie einer Behinderung der Kapillarperfusion im Sinne von Mikrozirkulationsstörungen. Beide erst führen zu dem 3. Kriterium der **Hypotonie.**

Die durch Zirkulationserschwerung bedingte Hypoxie wirkt sich in den einzelnen Organen funktionell unterschiedlich aus. Besonders frühzeitig und schwerwiegend sind die Folgeerscheinungen im Gehirn mit seinem um das 15fache erhöhten O_2-Bedarf gegenüber anderen Organen in der Niere und im Herzen. Hier besteht eine erhöhte Empfindlichkeit des Funktionsstoffwechsels gegenüber einer hypoxischen Stoffwechselverschiebung. Hier schließlich wirken sich auch die kapillären Mikrozirkulationsstörungen mit der Ausbildung des Sludge-Phänomens besonders frühzeitig verhängnisvoll aus. Sie werden kapillarmikroskopisch deutlich durch Hypostase und Stase im kapillären Bereich der peripheren Strombahn als »roter sludge« mit Geldrollenbildung der Erythrozyten, vor allem aber als »weißer sludge« infolge Aggregation von Thrombozyten und Leukozyten. Zu ihnen treten in fortgeschrittenen Phasen des Schocks Fibrinablagerungen als verfestigende humorale Faktoren hinzu. Unter dem Bild des irreversiblen Schocks führen sie schließlich als intravasale Gerinnung zu einer Fixierung dieser Stase.

Zusätzliche Komplikationen im Schockgeschehen von schicksalhafter Bedeutung sind die weitere Folge einer generalisierten Organ- und Gewebsminderdurchblutung. Diese **generalisierte Hypoxie** entwickelt sich aus einem intravasalen Mangel an O_2-förderndem Blutvolumen mit der dadurch bedingten Verminderung des Herzzeitvolumens und einer adaptiven Vasokonstriktion. So bildet z. B. die **Schockniere,** je nach Dauer der Durchblutungsstörung, eine schwerwiegende Komplikation. Durch Tubulusschäden kann es zu irreversiblen Organbeeinträchtigungen kommen. Hieraus vermag sich u. U. eine nur schwer zu beherrschende **Urämie** zu entwickeln.

Die **Minderdurchblutung der Leber** stört die Funktion dieses Organs bei Entgiftungs- und Stoffwechselvorgängen empfindlich und läßt damit eine metabolische **Azidose** manifest werden. Der vermehrte Anfall saurer Stoffwechselendprodukte, überwiegend Milchsäure, führt zu einem Anstieg der Wasserstoffionenkonzentration im extrazellulären Raum. Auf diese Weise wird auf dem Wege über eine Erregung des Atemzentrums eine Hyperventilation ausgelöst. Die Verstärkung der Atmung als Kompensationsversuch vermag als Gradmesser bei einer orientierenden Einschätzung metabolischer Azidose und zellulärer Hypoxie zu dienen. Die Folge der kompensatorischen Hyperventilation ist eine respiratorische Alkalose, die sich aus dem vermehrten Abatmen von CO_2 entwickelt.

Auf die ausschlaggebende Bedeutung von Störungen in der Kapillarperfusion durch **Mikrozirkulationsstörungen** mit der Ausbildung intravasaler Gerinnungsvorgänge im Sinne des Sludge-Phänomens wurde schon oben hingewiesen. Ursache für die Entwicklung derartiger Vorgänge ist eine kontinuierliche Aktivierung im System der Hämostase. Eine oft exzessive Hyperkoagulabilität mit Zunahme der Aktivität einzelner Gerinnungsfaktoren bei gleichzeitigem Aufbrauch und Verlust von Thrombozyten als sog. **Verbrauchskoagulopathie** nach *Lasch* ist in diesem Stadium faßbar.

Der fortlaufenden Bestimmung des **zentralen Venendrucks** kommt eine differentialdiagnostische Bedeutung zu. Denn sowohl das Herzminutenvolumen wie auch der periphere Gesamtwiderstand als Quotient aus arteriellem Mitteldruck und Herzzeitvolumen sind beim oligämischen ebenso wie beim kardiogenen Schock gleich. Dagegen verhält sich der zentrale Venendruck insofern unterschiedlich, als er beim kardiogenen Schock häufig stark erhöht, beim oligämischen Schock dagegen eindeutig erniedrigt ist.

Aus dieser Sicht stellt der Schock zwar primär ein Problem des kreislaufbedingten Durchblutungsdefizits infolge Volumenmangel dar. Die lebensbedrohlichen Folgen jedoch erklären sich vor allem als Auswirkung einerseits der entweder noch zu beeinflussenden oder aber nicht mehr rückgängig zu machenden, irreversiblen hypoxidotischen Störung des Zellstoffwechsels im Gehirn, im Herzen und in den Nieren; andererseits durch die gerinnungsbedingte Zirkulationsaufhebung in der Kreislaufperipherie. Diese Vorstellungen und Erkenntnisse lassen uns den dramatischen Wettlauf mit der Zeit bei unseren therapeutischen Bemühungen in seiner ganzen Bedeutung verstehen. Und sie drängen zugleich unser ärztliches Handeln bei jedem akuten Kreislaufversagen zur höchsten Aktivität und zu zielstrebiger Eile, wollen wir überhaupt Aussicht haben, diesen oft so ungleichen Wettlauf zu gewinnen. Die fortlaufende ärztliche, apparative und blutchemische Überwachung erfordert in der modernen Schockbekämpfung einen derart großen Aufwand, daß die Forderung nach einer optimalen Behandlung solcher stets unmittelbar lebensbedrohenden Anfälle am ehesten auf einer Station für **internistische Intensivmedizin** erfüllt werden kann. Schon aus diesem Grunde sollte jeder Patient mit drohendem oder ausgebildetem Schock zur weiteren diagnostischen Klärung und zur Intensivtherapie schnellstmöglich in klinische Dauerüberwachung gebracht werden.

Aus diesen grundlegenden Vorstellungen ergibt sich von selbst, daß das akute Kreislaufversagen nicht einen statischen Zustand darstellt. Es bildet vielmehr ein dynamisch-fließendes Geschehen mit einzelnen mehr oder weniger scharf gegeneinander abgrenzbaren **Phasen** veränderlicher Erscheinungsformen. Diese einzelnen Verlaufsphasen sind unterschieden durch die das jeweilige klinische Bild und die Kreislaufgrößen beherrschende vegetative Grundeinstellung mit einer extremen Aktivität entweder des Sympathikus oder des Vagus.

Eine für die Notfallsituation auch in der Praxis brauchbare **Einteilung der sehr unterschiedlichen Phasen** im Verlauf eines akuten Kreislaufzusammenbruches muß sich auf einfache Unterscheidungsmöglichkeiten gründen, die auch ohne aufwendige klinische Hilfsmittel jederzeit anwendbar sind. Im folgenden sollen daher vorrangig diejenigen Kriterien berücksichtigt werden, die in ihrer klinischen Symptomatik auch mit den einfachen Hilfsmitteln einer Notfallsituation im Anfallsgeschehen feststellbar sind.

Häufigste **Ursachen** für die Ausbildung eines akuten Kreislaufversagens bzw. Kreislaufzusammenbruches bei inneren Erkrankungen – vielfach das Bild eines »Herzanfalles« vortäuschend – sind die folgenden drei Gegebenheiten akuter Notfallsituationen:

1. Kardiogener Schock
2. Primäre Gefäßatonie
3. Volumenmangel.

Der **kardiogene Schock** bildet eine besonders gefürchtete Komplikation beim Herzinfarkt und bei der Lungenembolie. Eine **primäre Gefäßatonie** liegt zugrunde vor allem bei dem vagovasalen Kollaps durch psychischen Schock, Schmerz, Ekel o. ä. Weiterhin zählt hierzu das orthostatische Kreislaufversagen sowie der durch Vasomotorenlähmung bedingte Kollaps bei Intoxikationen, Anaphylaxie, Nebennierenrindeninsuffizienz u. ä. Zu einem **Volumenmangel**-Kollaps kommt es als Folge ausgiebiger äußerer und innerer Blutungen sowie bei hochgradiger Exsikkose oder Plasmaverlust nach Verbrennungen.

Das Ziel der Notfalltherapie beim akuten Kreislaufversagen liegt in der kausal richtigen und damit wirksamen Kollapsbekämpfung. Ihre Voraussetzung ist gegeben in der zuverlässigen Differenzierung und in der graduellen Abschätzung der im Ablauf des dynamischen Kreislaufversagens wechselnden Phasen, auf die unsere Therapie abzielen muß. Eine solche Gliederung und Differenzierung des Gesamtvorganges »akuter Kreislaufzusammenbruch« in einzelne **Kollapsverlaufsphasen** erscheint wegen der daraus sich ergebenden unterschiedlichen therapeutischen Folgerungen unerläßlich. Der Verzicht auf eine solche Differenzierung muß mit Sicherheit die Gefahr in sich schließen, daß wir mit unseren therapeutischen Maßnahmen unter Umständen gerade das Gegenteil von dem erreichen, was beabsichtigt ist. Auch bei der größten Dringlichkeit sollte es daher unter allen Umständen vermieden werden, ohne den Versuch einer orientierenden Differenzierung und ohne Aufstellung einer straffen Disposition unüberlegt »drauflos« zu behandeln.

Entgegen früheren Vorstellungen, die dem Blutdruckabfall für das Zustandekommen eines akuten Kreislaufversagens die ausschlaggebende Bedeutung zugemessen haben, wird heute allen Phasen im dynamischen Geschehen des Kreislaufversagens gemeinsam als unmittelbare Ursache eine relative oder absolute Hypovolämie durch Verminderung der zirkulierenden Blutmenge im Verhältnis zur jeweiligen Gefäßkapazität zugrundegelegt. Ein akutes Kreislaufversagen kann daher sehr wohl mit einem unveränderten oder sogar vergrößerten Minutenvolumen ebenso wie mit erniedrigtem, unverändertem oder erhöhtem Blutdruck einhergehen. Diese Erkenntnis führt zur Aufstellung von **3 Phasen in der Kollapsentwicklung** nach hämodynamischen Gesichtspunkten. Die einzelnen Phasen können sich dabei überschneiden bzw. ineinander übergehen oder auch in raschem Wechsel aufeinander folgen. Die klinische Diagnose stützt sich auf die Beurteilung des Patienten-Aspektes, die Werte des Blutdruckes, die Beurteilung des Pulses, vor allem nach Möglichkeit auch die Berücksichtigung des aktuellen Venendrucks und der Diurese.

Der akute Kreislaufzusammenbruch bildet den äußerlich erkennbaren Ablauf einer extremen **funktionell-vegetativen Fehlsteuerung**. Die Bedingungen für die Auslösung derartiger Fehlsteuerungen sind entweder in einer pathologisch verstärkten sympathikoton-ergotropen Innervation bei erhöhter Sympathikusaktivität im Sinne einer Notfallreaktion oder in einem pathologischen Reizzustand der parasympathischen Zentren mit der Folge einer überschießenden trophotrop-vagotonen Einstellung zu suchen.

Diese funktionell bestimmte Deutung stimmt weitgehend überein mit dem von *F. Hoff* postulierten Vorgang der »vegetativen Gesamtumschaltung«. Hier wie dort stellen wir bei einem zweiphasigen Ablauf eine erste maximal ergotrop-sympathikoton gesteuerte Phase der »Notfallreaktion« einer zweiten trophotrop-parasympathikoton bestimmten »Spar-Einstellung« gegenüber. Aus dieser Auffassung ergibt es sich, daß man statt von starren Kollapsformen treffender von veränderlichen Kollapsphasen sprechen sollte. Ebenso wird es verständlich, daß in dem Geschehen eines akuten Kreislaufzusammenbruchs vielfache Überschneidungen, Übergänge und rascher Wechsel sowohl zwischen diesen einzelnen Phasen wie innerhalb nicht exakt abgrenzbarer Schweregrade und Verlaufsformen in kurzen Zeitabständen zu erwarten sind.

1. Klinisches Bild der Kollapsphasen

Trotz dieser Einschränkung erscheint es zur Vermittlung eines festen Standpunktes für das therapeutische Vorgehen in der Praxis unerläßlich, die Differenzierung des »akuten Kreislaufzusammenbruches« in die folgenden **Phasen** vorzunehmen:

a) Gefäßenge-Kollaps der tonischen Phase
b) Gefäßweite-Kollaps der atonischen Phase
c) Gefäßlähmungs-Kollaps der paralytischen Phase.

Für diese einzelnen Kollapsphasen ergibt sich jeweils eine ebenso eigenständige klinische Symptomatik wie eine abweichende Therapie.

a) Phase des Gefäßenge-Kollapses
Synonyma: Spannungskollaps, Kreislaufzentralisation, tonisches Kreislaufversagen, sympathikotoner Kollaps.

Pathophysiologisch kommt es während dieser häufig initial auftretenden funktionellen Durchgangsstufe im Verlauf eines akuten Kreislaufversagens – auch als Gegenschock, sympathikotone Notfallreaktion oder als zweite Phase im Rahmen der Alarmreaktion *Selyes* bezeichnet – als Notregulation zu einer Abdrosselung peripherer arterieller Gefäßgebiete und zu einer Einengung des zirkulierenden Blutvolumens auf die herznahen Abschnitte. Die Phase des Gefäßenge-Kollapses stellt einen Kompensationsversuch des Organismus dar, eine zuvor eingetretene venöse Insuffizienz durch die Selbststeuerung des Kreislaufes über die nervale (Presso- und Chemorezeptoren) und humorale (Nebenniere) Bahn auszugleichen. Die oben angedeutete Abdrosselung peripherer Gefäßgebiete durch eine sympathikoton gesteuerte extreme Vasokonstriktion findet sich vor allem im Bereich der Muskulatur, der Nieren und des peripheren Gefäßabschnittes. Hier ist die Folge dieser Störung eine Einengung und Verminderung der Blutdurchströmung. Da im Gegensatz hierzu die zerebralen und die koronaren Gefäße nicht betroffen werden, spricht *Duesberg* treffend von einer »Zentralisation auf die lebenserhaltenden Gefäßbezirke«. Bei teleologischer Betrachtung sieht man in diesem Vorgang den Versuch einer zweckmäßigen Umschaltung der Durchströmung im Interesse einer Aufrechterhaltung lebenswichtiger zentraler Funktionen.

Der Gefäßenge-Kollaps stellt somit die Phase der tonischen Kreislaufinsuffizienz als Ausdruck einer sympathikotonen Erregungsphase dar. Kapillarmikroskopisch findet sich dementsprechend eine tonisch-spastische Vasokonstriktion im Arteriolen-Gebiet. Das durch diese Vorgänge bewirkte Mißverhältnis zwischen der Flüssigkeitsmenge im Kreislauf und seinem normalerweise möglichen und notwendigen Fassungsvermögen, das als **Hypovolämie** bzw. **Oligämie** und damit als hypovolämischer Schock bezeichnet wird, ist als kompensierte und somit noch weitgehend reversible Durchblutungsstörung aufzufassen. Infolge einer überschießenden ergotrop-sympathikotonen Kreislaufeinstellung im Rahmen der sympathikoton-übersteuerten Erregungsphase kommt es zu einer gleichzeitigen Engstellung der venösen wie der arteriellen Gefäßperipherie. Als Auswirkung dieser Vasokonstriktion wird der periphere Gesamtwiderstand im arteriellen System erhöht bei Verkleinerung des Schlag- und Minutenvolumens des Herzens.

Vorkommen: Ein geläufiges Beispiel für eine solche Phase des Gefäßenge-Kollapses als vorherrschendem Stadium bietet der **oligämische Volumenmangelkollaps** mit Herabsetzung des intravasalen Blutvolumens, etwa als sog. sekundärer Wundschock infolge eines größeren Blutverlustes nach außen oder innen oder bei renalem oder extrarenalem Wasser- oder Elektrolytverlust im diabetischen Koma, nach Operationen, infolge starken Schwitzens, vor allem im Fieber, bei Erbrechen, Polyurie oder bei heftigen Durchfällen. Schließlich der als Schock im engeren Sinne bezeichnete Vorgang eines Plasmaaustrittes in das Interstitium mit Hämokonzentration, z. B. bei Verbrennungen oder bei Unfällen (primärer Wundschock, *Crush*-Syndrom). Die **normo- bzw. isovolämische** Form des Gefäßenge-Kollapses mit normalem intravasalen Blutvolumen tritt als kardiogener Schock auf vor allem beim Herzinfarkt im akuten Stadium. Auch bei Lungenembolie, nach Periduralanästhesie, Pleurapunktionen, akuten Bauchtraumen entsprechend dem Mechanismus des *Goltz*schen Klopfversuches kommt es zu der ersten Phase der reflektorischen Form des Schocks.

Diagnostische Leitsymptome für die Phase des Gefäßenge-Kollapses, die eine Abgrenzung gegenüber andersartigen Kollapsstadien ohne größeren technischen Aufwand ermöglichen, sind die folgenden klinischen Erscheinungen:

Blutdruck: Amplitudeneinengung infolge Anstiegs des diastolischen Wertes, wobei der systolische Wert entweder unbeeinflußt bleibt oder nur gering absinken kann (vgl. Abb. 43).

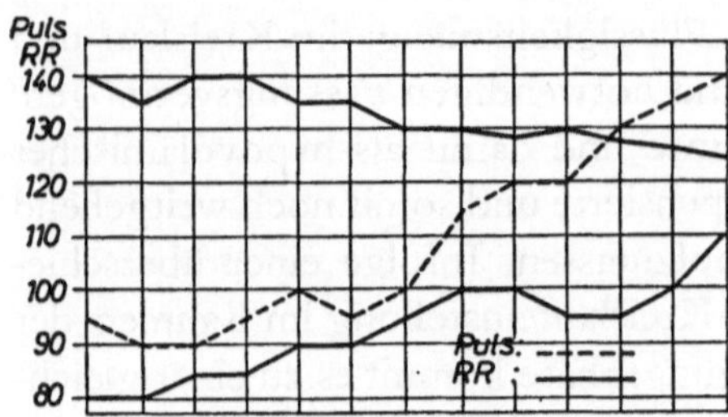

Abb. 43: Blutdruck- und Pulsverhalten bei sympathikotonem Gefäßengekollaps

Pulsfrequenz: Beschleunigung als Ausdruck der sympathikoton-ergotropen Erregungsphase mit der hämodynamischen Folge eines verringerten Schlagvolumens (vgl. Abb. 43).

Pulsqualität: Radialispuls hart und gespannt. Bei hochgradiger Tonisierung mit enger RR-Amplitude pulslose, harte und gespannte Gefäßstränge infolge starker Vasokonstriktion.

Hautfarbe: Ausgesprochen fahle Gesichtsblässe mit dem aspektdiagnostischen Bild der »blassen Kollapsphase« (vgl. Abb. 44).

Hauttemperatur: Insbesondere im Bereich der Hände, Füße und Ohren verringert. Die Haut ist kalt und blaß (»kalte Kollapsphase«).

Das **allgemeine Verhalten** ist beherrscht von einer motorischen Unruhe.

Das **Sensorium** ist je nach dem Schweregrad des Kollapses über Sopor, Somnolenz bis zur tiefen Bewußtlosigkeit des Kollaps-Koma beeinträchtigt (vgl. Abb. 44).

Diurese und zentraler Venenpuls sollten, wo dies möglich ist, als wesentliche Kriterien für die Prognose bei der weiteren Verlaufsüberwachung kontrolliert werden.

Ziel der **Soforttherapie** ist die Lösung der ausgeprägten Vasokonstriktion durch Einwirkung auf die pathologisch-gesteigerte sympathikoton-ergotrope Kreislaufumstellung. Die Folge dieser Entspannung zeigt sich

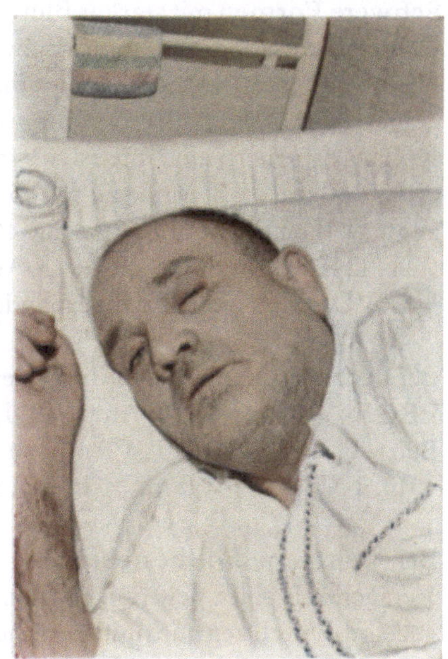

Abb. 44: Gesichtsbild bei sympathikotonem Gefäßengekollaps

in der Wiederherstellung einer normalen Zirkulation und einer Verhinderung weiterer Mikrothrombenbildung im Sinne des Sludge-Phänomens. Dieses Ziel wird erreicht mit allgemeinen Maßnahmen (s. Seite 139) sowie durch eine differenzierte **sympathikolytische Therapie.** Unter nachdrücklicher Vermeidung zusätzlich vasokonstriktorisch wirkender Stoffe strebt sie eine Erweiterung der gedrosselten Gefäßperipherie an.

Bei **leichten Formen** der vasokonstriktorisch-tonischen Kollapsphase mit einer nur mäßigen Einengung der Blutdruck-Amplitude und einer nur geringen Beeinträchtigung des Sensoriums genügt im allgemeinen eine zentrale Dämpfung *und* Reflexdämpfung durch LUMINAL-NATRIUM (2,0 ml einer 20%igen Lösung als i.m. Injektion). Ferner eignet sich hierfür NOVOCAIN (10,0 ml einer ½%igen Lösung als sehr langsame i.v. Injektion mit 1,0 ml je Minute). Schließlich PANTHESIN-HYDERGIN (2 Amp. als i.m. Injektion) oder HYDERGIN (1 Amp. = 0,3 mg) mit SANDOSTEN (50 mg) als langsame i.v. Injektion zur Beta-Rezeptorenhemmung.

Schwere Formen mit starker Blutdruck-Amplitudeneinengung, Bewußtlosigkeit, ausgeprägter motorischer Unruhe, eindrucksvoller Gesichtsblässe (vgl. Abb. 44) und hochgradiger Tachykardie, aber ebenso auch bei längerem Anhalten der Vasokonstriktion im **protrahierten** tonischen Kollaps erfordern eine intensive sympathikolytische Therapie: HYDERGIN (2,0 ml = 2 Amp. zu je 0,3 mg) als sofortige i.m. Injektion und zugleich Dauertropfinfusion mit PANTHESIN-HYDERGIN (200 mg PANTHESIN und 0,9 mg = 3 Amp. HYDERGIN auf 200 ml 5%ige LAEVULOSE oder Plasmaexpander, wie z. B. RHEO-MACRODEX).

Bei **bedrohlicher Entwicklung** des tonischen Kreislaufversagens HYDERGIN (0,9 mg = 3 Amp. als i.v. Injektion). Weiterhin kommen in Betracht: VASCULAT, 1 Amp. zu 50 mg als i.m. Injektion, oder REGITIN, 1 Amp. mit 1,0 ml = 10 mg, als i.m. Injektion.

Bei **weiterem Fortbestehen** der Vasokonstriktion ist schließlich der Versuch mit einer neuroplegischen Therapie durch Ganglienblocker angezeigt. Durch zentrale und periphere Dämpfung bzw. Blockierung können die beim Schock auftretenden vegetativen Reaktionen vermindert oder ausgeschaltet werden. Für diese mehrstufige Blockierung des autonomen Nervensystems hat man den Ausdruck »Neuroplegie« gewählt. Klinisch wurde die neurovegetative Blockade zunächst mit Substanzen wie Chlorpromazin, Promethazin und zusätzlich DOLANTIN als lytischer Cocktail bekannt. Seither hat sich die Reihe der in der Klinik verwendeten Phenothiazin-Derivate beträchtlich erweitert. Für das praktische Vorgehen eignen sich PENDIOMID-CIBA, 1 Amp. mit 2,0 ml = 10 mg, als i.m. oder langsame i.v. Injektion oder lytischer Cocktail mit je 1 Amp. MEGAPHEN (5,0 ml = 25 mg), ATOSIL (2,0 ml = 50 mg) und DOLANTIN SPEZIAL (2,0 ml = 100 mg) als i.m. Injektion oder in der halben Dosierung auch als langsame i.v. Injektion.

In **jedem Falle**, insbesondere aber bei länger anhaltender Vasokonstriktion mit Verkleinerung der zirkulierenden Blutmenge sowie insbesondere bei den Formen einer Hypovolämie bzw. Oligämie, eines Volumenmangel-Kollapses also, ist die Auffüllung der zirkulierenden Blutmenge durch eine ausreichende **Volumensubstitution** mittels intravenöser Infusion unerläßlich, evtl. durch Punktion der Vena anonyma oder subclavia (Technik s. Seite 298). Ausnahmen von dieser allgemeinverbindlichen

Forderung an eine fortschrittliche Kollapsbekämpfung bilden lediglich die normo- bzw. isovolämischen Formen des Gefäßenge-Kollapses, z. B. beim Herzinfarkt oder bei der Lungenembolie. Auch hier ist auf die Infusionstherapie zwar nicht vollständig zu verzichten, die Infusionsmenge soll aber auf etwa 500 ml in 24 Stunden beschränkt werden zur Verhinderung einer Lungenstauung. Bei allen übrigen Formen beträgt die durchschnittliche Infusionsmenge 500 bis 2000 ml pro Tag, wobei u. U. je nach dem ausbleibenden Erfolg Steigerungen bis zu 5000 ml je Tag nicht nur möglich, sondern unbedingt notwendig sind. Verwandt werden zur Volumensubstitution Plasmaexpander (z. B. HAEMACCEL, RHEOMACRODEX, DEXTRAN), ferner PERISTON, Blutplasma, Serumkonserve sowie Vollblut. Die Einlaufgeschwindigkeit beträgt 60 bis 100 Tropfen je Minute. Die Einstellung der Tropfenzahl richtet sich nach der Ansprechbarkeit des Kreislaufs bzw. nach dem Blutdruckverhalten. Fortlaufende Kontrollen von Blutdruck und Puls in 5minütigen Abständen und jeweilige aktuelle Anpassung sind unumgänglich notwendig. Bei akut bedrohlicher Situation evtl. Schnellinfusion von 2000 ml in 20 min. Zur frühzeitigen Erkennung etwaiger Herzrhythmusstörungen, so beim Herzinfarkt, ist auch eine fortlaufende Elektrokardiogramm-Kontrolle nicht zu entbehren.

b) Phase des Gefäßweite-Kollapses

Synonyma: Entspannungs-Kollaps, atonische Kreislaufinsuffizienz, asympathikotoner Kollaps.

Pathophysiologisch besteht während dieser Kollapsphase eine Weitstellung der Peripherie unter dem Einfluß einer parasympathikotonen Erschöpfungsphase mit maximal vagoton-trophotroper Kreislaufeinstellung. Die Folge ist eine abnorme Vasodilatation, sowohl im Arteriolen- wie im Venolenbereich, mit Erniedrigung des peripheren Strömungswiderstandes. Auch während dieser Kollaps-Phase bildet sich somit eine Oligämie aus. Sie hat zum Unterschied von der tonischen Phase ihre Ursache jedoch in einer Verminderung des Durchströmungsdruckes infolge einer durch zentrale, parasympathisch gesteuerte Reizung bedingten Weitung der peripheren Gefäßbezirke.

Vorkommen: Der Gefäßweite-Kollaps bildet in der Regel die zweite Phase im Verlaufe eines Kreislaufzusammenbruches. Als vorherrschender oder auch sogleich initial als der ersten Phase begegnen wir ihr unter dem übrigen klinischen Bild des primären Wundschocks oder des »Organschocks« bei einer durch Organ-Irritation reflektorisch ausgelösten Vasodilatation. So z. B. in den Anfangsstadien beim frischen Herzinfarkt, bei Abdominaltraumen oder Pleurapunktion, bei akuter Pankreatitis, bei Ulkusperforation und Ileus sowie bei dem kürzlich von *F. Anschütz* beschriebenen Ventilationskollaps, der sich infolge eines plötzlichen Druckanstieges in der Pulmonalarterie ausbilden kann. Eine auf **neurogenem** Wege ausgelöste Form mit überwiegender Ausbildung dieser atonischen Phase stellt die banale Ohnmacht dar, die unter dem Einfluß emotioneller Reize, wie etwa bei der Blutentnahme, bei Schmerzempfindung oder ähnlichem vorkommt (vgl. Seite 203). Eine besondere Disposition zu dieser Kollapsform finden wir bei hochgradig vegetativ-labilen Personen mit einer konstitutionsbedingten vagoton-parasympathikotonen Grundeinstellung, die sich unter anderem in dem typischen Vagotonie-Elektrokardiogramm mit Hebung der ST-Strecken und zeltförmiger Überhöhung der T-Zacken in Ableitung II und III des Extremitäten-Elektrokardiogramms dokumentiert (vgl. Abb. 10b). So kann es vorkommen, daß solche Patienten schon beim Hören der eigenen Herztätigkeit im Lautsprecher oder beim bloßen Anhören des Berichtes von einem blutigen Unfall ohnmächtig zusammensinken. Schließlich die auf neurogenem Wege verursachte Form eines ebenfalls vagovasalen (vasomotorischen) Kollapses, wie sie z. B. während oder im Anschluß an Infektionskrankheiten auftreten kann; oder auch die vasogenen Synkopen bei Kinetosen (See-, Auto-, Luftkrankheit).

Diagnostische Leitsymptome: Zu den diagnostischen Leitsymptomen der Phase eines Gefäßweite-Kollapses zählen vor allem:

Blutdruck: Gleichmäßiges Absinken des systolischen und des diastolischen Blutdruckwertes bei gleichbleibender Amplitudenweite (vgl. Abb. 45). Fällt der Blutdruck systolisch unter den kritischen Grenzwert von 70 mm Hg oder ist er überhaupt nicht mehr meßbar, so treten bei längerer Dauer lebensbedrohliche Störungen der Gewebsdurchblutung auf. Dies gilt insbesondere für den gegenüber einer Hypoxie besonders empfindlichen Funktionsstoffwechsel des Gehirns mit den daraus sich ergebenden Folgerungen einer Funktionsstörung im Sinne des Auftretens von Schwindel oder Bewußtseinstrübung.

Besonders nützlich für die **Auskultation** der sehr niedrigen und mit dem üblichen Schlauch-Stethoskop im Schock nicht mehr wahrnehmbaren Blutdruckwerte ist die Verwendung eines elektronischen Stethoskops. Als brauchbare Typen seien genannt Stethotron oder Stetronik der Firma DÖLL und KLENK in Hofheim/Ts.

Pulsfrequenz: Als Folge der vagotrop-trophotropen Lähmungsphase tritt eine Verlangsamung der Herzschlagfolge ein. Die prämonitorische Bradykardie bei drohender Ohnmacht gibt den Hinweis auf die nunmehr dekompensierte Oligämie (vgl. Abb. 45).

Pulsqualität: groß, weich und leicht unterdrückbar. Bei den schwersten Graden eines atonischen Kreislaufversagens wird der Puls schließlich unfühlbar.

Hautfarbe: Zyanotisch-blaß mit fleckförmig-livider Verfärbung infolge der Blutstagnation in den atonischen, venösen Gefäßbezirken. Aspektdiagnostisch das Bild des »zyanotischen Kollapses« (vgl. Abb. 46).

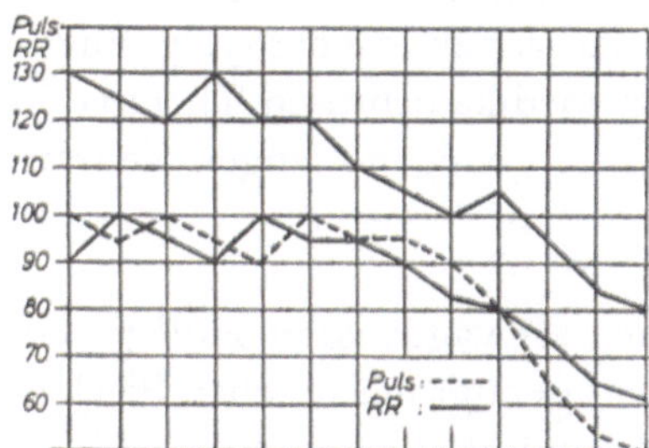

Abb. 45: Blutdruck- und Pulsverhalten bei vagotonem Gefäßweitekollaps

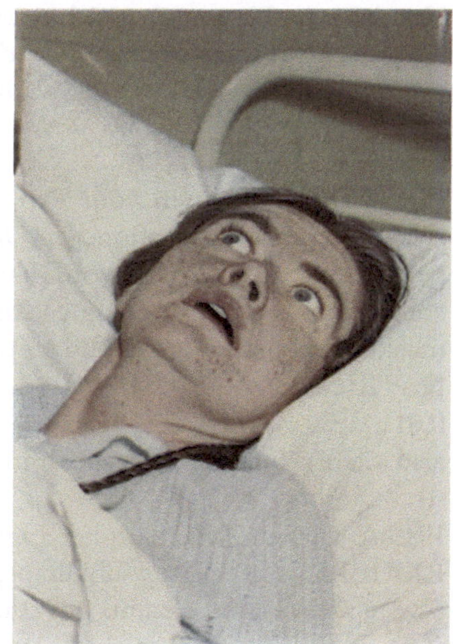

Abb. 46: Gesichtsbild bei vagotonem Gefäßweitekollaps

Hauttemperatur: wenig verändert. Im Gegensatz zu der Phase des Gefäßenge-Kollapses eher warme Hände, Füße und Ohren (»warmer Kollaps«).

Allgemeines Verhalten: meist motorische Ruhe. Neigung zu Schweißausbruch und Erbrechen.

Sensorium: Beeinträchtigung entsprechend dem Schweregrad des Kollaps von Trübung, Somnolenz bis zur tiefen Bewußtlosigkeit des Kollaps-Koma. **Pupillen** weit und träge. Beschleunigte und flache **Atmung**.

Therapie: Durch Einwirkung auf den zentralen und peripheren Gefäßtonus wird versucht, die atonisch-dilatierten Gefäßbezirke in der Peripherie zu verengen. Diesem Ziel dient neben den allgemeinen Maßnahmen (s. Seite 139) zunächst die **Volumenauffüllung** der Strombahn durch ausgiebige Infusion ausreichender Flüssigkeitsmengen, z. B. als Plasmaexpander (RHEO-MACRODEX, PERISTON, HAEMACCEL, DEXTRAN), oder mit STEROFUNDIN, TUTOFUSIN, physiologischer Kochsalzlösung, 10%iger Traubenzuckerlösung, Serumkonserve Hoechst oder Plasma. Zugleich erfolgt die Anwendung einer sympathikomimetisch-vasokonstriktorisch wirkenden medikamentösen Therapie in ausreichend hoher Dosierung während eines genügend langen Zeitraumes.

Für **leichtere Formen** vom Typ der auch als vagovasaler Kollaps bezeichneten banalen emotionellen Ohnmacht genügt meist neben Flachlagerung und Anwendung von Hautreizen und ähnlichem die Verabreichung eines zentral angreifenden **Analeptikums** als subkutane oder intramuskuläre Injektion: CARDIAZOL (1,0 ml = 0,1 g), COFFEINUM NATRIOBENZOICUM (1 Amp. = 0,25 g), MOVELLAN (1 Amp. = 0,01 g). Evtl. CORAMIN »Ciba« = CORMED »Reis« (1 Amp. = 1,7 mg) als i.v. Injektion mit einer Gesamtmenge bis zu 4,0 ml je Injektion.

Ebenso wirksam sind peripher angreifende **Sympathikomimetika:** PERIPHERIN (1,0 ml) als subkutane, i.m. oder i.v. Injektion, AKRINOR (1 Amp. = 2,0 ml) als i.m. Injektion, bei lebensbedrohlicher Situation 1 Amp. innerhalb 2 min auch als i.v. Injektion, NOVADRAL (1 Amp. zu

1,0 ml = 0,01 g) als s.c. oder i.m. Injektion, EFFORTIL (1,0 ml = 0,01 g) als s.c. Injektion, notfalls ebenfalls als i.v. Injektion. Oder **Vagolytika** wie ATROPIN SULFUR. 0,5 bis 1,0 mg als i.v. Injektion.

Bei **protrahiertem Verlauf** Anwendung stärker wirkender Sympathikomimetika mit Langzeiteffekt: DEPOT-NOVADRAL (1 Amp. zu 1,0 ml = 0,01 g) als i.m. Injektion, 2 Amp. in 2stündlicher Wiederholung, NORPHEN (1 Amp. als i.m. Injektion).

Für **schwere und scheinbar irreversible Formen** ist unerläßlich die unverzügliche Anreicherung der i.v. Dauertropfinfusion mit sympathikomimetisch wirkenden Substanzen wie Noradrenalin als NOVADRAL, ARTERENOL, Angiotensin als HYPERTENSIN »Ciba« oder NORPHEN. Sollten diese nicht sofort verfügbar sein, so ist zur Überbrückung geeignet NOVADRAL als i.v. Injektion (1 Amp. = 0,01 g) in 20,0 ml physiol. NaCl-Lösung, 5%iger LAEVULOSE oder ähnlichem verdünnt oder ARTERENOL (1 Amp. = 1,0 mg) als i.v. Injektion. In jedem Falle sollte aber möglichst unverzüglich eine i.v. Dauertropfinfusion angelegt werden – möglichst unter Verwendung einer *Braun*schen Venüle, oder mittels Subclavia-Katheter oder durch Punktion der Vena anonyma (Technik s. Seite 298). Als Infusionsträgerflüssigkeit sind brauchbar: physiologische Kochsalzlösung, LAEVULOSE (5%ig), PERISTON, TUTOFUSIN B, RINGERlösung oder Plasmaexpander (HAEMACCEL, RHEO-MACRODEX). Der Infusionsflüssigkeit ist als **kreislaufaktive Substanz** einer der obengenannten Wirkstoffe in der folgenden hohen Dosierung zuzusetzen:

NOVADRAL (1 Amp. zu 5,0 ml = 50 mg): 5 Amp. = 250 mg auf 500 bis 1000 ml Infusionsflüssigkeit. Einlaufgeschwindigkeit 15 bis 60 Tropfen je Minute. In extremen Fällen Steigerung auf 10 bis 20 Ampullen = 500 bis 1000 mg pro Tag.

HYPERTENSIN (1 Amp. = 6,0 mg): 2,0 bis 4,0 mg = 4 bis 8 Amp. auf 500 ml Infusionsflüssigkeit. Einlaufgeschwindigkeit: Beginn mit 5 Tropfen je Minute, sodann rasche Steigerung bis 100 Tropfen je Minute zur Verhinderung einer tachyphylaktischen Wirkung.

In **verzweifelten Fällen** Kombination von HYPERTENSIN mit NOV-

ADRAL: 50,0 mg oder mehr NOVADRAL mit 4,0 mg HYPERTENSIN. Oder ARTERENOL (1 Amp. zu 1,0 ml = 1,0 mg): 5 Amp. = 5,0 mg auf 500 ml Infusionsflüssigkeit. In extremen Fällen bis zu 20 mg ARTERENOL auf 250 ml Infusionsflüssigkeit. Einlaufgeschwindigkeit: durchschnittlich 15 Tropfen je Minute, je nach dem Blutdruckverhalten jedoch Steigerung bis 50 Tropfen und mehr je Minute möglich. In kritischen Fällen ist ferner die Kombination von RITALIN, 25,0 mg mit 5,0 mg ARTERENOL zu versuchen.

Als zunächst ausreichende Wirkung der Infusionstherapie soll beim Normotoniker ein systolischer Blutdruckwert von 80 bis 100 mm Hg, beim Hypertoniker von mindestens 120 mm Hg erreicht werden. Unter allen Umständen muß die Unterschreitung des Minimaldruckwertes von 70 mm Hg wegen der damit verbundenen vordringlichen Gefahr einer zerebralen Durchblutungsstörung vermieden werden. Die Dauertropfinfusion ist so lange auszudehnen und die Einlaufgeschwindigkeit ist so weit zu steigern, bis die genannten Blutdruckwerte erreicht worden sind und durch Fortsetzung der Infusionsbehandlung aufrechterhalten werden. Dabei müssen u. U. beträchtliche Mengen, sowohl an kreislaufaktiven Substanzen wie auch an Infusionsflüssigkeit, aufgewandt werden. Bei schwersten Formen einer Gefäßweite-Kollapsphase sind mit schließlich gutem Ergebnis innerhalb von 5 Tagen bis zu 10000 mg NOVADRAL (= 200 Amp. zu je 50 mg!) infundiert worden.

Neben der Anwendung kreislaufaktiver Substanzen im Rahmen der sympathikomimetischen Therapie sind, insbesondere bei allergisch oder toxisch bedingtem Kreislaufzusammenbruch (Bienenstich!) **Kortikosteroide** angezeigt: 60 mg als i. v. und 40 mg als i.m. Injektion (z. B. URBASON SOLUBILE, SOLU-DECORTIN-H, ULTRACORTEN-H).

c) Gefäßlähmungs-Kollaps

Synonyma: Paralytischer Kollaps, febriler Kollaps.

Pathophysiologisch besteht eine Ambivalenz der vegetativen Fehlsteuerung mit einer gleichzeitig überschießenden sympathikoton-ergotropen sowie einer vagoton-histotropen Kreislaufeinstellung. Infolge einer toxischen paralytischen Schädigung im Kapillargebiet tritt sowohl im Venolen- wie im Arteriolenbereich eine Atonie ein. Die hämodynamische

Auswirkung wird deutlich an einer Senkung des peripheren Gesamtwiderstandes mit Verkleinerung des venösen Rückstroms bei Verringerung des Minutenvolumens sowie am Absinken des peripher-arteriellen Strömungswiderstandes. Als weitere Folge der Kapillarschädigung tritt Blutplasma in das Interstitium aus mit der Bildung eines intravasalen Volumenmangels im Sinne einer Hypovolämie. Man hat daher diesen Vorgang auch als **Kapillarlähmung mit Plasmaverlust** bezeichnet. Die Parallele zu der Schockdefinition *Wollheims* liegt auf der Hand.

Vorkommen: Im Anschluß an die beiden vorgenannten Phasen des tonischen und atonischen Kollapses sowie unmittelbar primär als beherrschende Phase kommt der Gefäßlähmungskollaps in zwei Formen vor: **Zentral-toxisch** bedingt, z. B. bei Fleckfieber, Enzephalitis, bulbären Formen der Poliomyelitis, Botulismus; **peripher-toxisch** verursacht bei Typhus, Ruhr, Pneumonie, Grippe, Meningokokken-Infektion, bei infizierten Aborten, bei urologischen Infektionen, Diphtherie, Scharlach. Ebenso führen Intoxikationen durch Narkose, Barbiturate, Kohlenoxydgas, Pilzvergiftungen, wie z. B. Knollenblätterschwamm, zu einem Gefäßlähmungs-Kollaps.

Diagnostische Leitsymptome: Von wegweisender und differentialdiagnostischer Bedeutung sind die folgenden klinischen Zeichen:

Blutdruck: Amplitudenweite durch gleichmäßiges Absinken des systolischen und des diastolischen Wertes (vgl. Abb. 47).

Pulsfrequenz: Im Gegensatz zur Phase des Gefäßweite-Kollaps hier Beschleunigung der Pulsfrequenz.

Pulsqualität: weich und klein und oft kaum tastbar.

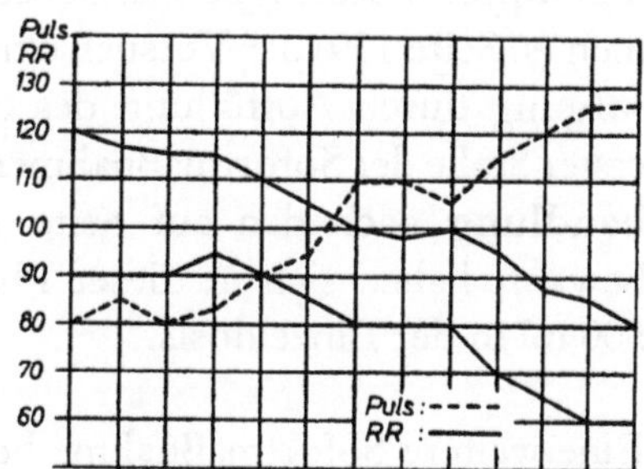

Abb. 47: Blutdruck- und Pulsverhalten bei paralytischem Kollaps

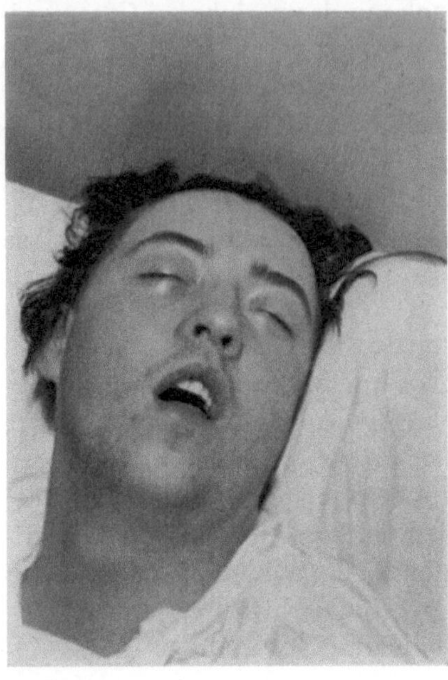

Abb. 48: Gesichtsbild bei paralytischem Kollaps infolge Barbituratvergiftung

Hautfarbe: zyanotisch-blaß. Aspektdiagnostisch das Bild des »blaßzyanotischen Kollaps« (vgl. Abb. 48).

Hauttemperatur: feucht-kalte Hände, Füße und Ohren.

Allgemeines Verhalten: motorische Unruhe.

Sensorium: Beeinträchtigung je nach Schweregrad der Kollapsphase, von Trübung und Somnolenz bis zu tiefer Bewußtlosigkeit im Koma.

Therapie: Vordringlich ist neben der Anwendung allgemeiner Maßnahmen (s. Seite 139) der Versuch einer Verbesserung der peripheren Blutversorgung durch Auffüllung des intravasalen Blutvolumen-Mangels. An erster Stelle der Sofortmaßnahmen steht daher auch hier die **Infusionsbehandlung** nach den auf Seite 130 gegebenen Richtlinien. Besonders bewährt haben sich in dieser Phase wiederholte Bluttransfusionen von 500 ml in der Einzeldosis.

Eine weitere Sofortmaßnahme besteht in der Verabreichung **sympathi-**

komimetisch wirkender Stoffe, wie dies bereits auf Seite 134 für den Gefäßweite-Kollaps dargestellt worden ist.

Je nach der Grundkrankheit ist eine dem Antibiogramm entsprechend gezielte Therapie mit Antibiotika oder Sulfonamiden und auch mit einer Kombination beider Stoffe notwendig; oder bei gegebenen Voraussetzungen eine auf die Infektion spezifisch eingehende Therapie. Toxische, etwa durch Schlafmittelvergiftung usw. verursachte Formen bedürfen einer speziellen Zusatztherapie, hier z. B. einer hochdosierten diuretischen Dialysebehandlung (RINGERlösung-Infusion mit LASIX).

Kortikosteroide werden als PREDNISOLON, 60 mg als i.v. und 40 mg als i.m. Injektion gegeben.

Die Anwendung von **Herzglykosiden** (STROPHANTHIN) als i.v. Therapie ist dann angezeigt, wenn eine entzündliche Erkrankung der Herzmuskulatur im Sinne einer toxisch-infektiösen Karditis oder eine manifeste oder latente Herzinsuffizienz als Begleitkrankheit bestehen.

2. Zusammenfassende Übersicht zum Therapieplan beim akuten Kreislaufversagen

a) Allgemeine Therapiemaßnahmen zur Schockbekämpfung

Für die Bekämpfung des akuten Kreislaufversagens sind neben den für jede Kollapsphase speziellen Richtlinien folgende **Allgemeinmaßnahmen** zu beachten, die für sämtliche Erscheinungsformen gelten:

1. Geeignete **Lagerung** des Patienten: bei Bewußtlosigkeit fixierte Seitenlage, sonst Horizontallage mit Tieflagerung des Kopfes und Hochlagerung des Fußendes um 10°. Unter Umständen Einlegung eines *Guedel*-Tubus oder Intubation zum Freihalten der Atemwege.

2. Beim hämorrhagischen Schock adäquate **Blutstillung** zur Vermeidung weiterer Verluste an zirkulierender Blutmenge.

3. Intermittierende **Sauerstoffzufuhr,** möglichst durch Nasenbügel, Nasenkatheter oder *Bird*-Respirator: 3 l je Minute. Allein diese neben der

Volumenauffüllung der Strombahn wichtigste Maßnahme zur Schockbekämpfung kann den Blutdruck systolisch um 20 mm Hg steigern.

4. Herzwärtsgerichtete **Massagen** des Körpers.

5. **Autotransfusion** durch festes Umwickeln der Extremitäten von peripher nach zentral mit elastischen Binden mit dem Ziel einer bis zu 1 l ausmachenden Vergrößerung der zirkulierenden Blutmenge durch das aus den Extremitäten ausgepreßte Blutvolumen. Belassen der Wickelungen so lange, bis die Dauertropfinfusion mit großer parenteraler Flüssigkeitszufuhr einsetzt.

6. **Schutz** vor Abkühlung durch Decken. Evtl. zusätzliche Wärmezufuhr; dabei Vorsicht vor Verbrennung des bewußtseinsgetrübten Patienten.

7. **Beatmung**: für die Notfalltherapie bei eingeschränkter oder aufgehobener Spontanatmung unter Sorge für Freiheit der Luftwege Mund-zu-Nase-Beatmung (Technik s. Seite 302).

8. **Herzmassage**: Indirekte extrathorakale Herzmassage, z. B. bei kardiogenem Kollaps infolge Herzstillstand (Technik s. Seite 302).

9. **Blasenkatheterismus**: Innerhalb der ersten 24 Stunden 3mal katheterisieren. Evtl. Einlegen eines Ballon-Dauerkatheters. Kontrolle der ausgeschiedenen Urinmengen zur Wirksamkeits-Beurteilung der Schockbekämpfungsmaßnahmen.

10. **Schmerzbekämpfung** als wesentliche unterstützende Maßnahme zur Verhinderung einer Zunahme der Kollapsbereitschaft. Hier besonders geeignet DOLANTIN SPEZIAL, 1 Amp. = 2,0 ml als i.m. Injektion wegen der nur geringen atemdepressorischen Nebenwirkung; oder l-POLAMIDON, DILAUDID-ATROPIN o. ä.

11. Gegen **Brechreiz**: Antiemetika wie TORECAN oder PERVETRAL als Zäpfchen, u. U. 1 Amp. als subkutane oder i.m. Injektion, PASPERTIN, 1 Amp. i.m. oder i.v., oder HALOPERIDOL, ½ bis 1 mg oral oder als i.m. Injektion.

12. Volumensubstitution zur Auffüllung der zirkulierenden Blutmenge mittels intravenöser Infusion bei einer nahezu in jeder Kollapsphase vorhandenen Verkleinerung der zirkulierenden Blutmenge. Eine Einschränkung hinsichtlich der Infusionsmenge – als Ausnahme von dieser im übrigen für jede Kollapsphase jeglicher Ätiologie allgemeinverbindlichen Forderung – bilden lediglich die normo- bzw. isovolämischen Formen des Gefäßenge-Kollapses bei Myokardinfarkt, Lungenembolie und manifester Herzinsuffizienz. Einer Differenzierung der hypovolämischen von der normovolämischen Kollapsphase dient die Bestimmung des Hämatokritwertes: Erhöhung bei hypovolämischen Formen. Zur Volumensubstitution geeignete Substanzen: Plasmaexpander (HAEMACCEL, RHEO-MACRODEX, PERISTON, DEXTRAN), 5%ige LAEVULOSE-Lösung, physiologische NaCl- oder RINGERlösung.

Infusionsmenge: durchschnittlich 500 bis 2000 ml pro Tag, vielfach jedoch Steigerung bis 5000 ml möglich und notwendig. Bei Gefäßweite-Kollaps sind im allgemeinen jedoch schon 500 ml ausreichend. Einlaufgeschwindigkeit: 60 bis 100 Tropfen je Minute. In akut bedrohlicher Situation schnelle Infusion von 2000 ml in 20 min. Die unmittelbar das bedrohte Schicksal des Patienten zum Guten wendende Wirkung der Volumensubstitution durch eine ausreichende Infusionstherapie zeigt die Abbildung 49.

b) Spezielle Therapiemaßnahmen zur Schockbekämpfung

1. Spezielle Therapie bei tonischem Gefäßenge-Kollaps
Ziel: Lösung der ausgeprägten Vasokonstriktion durch Einwirkung auf die pathologisch gesteigerte, sympathikoton-ergotrope Kreislaufeinstellung. **Prinzip:** Unter strenger Vermeidung zusätzlich vasokonstrikto-

Abb. 49: Akute therapeutische Wirkung der Volumensubstitution

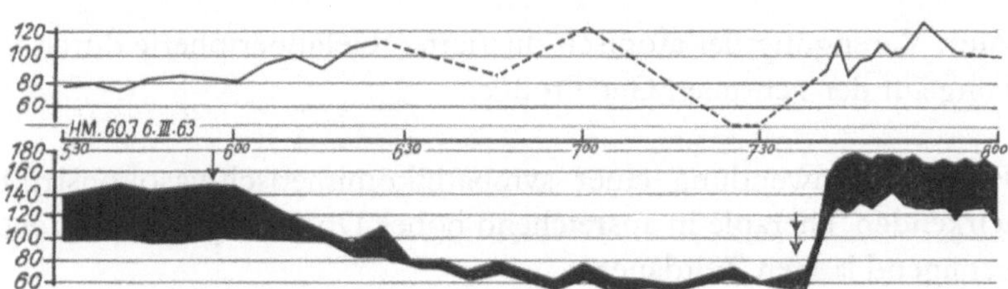

risch wirkender Stoffe Erweiterung der gedrosselten Gefäßperipherie durch sympathikolytische Therapie.

Leichte Formen mit nur mäßiger Einengung der Blutdruckamplitude und geringer Beeinträchtigung des Sensoriums: LUMINAL-NATRIUM zur Reflexdämpfung (1,0 ml einer 20%igen Lösung = 0,2 g als i.m. Injektion). NOVOCAIN (10,0 ml einer 2%igen Lösung als langsame i.v. Injektion, 1,0 ml je Minute). PANTHESIN-HYDERGIN, 1 bis 2 Ampullen als i.m. Injektion.

Schwere Formen mit starker Blutdruckamplitudeneinengung, Bewußtlosigkeit oder längerem Anhalten der Vasokonstriktion:
HYDERGIN (2,0 ml = 0,3 mg) als i.m. Injektion; bei bedrohlicher Entwicklung 0,9 mg als i.v. Injektion oder als

PANTHESIN-HYDERGIN (1 Amp. zu 4,0 ml = 200 mg PANTHESIN und 0,3 mg HYDERGIN) in Dauertropfinfusion, u. U. unter Zusatz einer weiteren Ampulle HYDERGIN.

VASCULAT, 1 Amp. zu 50 mg als i.m. Injektion;

REGITIN, 1 Amp. mit 1,0 ml = 10 mg als i.m. Injektion. Bei Fortbestehen der Vasokonstriktion (protrahierter Kollapsverlauf) Ganglienblokker: PENDIOMID »Ciba«, 1 Amp. mit 2,0 ml = 10 mg als i.m. oder langsame i.v. Injektion.

Lytischer Cocktail: Je 1 Amp. MEGAPHEN (5,0 ml = 0,025 g), ATOSIL (2,0 ml = 0,05 g) und DOLANTIN SPEZIAL (2,0 ml = 0,1) als i.m. Injektion oder in der halben Dosierung als langsame i.v. Injektion.

2. Spezielle Therapie bei atonischem Gefäßweite-Kollaps

Ziel: Verengung der atonisch-dilatierten Gefäßperipherie durch Einwirkung auf den zentralen Gefäßtonus.

Prinzip: Anwendung einer sympathikomimetisch-vasokonstriktorisch wirkenden Therapie in ausreichend hoher Dosierung und während einer genügend langen Zeitdauer.

Leichtere Formen vom Typ der banalen Ohnmacht: Meist genügt neben Flachlagerung und Anwendung von Hautreizen die Gabe eines zentral angreifenden Analeptikums (CARDIAZOL, COFFEINUM NATRIUM-BENZOICUM, CORAMIN = CORMED, vgl. Seite 134). Ebenso wirksam peripher angreifende Sympathikomimetika: PERIPHERIN, AKRINOR, NOVADRAL, EFFORTIL, NORPHEN (vgl. Seite 135).

Bei **protrahiertem Verlauf:** DEPOT-NOVADRAL (1 Amp. zu 1,0 ml = 0,01 g) als i.m. Injektion in 4stündlicher Wiederholung.

Schwere und scheinbar irreversible Formen: i.v. Dauertropfinfusion mit NOVADRAL, ARTERENOL oder HYPERTENSIN (vgl. Seite 135). Beste Applikationsart für die i.v. Dauertropfinfusion: Punktion der Vena anonyma oder Vena subclavia (Technik s. Seite 298).

Infusionsflüssigkeit: LAEVULOSE, 5%ig, TUTOFUSIN B, RINGER-lösung, physiologische Kochsalzlösung, Plasmaexpander (HAEMACCEL, RHEO-MACRODEX).

3. Spezielle Therapie bei paralytischem Gefäßlähmungs-Kollaps

Ziel: Verbesserung der peripheren Blutversorgung durch Auffüllung des intravasalen Blutvolumenmangels.

Prinzip: Infusionsbehandlung.

Sofortmaßnahmen:

a) **Sympathikomimetika,** wie AKRINOR, PERIPHERIN, EFFORTIL, NOVADRAL, ARTERENOL (Einzelheiten s. Seite 134).
b) **Kortikosteroide:** PREDNISOLON, 60 mg als i.v. Injektion, 40 mg als i.m. Injektion.
c) **Bluttransfusion:** mehrmals 500 ml.
d) **Antiinfektiöse Therapie** durch antibiotische und Sulfonamid-Medikation je nach Grundkrankheit.
e) **Herzglykosid-Therapie:** sofern latente oder manifeste Herzinsuffizienz oder Karditis als Begleitkrankheit STROPHANTHIN, 1mal täglich ¼ mg i.v.

B. Kardiogener Schock

Der kardiogene Schock unterscheidet sich von den sonstigen Formen eines akuten Kreislaufzusammenbruches durch die kardiale Grunderkrankung. Während bei den übrigen Formen nur ein peripherer Kreislaufzusammenbruch besteht, entsteht der kardial ausgelöste Schock primär aus einem **myokardialen** und erst in dessen Gefolge aus einem **peripheren** Pathomechanismus.

Die **klinische Diagnose** stellt sich demnach aus den klassischen Symptomen des akuten Kreislaufzusammenbruches sowie aus der kardialen Grunderkrankung. Sie wird am häufigsten durch einen Herzinfarkt in der akuten Phase gebildet. Wo dies, wie auf internistischen Intensivstationen, technisch möglich ist, sollten zusätzliche Untersuchungsverfahren in Form hämodynamischer Analysen in die Diagnostik einbezogen werden. Nur bei genauer Kenntnis der jeweils wechselnden kardio-vaskulär-zirkulatorischen Verhältnisse ist eine noch weitergehende Differenzierung der Schocktherapie auch bei ausgeprägtem Kreislaufzusammenbruch mit Aussicht auf Erfolg möglich.

Ätiologisch kommen als häufige Formen eines solchen kardiogenen Kollapses in Betracht:
a) der vorübergehende Herzstillstand in der **asystolischen** Lähmungsform des *Adams-Stokes*schen Syndroms (vgl. Seite 263).
b) die hämodynamische Insuffizienz des Herzens bei **tachysystolischen Reizungsformen** des *Adams-Stokes*schen Syndroms, z. B. bei Kammerflattern, bei hochgradiger Tachyarrhythmie sowie bei paroxysmalen Vorhof- oder Kammertachykardien mit ungewöhnlich schneller Schlagzahl. Die klinischen Einzelheiten zu dem Erscheinungsbild des kardiogenen Schocks aus **rhythmogener** Ursache sind in dem Abschnitt »Rhythmogener Herzanfall« (Seite 241) dargestellt;
c) der kardiogene Kollaps infolge **energetischer Insuffizienz** des Herzens, etwa als akute Herzmuskelschwäche im Verlauf einer Myokarditis oder eines Herzinfarktes (vgl. Abb. 50a), oder infolge einer manifesten Herzinsuffizienz (vgl. Seite 54);
d) die plötzlich auftretende mechanische Entleerungsbehinderung des Herzens nach massiver **Lungenembolie** mit der raschen Entwicklung eines akuten Cor pulmonale oder infolge von **Ventilthromben,** die

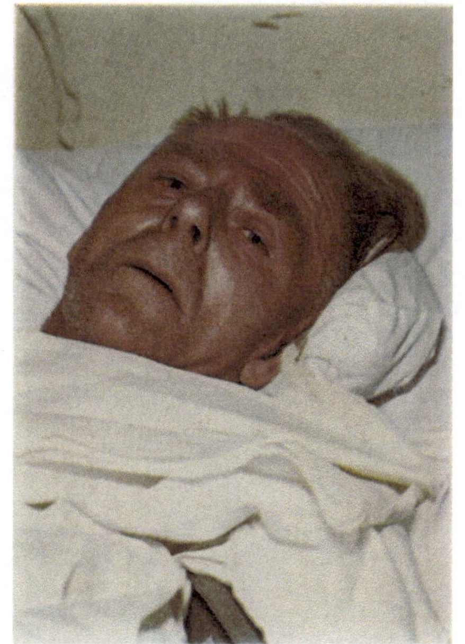

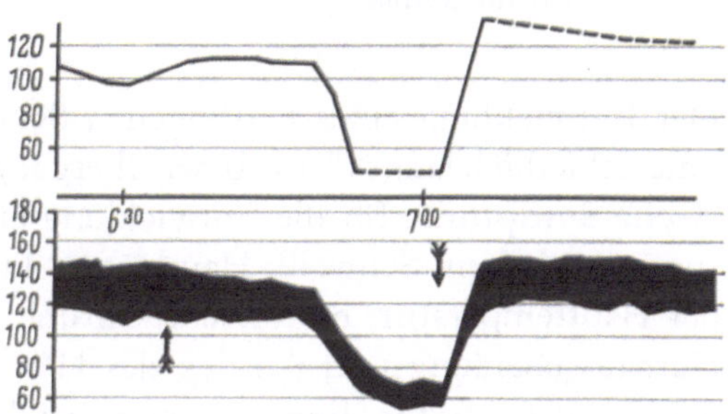

Abb. 50: Kardiogener Schock in der akuten Phase des Herzinfarktes
a) Gesichtsbild
b) Kreislaufverhalten

auskultatorisch nicht selten durch das dabei auftretende Thrombengeräusch erkennbar sind (vgl. Abb. 51), sowie vorausgegangene herzchirurgische Eingriffe.

Häufig wird diese Form des kardiogenen Schocks bei dem Alter der Patienten irrtümlich zunächst als Schwindel oder Sklerose-Kollaps, epileptische Absence, epileptischer Krampfanfall oder ähnliche zerebrale Anfallskrankheit aufgefaßt. Infolge eines vorübergehenden Anfalles der blutfördernden Funktion der Herztätigkeit kommt es zu einer kardial bedingten Kreislaufunterbrechung bei intakter Kreislaufperipherie.

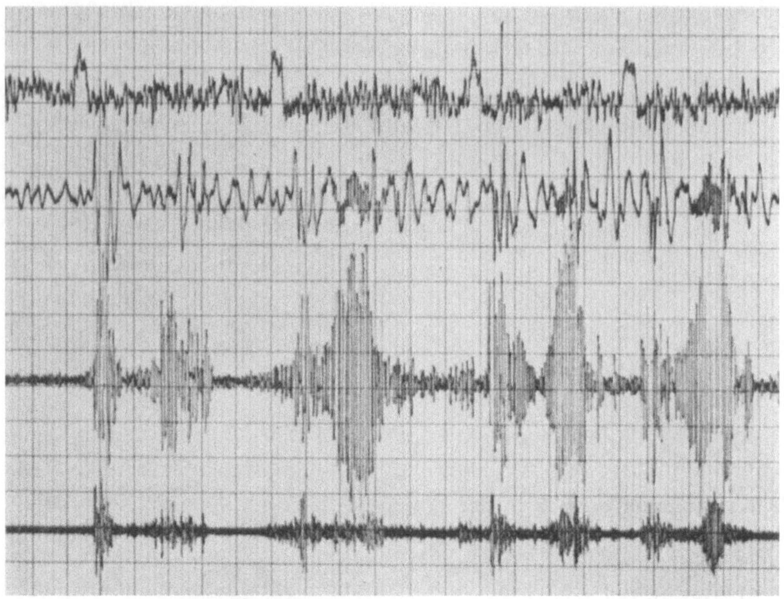

Abb. 51: Thrombengräusch bei Ventilthromben im linken Vorhof infolge Mitralstenose

Der Entwicklung eines kardiogenen Schocks geht in vielen Fällen ein unterschiedlich langes Vor- bzw. Übergangsstadium voraus. **Prämonitorische Symptome** für die Entwicklung eines Präschocks sind Absonderung von kaltem Schweiß, Hautblässe, Trübung des Sensoriums, Abfall der Hauttemperatur, motorische Unruhe, vor allem aber Rückgang der Harnausscheidung und Anstieg des Hämatokrits. Ein ebenso einfacher wie nachdrücklicher Hinweis ist auch bei diesen Formen das Auftreten der Trias: **Anstieg** der Herzfrequenz, **Abfall** des systolischen Blutdruckes sowie **Einengung** der Blutdruckamplitude als führende Symptome des sympathikotonen Gefäßenge-Kollapses (vgl. Abb. 43).

Zusätzliche und weitergehende Untersuchungsverfahren – ganz allgemein für jede Schockbekämpfung der verschiedensten Ätiologie – die allerdings in der Notfallsituation der Praxis an Ort und Stelle kaum durchführbar sein werden, sind bei klinischer Überwachung auf einer internistischen Intensivstation in der Überprüfung der folgenden Meßgrößen gegeben:

Der **zentrale Venendruck,** der beim kardiogenen Schock in der Mehrzahl der Fälle erhöht ist.

Das **Blutvolumen,** das im unbehandelten Stadium des kardiogenen Schocks infolge Blutdeponierung und Plasmatranssudation im Mikrozirkulationsbereich meist erheblich vermindert ist.

Der **Hämatokrit,** dessen Messung am einfachsten nach der Mikromethode in heparinisierten Glaskapillaren durch 3minütiges Zentrifugieren bei 13000 Umdrehungen erfolgt. Im kardiogenen Schock ist der Hämatokrit durch Plasmaaustritt meist beträchtlich erhöht.

Das **Herzminutenvolumen** wird am besten durch das Indikatorverdünnungsverfahren, z. B. mit Cardiogreen, bestimmt. Beim manifesten Schock ist das Herzminutenvolumen im Mittel um 50% vermindert.

Der **arterielle Blutdruck** sollte möglichst blutig gemessen werden an der Arteria brachialis, femoralis oder radialis, da exakte auskultatorische Meßwerte auch bei elektronischer Auskultation bei der ausgeprägten, sympathikoton bedingten Vasokonstriktion dieser Schockphase vielfach nicht zu gewinnen sind. Nochmals sei jedoch betont, daß es nicht zulässig ist, allein die Blutdruckhöhe als ein Severitätskriterium der Schocksituation anzusehen. Kann doch der Blutdruck im **Präschock** ebenso unverändert wie leicht erhöht oder gering erniedrigt sein. Im **manifesten Schock** ist er freilich selten unverändert, am häufigsten erniedrigt, vereinzelt jedoch auch als Folge einer sympathikotonen Gegenregulation erhöht. In der vagoton-atonischen Erschöpfungsphase des **protrahierten Schocks** dagegen liegen die Werte immer im hypotonen Kollapsbereich unter 80 mm Hg beim Normotonen, unter 100 mm Hg dagegen bei vorher bestandener Hypertonie. Ein solch typisches Verhalten der Werte für Blutdruck und Herzfrequenz während der sich über 30 min hinziehenden Entwicklung eines kardiogenen Schocks zeigt die Abb. 50b.

Die **Herzfrequenz** wird zweckmäßig entweder durch die Herzauskultation oder aus dem Elektrokardiogramm ermittelt, da die Pulspalpation infolge der Vasokonstriktion erschwert sein kann und die Werte verfälscht. Die Herzfrequenz ist beim kardiogenen Schock meist tachykard erhöht, sofern sie nicht durch Rhythmusstörungen irreführend verändert wird.

Der **periphere Widerstand** wird aus dem Herzminutenvolumen und dem arteriellen Mitteldruck errechnet. Er resultiert somit aus dem Stromzeitvolumen und dem Gefäßtonus. Im Gegensatz zu sonstigen Formen eines akuten Kreislaufzusammenbruches ist der periphere Widerstand beim kardiogenen Schock bei etwa der Hälfte der Patienten normal und bei den übrigen nur um 50% erhöht.

Die **Kontrolle der Urinausscheidung** bildet ein wichtiges Kriterium für die Beurteilung der Schockentwicklung und der Wirksamkeit therapeutischer Maßnahmen. Zu ihrer exakten Messung ist die Anlage eines Dauerkatheters notwendig. Bei erfolgreicher Schocktherapie soll die stündliche Urinmenge mindestens 30 ml betragen. Erreicht der Harnfluß diese Menge oder überschreitet er sie, so zeigt dies das prognostisch günstige Wiedereintreten einer ausreichenden Durchblutung der während des Schocks O_2-mangelversorgten Niere an.

Zur **Hauttemperatur-Messung** eignet sich am besten die Unterseite der Großzehe. Die Temperaturkontrolle, die mit den üblichen Thermorezeptoren vorgenommen wird, gibt einen wichtigen Hinweis auf die Schocktiefe, den Schockverlauf und die Prognose der Situation. Eine zusätzliche Erfassung der Rektaltemperatur zu Vergleichszwecken ist zweckmäßig.

Die Bestimmung der **Atemfrequenz**, die technisch keine Schwierigkeiten bereitet, zeigt im kardiogenen Schock anfangs eine Erhöhung.

Gerinnungsanalysen erfolgen nach dem üblichen Schema. Die Abweichungen von der Norm sind während der einzelnen Phasen im Schockablauf verschieden. Initial findet sich eine Zunahme der Gerinnungstendenz im Sinne einer Hyperkoagulabilität. Sie kann zusammen mit weiteren Mechanismen zur intravasalen Gerinnung im Mikrozirkulationsbereich mit dem Bilde des bereits erwähnten Sludge-Phänomens führen. Die sich mitunter anschließende und als **Verbrauchskoagulopathie** bezeichnete Blutungsneigung wird meist verursacht durch Thrombopenie, Verlängerung der Prothrombinzeit und Aktivitätsminderung mehrerer Gerinnungsfaktoren.

Ein besonders hervorstechendes Merkmal für den kardiogenen Schock stellt eine sich rasch ausbildende **metabolische Azidose** dar. Ihre Entwicklung läßt sich durch Blutgasanalysen mit Bestimmung von pO_2, CO_2, pH und Bicarbonat nach den üblichen Verfahren aus Meßproben von arteriellem Blut verfolgen. Die Verwendung von Kapillarblut erscheint ungeeignet wegen der durch die Vasokonstriktion im Kapillarbereich ohnehin verursachten lokalen Veränderungen im Säurebasenhaushalt. Die Kenntnis der Werte des Basendefizits mit negativem Basenüberschuß ist für eine exakte Steuerung der Azidose-Behandlung mit Antazidotika im Rahmen der Schocktherapie heute unerläßlich.

Die spezielle **Therapie** des kardiogenen Schocks entspricht den beim tonischen Kreislaufversagen gegebenen Richtlinien.

C. Anaphylaktischer Schock

Diese besonders bedrohliche Form eines perakut sich entwickelnden peripheren Kreislaufzusammenbruches wird ausgelöst durch eine Antigen-Antikörper-Sofortreaktion. Vielfach gibt die Anamnese bereits Aufschluß über eine vorliegende Sensibilisierung gegen die als Allergen wirksamen Substanzen. Am häufigsten kommen in Betracht Medikamente, Seren, Nahrungsstoffe und Insektenstiche, vor allem von Bienen oder Wespen. Die Zeitspanne des allergenfreien Intervalls ist von prognostischer Bedeutung. Dieses Intervall umfaßt die Zeit zwischen der vorletzten Berührung mit dem Allergen und der die aktuelle Reaktion auslösenden Exposition. Als prognostisch ungünstig gilt die Zeit nach dem 3. Tag bis zum Ende des ersten Jahres. Während des 1. bis 3. Tages und nach Ablauf des ersten Jahres dagegen ist die Letalität geringer.

Der Grad der Sensibilisierung und die Applikationsart des Allergens bestimmen die als **Inkubationszeit** bezeichnete Frist bis zum Auftreten der ersten Schocksymptome: Blässe, Schweiß, Hautkälte, Tachykardie, Bewußtseinstrübung, Erbrechen, Gesichtsödem (vgl. Abb. 52a–b). Inkubationszeiten unter 5 min sind mit einer hohen Letalität bis 40 v. H. belastet. Solche über 30 min führen selten zum Tode.

Bei dem stets lebensbedrohenden Ereignis eines anaphylaktischen Schocks ist das Schicksal des Patienten in hohem Maße vom raschen und zielsicheren Handeln des Arztes abhängig. Bei den perakut einsetzenden Formen eines anaphylaktischen Schocks, etwa bei Bienen- oder Wespenstich, kommt jede Hilfe zu spät, wenn nicht die folgende medikamentöse **Notfallausrüstung** von dem belasteten Patienten selbst in 3 Schachteln stets griffbereit mitgeführt und sofort angewandt wird:
Schachtel I: 6 Tabl. Prednisolon zu je 5 mg (z. B. ULTRACORTEN H), 2 Kapseln Antihistamin-Präparat
Schachtel II: Derselbe Inhalt wie Schachtel I
Schachtel III: ALUPENT, 1 Tabl. zu 20 mg, sublingual.

Anwendung: Z. B. bei Insektenstich und anamnestisch bekannter Insektenstich-Allergie sofort Inhalt Schachtel I und III einnehmen und Arzt benachrichtigen, evtl. ½ Stunde später zusätzlich Inhalt der Schachtel II einnehmen. ALUPENT (Schachtel III) dient zur Prophylaxe einer respi-

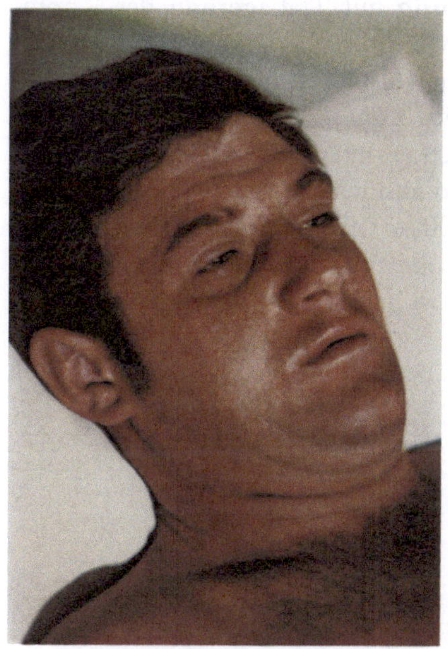

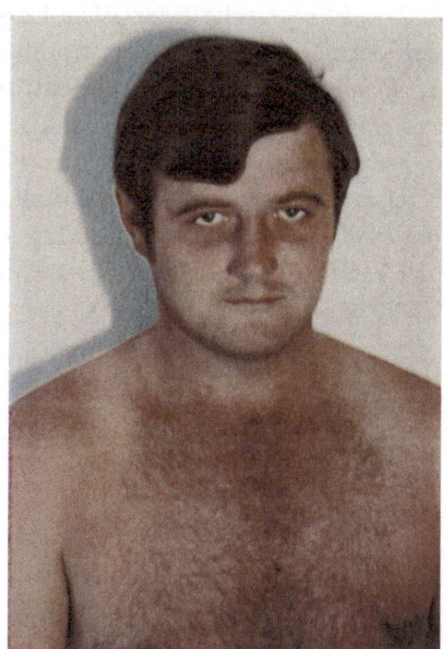

Abb. 52: Anaphylaktischer Schock nach Wespenstich
a) In der Schocksituation
b) 2 Tage später

ratorischen Form des anaphylaktischen Schocks mit Lungenödem. Zusätzlich zu dieser im Idealfall von dem Patienten selbst bereits getroffenen Soforthilfe sieht das ärztliche **Behandlungsschema** zur Bekämpfung des anaphylaktischen Schocks die folgenden Maßnahmen vor:

1. **ADRENALIN oder NOR-ADRENALIN**, 1:1000 bis 0,7 ml als i.m. oder langsame i.v. Injektion, je nach Dringlichkeit. Bei i.m. Applikation spritzt man die Hälfte der Dosis an die Eingangsstelle des Allergens (z. B. Insektenstich).
2. **Antihistaminikum** als i.v. Injektion, z. B. SANDOSTEN-CALCIUM, 1 bis 2 Amp. zu je 10,0 ml.
3. Wasserlösliches **Prednisolon-Präparat** als i.v. Injektion: z. B. ULTRACORTEN, 2 Amp. zu je 25 mg, SOLU-DECORTIN H, 50 mg, oder URBASON SOLUBILE, 40 bis 80 mg.

4. *Trendelenburg*sche oder *Nato*-**Lagerung** mit Tieflagerung des Kopfes zur Vermeidung von Aspiration bei evtl. Erbrechen.
5. Wenn nötig, künstliche **Beatmung** (Mund-zu-Nase-Beatmung) und externe **Herzmassage** (Technik s. Seite 302).
6. **Infusionstherapie** bei schweren Reaktionsformen mit protrahiertem Kreislaufversagen, Asthma-Anfall und ähnlichem: ARTERENOL oder HYPERTENSIN (0,5 bis 4,0 mg je 100 ml) mit 1000 mg (!) Prednisolon in 1 Liter 5%ige GLUKOSE-Lösung oder Plasmaexpander (HAEMACCEL, RHEO-MACRODEX).

D. Hypotone Kreislaufregulationsstörungen

Die Möglichkeit einer fortlaufenden elektronischen Blutdruckmessung hat unsere Einblicke in die pathogenetischen Zusammenhänge und den pathophysiologischen Ablauf dieser häufig anfallsartig auftretenden und funktionell bedingten Störungen der Kreislaufregulation wesentlich gefördert. Die verschiedenartigen Verhaltensmöglichkeiten der Blutdruck-Einschwingkurven gibt die Abbildung 53 wieder. Wegen ihrer weiten Verbreitung von besonders aktueller Bedeutung sind die folgenden Vorkommensformen einer hypotonen Regulationsstörung:

1. Vagovasale Synkopen,
2. vegetativ-orthostatische Kreislaufregulationsstörungen

Die in Pathogenese und klinischer Symptomatik diesen Formen verwandten Ereignisse des Hustenschlages sowie der asympathikotonen Hypotonie sind wegen des sie prägenden Leitsymptoms einer Bewußtlosigkeit in anderem Zusammenhang berücksichtigt worden (s. Seite 194 und 192).

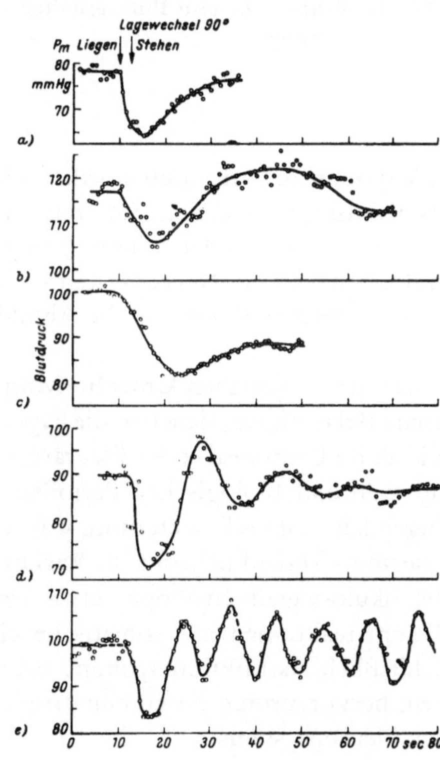

Abb. 53: Einschwingkurven des menschlichen Blutdrucks bei schnellem Lagewechsel

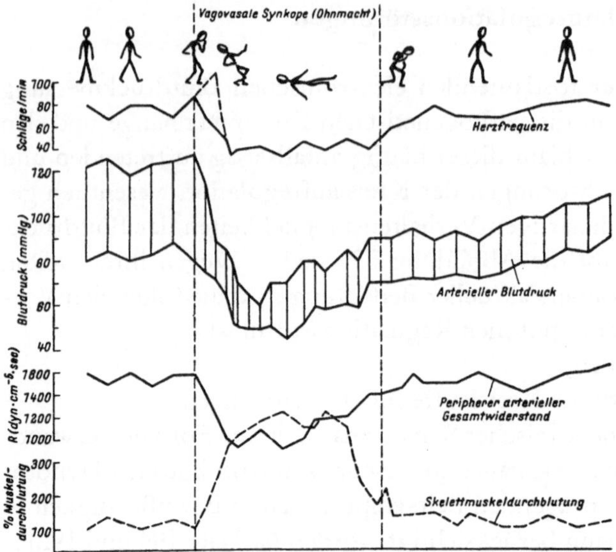

Abb. 54: Blutdruck- und Pulsverhalten bei vagovasaler Synkope

1. **Vagovasale Synkopen** wurden früher als banale Ohnmacht oder auch als Fainting bezeichnet. Sie treten als anfallsartige Ereignisse auf im Rahmen eingreifender akuter Funktionsumstellungen des vegetativen und animalischen Nervensystems. Den pathophysiologischen Verlauf einer solchen Synkope gibt die Abbildung 54 wieder.

Unter den zahlreichen **Ursache-Möglichkeiten** sind am häufigsten seelische Belastungen, daneben die hypodynam-asthenische Konstitution sowie akute Peritoneal- oder Pleurareizungen. Die Störung tritt bevorzugt auf während biologischer Perioden starker Vasolabilität, wie dies im Jugendalter, im Klimakterium, während der Gravidität sowie im Rekonvaleszenz-Verlauf bekannt ist. **Varianten** der vagovasalen Synkopen sind die okulo-vagale Synkope, etwa bei Bulbusdruck, ferner vagovasale Traumareaktionen auf somatische ebenso wie auf psychische Insulte. Schließlich als Miktionssynkope bei nächtlicher Urinentleerung im Stehen, hervorgerufen durch eine trophotrope Fehlsteuerung des vegetativen Nervensystems.

Die **Therapie** einer vagovasalen Synkope erübrigt sich meist, da die biologische Selbstbehandlung durch horizontale Lagerung des Körpers im »Kollaps« eine rasche Behebung der Anfallssituation bewirkt. Medikamentös kommen zur Vorbeugung bei einer solchen Synkopenneigung in Betracht Sympathikomimetika mit betarezeptorenerregender Wirkung, wie z. B. EFFORTIL in hoher Dosierung von 3mal 20 bis 3mal 60 Tropfen täglich.

2. Vegetativ-orthostatische Kreislaufregulationsstörungen (orthostatischer Kreislaufzusammenbruch)

Der orthostatische Kreislaufzusammenbruch mit dem schließlichen Eintreten eines Kollapses bildet die 3. atonische Stufe in der Entwicklungsabfolge des vegetativ-orthostatischen Kreislaufsyndroms. Ihm gehen voran die Stufen der orthostatischen Kreislauflabilität sowie der orthostatischen Keislaufinsuffizienz.

Abb. 55: Orthostatische Hypotonie
a) Kreislaufverhalten bei orthostatischem Kreislaufzusammenbruch
b) Gesichtsbild bei orthostatischem Kreislaufsyndrom

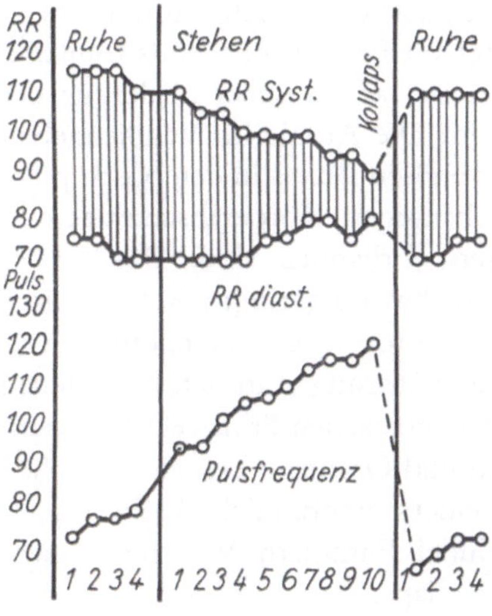

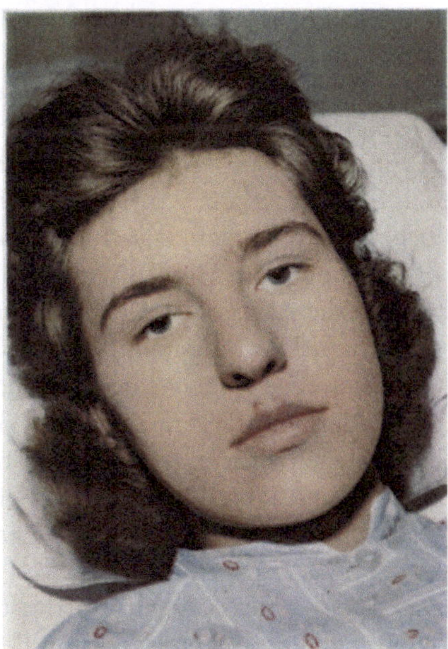

Der orthostatische Kreislaufzusammenbruch beruht pathophysiologisch auf einer extremen Verringerung des Schlag- und Minutenvolumens während aufrechter Körperhaltung im Stehen oder Sitzen bei zunehmender Einengung der Blutdruckamplitude und bei einem Rückgang der Minutenfrequenz. Der Blutdruck sinkt infolge Abnahme des Schlagvolumens zunächst systolisch stärker ab als diastolisch. In dem gleichen Sinne wirkt sich das Nachlassen des elastischen Widerstandes bei noch weiterhin ansteigendem peripheren Widerstand verhängnisvoll aus. Schließlich läßt auch der periphere Strömungswiderstand nach. Neben dem systolischen fallen nun auch der diastolische sowie der mittlere Blutdruck rasch ab (vgl. Abb. 55a). Die Herzfrequenz wird bradykard. Unter fortschreitender Verringerung des Minutenvolumens kommt es schließlich zum orthostatischen Gefäßweite-Kollaps.

Dem orthostatischen Kreislaufversagen liegen **funktionell-reversible Störungen** zugrunde. Sie greifen ein in das vegetativ-nervös gesteuerte Reglersystem einer normalen Blutverteilung und Blutzirkulation im Bereich des peripheren Gefäßsystems. Die Auslösung dieser Fehlregulationen ist gebunden an eine bestimmte Körperhaltung. Sie treten nur bei Orthostase auf, also im Stehen, im Sitzen und beim Aufrichten. Bei Wiedereinnahme der horizontalen Lage gleichen sie sich sofort aus (vgl. Abb. 56). Die Kreislaufperipherie zeigt im Bereich der Endstrombahn unter dem Einfluß neurovegetativer Reize bei statischer Änderung der Körperhaltung ein paradoxes Verhalten: Die Atonie im Venolengebiet bewirkt eine vermehrte Ansammlung venösen Blutes in den postkapillären Gefäßbezirken, vor allem der abhängigen Körperabschnitte; dies insbesondere, wenn zusätzlich Varizen vorhanden sind. Das venöse Blutangebot zum Herzen wird somit zunehmend geringer. Reflektorisch geraten die Arteriolen in den Zustand einer tonischen Verengerung (vgl. Abb. 56c). Die Folge sind Durchblutungsstörungen in den betroffenen Gefäßbereichen mit vorübergehenden hypoxischen Stoffwechselstörungen in den versorgten Gewebsgebieten und Organen. Das einer solchen hypoxischen Störung gegenüber besonders empfindliche Gehirn zeigt zuerst Funktionsstörungen wie Schwindel, Flimmern, Verschwommen- oder Schwarzsehen und schließlichen Kollaps.

Das **Wesen** des vegetativ-orthostatischen Kreislaufsyndroms liegt in einer vegetativen Dysregulation der Kreislaufperipherie beim Übergang

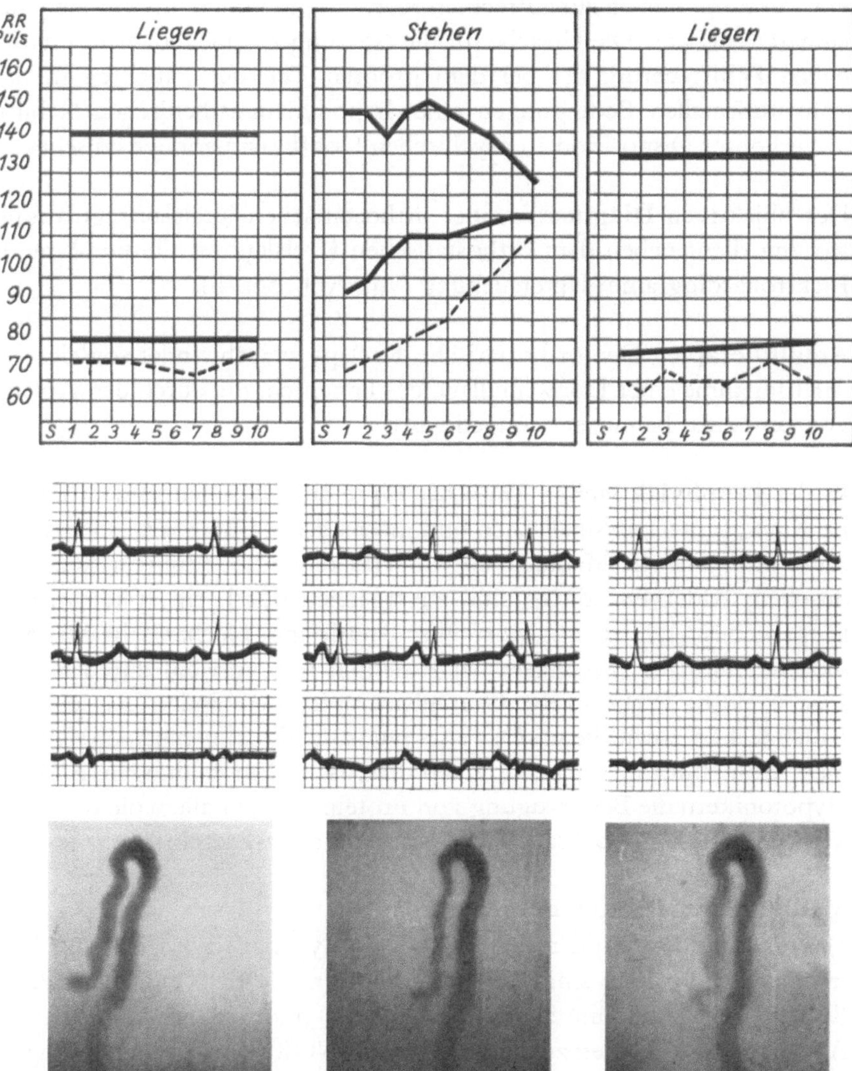

Abb. 56: Befundsynopsis bei orthostatischer Kreislaufregulationsstörung

a) Blutdruck- und Pulsverhalten

b) Elektrokardiogramm

c) Kapillarmikroskopisches Bild

von der horizontalen zur aufrechten Körperhaltung oder im Verlauf eines längeren Stehens. Die Ursache für die Neigung zu einer solchen funktionellen Fehlsteuerung ist bei dem größten Teil der Patienten in den konstitutionellen Bedingungen eines hypodynam-asthenischen Habitus mit erhöhter Disposition zu psychischen Konfliktsituationen zu sehen.

Der objektiven **Diagnostik** einer orthostatischen Kreislaufregulationsstörung dient neben dem orthostatischen Kreislauftest die kombinierte Elektrokardiogramm-Untersuchung (vgl. Abb. 56a–b).

Anfalltherapie: Der orthostatische Kollaps verschwindet sogleich bei der Einnahme einer Horizontallage des Patienten, die durch den Kollaps von der Natur bereits erzwungen wird.

In der **prophylaktischen Dauertherapie** tritt die medikamentöse Behandlung hinter physikalischen und mechanischen Maßnahmen weit zurück. Physikalische Maßnahmen wie Trockenhautbürstungen, Wechselduschen, Bäderbehandlung sind zu ergänzen durch ein systematisches körperliches Training mit sportlicher Betätigung. Mechanische Maßnahmen unterstützen, besonders bei Patienten mit Varizen, durch festelastische, derbe Perlon- oder Gummistrümpfe, Leibbinden bei schlaffen Bauchdecken sowie beim *Dumping*-Syndrom die allgemeinen Maßnahmen. Unterstützend wirken können diätetische Empfehlungen, z. B. bei Hypotonikern die Bevorzugung von Protein und vor allem die reichliche Verwendung von Kochsalz in der Nahrung (Salz-Brezeln!).

Medikamentöse Intervalltherapie

a) Kombination zentraler **Analeptika mit Sympathikomimetika:** Vertreter dieser Gruppe sind PERIPHERIN und AKRINOR. PERIPHERIN morgens und mittags je 12 Tropfen (morgens bereits vor dem Aufstehen noch im Bett zu nehmen); AKRINOR, morgens und mittags je 1 Tabl.

b) **Betarezeptorenblocker** bei sympathikotoner Grundeinstellung: DOCITON 40, morgens und abends je ½ Tabl. = 20 mg.

c) **Hydrierte Secale-Alkaloide** vom Ergotamintyp: Dihydroergotamin (DIHYDERGOT) hat sich günstig bewährt bei orthostatischer Kollapsneigung. Die direkte periphere Gefäßmuskelkontraktion soll nicht völlig aufgehoben werden, so daß eine leichte periphere Tonisierung erfolgt, während gleichzeitig die Labilität infolge erhöhter Erregung des zentralen Sympathikus durch Sympathikolyse vermindert wird. DIHYDERGOT, 3mal täglich 25 Tropfen, oder 3mal täglich 1 bis 2 Tabl. zu je 1 mg, DIHYDERGOT-RETARD, täglich 2mal 1 Tabl. zu 2,5 mg.

Nebennierenrindenhormone: Für begrenzte Zeit können Glukokortikoide, zusammen mit erhöhter Kochsalzzufuhr, günstig wirken. Dies gilt insbesondere bei hypotoner Kreislaufeinstellung. Der Effekt wird vermutlich über eine Natrium- und Flüssigkeitsretention mit leichter Anhebung des Blutdruck-Niveaus vermittelt. Bewährt hat sich die **Injektion** eines Mineralkortikoids in Depot-Form, z. B. CORTIRON-DEPOT, 1mal wöchentlich 50 bis 100 mg im 1. Monat, im 2. und 3. Monat in 2wöchentlichen Abständen als i.m. Injektion. Oder DOCABOLIN »Organon«, 1mal wöchentlich 1 Amp. = 1,0 ml, für die Dauer von 6 Wochen.

E. Synkopale Anfälle bei sekundär-symptomatischer Hypotonie

Diese auch als Begleithypotonie bezeichnete Gruppe umfaßt solche Formen einer krankhaften Blutdrucksenkung, bei denen abnorm niedrige Blutdruckwerte als konstanter Befund für längere Dauer unabhängig von der Körperlage im Gefolge einer klinisch vordergründigen Grundkrankheit oder einer sonstigen Einwirkung auftreten.

Die folgenden Hauptformen mit ihrer ätiologischen Vielfalt beanspruchen wegen ihrer Häufigkeit und wegen ihrer praktischen Bedeutung im Rahmen des Syndroms »Herzanfall« eine besondere Aufmerksamkeit:

1. **Symptomatische Hypotonie bei innersekretorischen Erkrankungen:**
*Addison*sche Erkrankung, Hypadrenie, Addisonismus infolge partieller Hypophysenvorderlappeninsuffizienz, Hypothyreose und Myxödem, hypophysäre Hypotonie bei *Simmonds*scher Kachexie und *Sheehan*-Syndrom, Unterernährung, Eiweißmangeldystrophie, Kachexie als Folge chronisch konsumierender Erkrankungen, vor allem bei Tumoren, Sprue, Anorexia nervosa.

2. **Passagere Hypotonie:**
Para- und postinfektiöser paralytischer Kollaps; beim entgleisten jugendlichen Diabetes und im diabetischen Koma; bei Dehydratation; toxisch durch chronischen Barbitursäureabusus und durch chronische Kohlenoxidgasvergiftung, bei Nikotinabusus und der heute zunehmend seuchenhaft unter der Jugend sich ausbreitenden Rauschgiftsucht; bei künstlicher Hypotonie durch Ganglienblocker und Saluretika, in der postoperativen Phase.

3. **Kardiogen** bei organischen Herzgefäßkrankheiten: Herzinsuffizienz mit Minusdekompensation; *Adams-Stokes*-Anfälle, Cor pulmonale mit Hypotonie im Systemkreislauf bei pulmonaler Hypertension. Ebenso bei Sauerstoffmangel in großen Höhen. Reflektorisch nach Herzinfarkt und Lungenembolie; bei Myokarditis und Panzerherz. Weitere kardiovaskuläre Grundkrankheiten sind energetisch-dynamische Herzinsuffizienz *(Hegglin)*; Aorten-, Pulmonal-, Mitralstenose; Arteriosklerose. Als meßbare lokale Hypotonie bie Aortenbogensyndrom *(Takayasu)* mit Claudica-

tio intermittens in den Unterarmen. Ferner als Aortenisthmusstenose mit niedrigem Blutdruck in der unteren Körperhälfte bei erhöhtem Blutdruck im Bereich der oberen Körperhälfte, oft fühl- und hörbarem Kollateralgeräusch über dem Rücken sowie röntgenologisch erkennbaren Rippenusuren.

4. **Trainingshypotonie** zugleich mit Trainingsbradykardie, als physiologische Schonstellung, nach *Klepzig* ohne Krankheitsbedeutung,

5. **Praktische Hinweise** zu den einzelnen Formen:
a) Der *Addison*schen Erkrankung liegt meist eine Zerstörung der Nebennierenrinde durch Tuberkulose zugrunde. Seltener ist die sogenannte idiopathische Atrophie der Nebenniere als **Ursache** anzusehen. Die Seltenheit erhellt aus dem Vorkommen 4:100000. Klinische Symptome treten erst auf, wenn 90% des Nebennierenrindengewebes funktionsunfähig sind. Der idiopathischen Atrophie, die auch als Schrumpfnebenniere bezeichnet wird, liegt eine Zerstörung des Rindengewebes durch Autoimmunvorgänge zugrunde. Sitz dieser Antigen-Antikörperreaktion ist das Zytoplasma der sekretorischen Zellen der Nebennierenrinde. In dieser Störung der immunologischen Homoiostase hat die Schrumpfniere eine gemeinsame Pathogenese mit der perniziösen Anämie und mit der Thyreoiditis. Selten können Blutungen mit nachfolgender Nekrose während einer Gravidität oder im Wochenbett eine echte *Addison*sche Erkrankung auslösen.

Führende Symptome sind die in mehr als 90 v.H. Fällen anzutreffende Asthenie mit zunehmender Abmagerung, hochgradiger Appetitlosigkeit, typischem Gesichtsbild mit Hautpigmentierung und vor allem Pigmentierung der Schleimhaut in der Mundhöhle (vgl. Abb. 57a), Adynamie, starke **Blutdruckerniedrigung** auf Werte von 80 bis 90 systolisch bei gleichlaufendem Abfall des diastolischen Wertes, ähnlich wie bei der asympathikotonen Hypotonie (vgl. Seite 192). Dieses Symptom ist so obligat, daß *Jores* bei normalem Blutdruck das Vorliegen einer *Addison*schen Erkrankung ausschließt. Im allgemeinen liegt der systolische Blutdruck meist nicht über 70 mm Hg; im Mittel beträgt er etwa 90/65. Es besteht jedoch eine Abhängigkeit vom Ausgangswert der gesunden Tage. Die Hypotension geht häufig mit einer orthostatischen Komponente einher. Sie ist durch Schwindel, Neigung zu Ohnmachten, Sehstörungen,

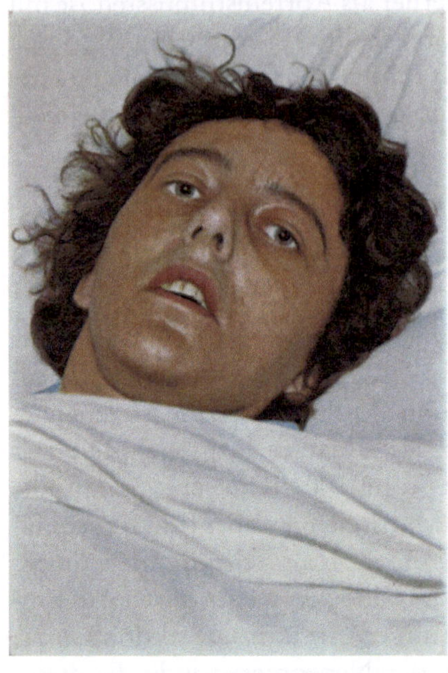

Abb. 57: Befunde bei sekundär-symptomatischer Hypotonie infolge ADDISONscher Erkrankung
a) Gesichtsbild
b) Elektrokardiogramm mit durch Hyperkaliämie bedingten Veränderungen der T-Zacken

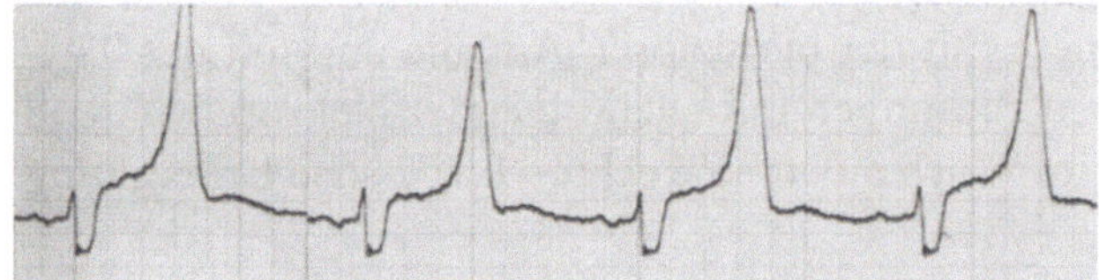

Tachykardie, Herzpalpitationen und gelegentliche funktionell-stenokardische Beschwerden gekennzeichnet. Morgendliche Schwäche, Neigung zu Synkopen mit Frequenzbeschleunigung des Herzens bei raschem Wechsel zur vertikalen Lage müssen ebenfalls Verdacht erwecken. Die Blutdruckhöhe ist bis zu einem gewissen Grad der Schwere der Erkrankung gleichlaufend. Regelmäßige Messungen bilden daher einen wertvollen Anhalt für die Beurteilung des Behandlungserfolges.

Die Ursache dieser orthostatischen Hypotension bei *Addison*scher Erkrankung läßt eine Minderung des Gefäßtonus annehmen. Ein Adrenalinmangel ist nicht wahrscheinlich, da die Symptomatik auch dann auftritt, wenn eine alleinige Atrophie der Rinde vorliegt und das Mark erhalten ist. Außerdem zeigt das Experiment, daß bei Adrenalektomie die Pressorreaktion auf Nor-Adrenalin in Stärke und vor allem in Dauer herabgesetzt ist und nur durch Gesamtextrakte oder Glukokortikoide gebessert werden kann, nicht aber allein durch Mineralkortikoide. Die alleinige Kochsalzsubstitution, die das extrazelluläre Volumen vergrößert, führt außerhalb der *Addison*-Krise bei Nebennierenrindeninsuffizienz nicht zum Blutdruckanstieg.

Die Ursache der als Herzanfall mit dem Bild einer Kreislaufsynkope imponierenden **Addison-Krise,** die durch erhebliche Frequenzbeschleunigung und nicht meßbaren Blutdruck bei oligämischem Schock gekennzeichnet ist, liegt ebenfalls nicht in verminderter Adrenalinbildung, sondern in der Nichtansprechbarkeit der glatten Muskulatur der Gefäßwände auf normale Sympathikusreize sowie auf Dehydratation (Na-Verminderung im Gewebe). In der *Addison*-Krise wird der Blutdruck nicht mehr meßbar, der Puls klein und fadenförmig, die Herztöne sind kaum noch zu hören. Die Körpertemperatur geht zurück; Haut, Schleimhäute und Bulbi weisen die typischen Zeichen einer Dehydratation auf. Zuletzt entsteht das Bild eines akuten kreislaufbedingten Nierenversagens mit Oligurie oder Anurie oder Hyperkaliämie.

Die **Diagnostik** der *Addison*schen Erkrankung stützt sich in erster Linie auf die beschriebene Symptomatik. Unter den Laboratoriumsbefunden ist der *Kepler-Power-Robinson*-Test einfach und ungefährlich. Sein Prinzip liegt in dem Nachweis der beim *Addison*-Kranken herabgesetzten Tendenz zur Wasserausscheidung. Eine weitere wertvolle diagnostische Hilfe bildet der ACTH-Eosinophilen-Test nach *Thorn,* der auf der Feststellung des Abfalls der zirkulierenden eosinophilen Leukozyten bei Nebennierenrindeninsuffizienz nach ACTH-Gabe beruht. Schließlich sind die **Kaliumwerte** im Serum erhöht bei Verminderung der Natrium- und Chloridwerte und Verminderung der 17-Ketosteroidausscheidung im Urin.

Das **Elektrokardiogramm** zeigt bei etwa 60 v.H. der unbehandelten *Addison*-Patienten eine Niederspannung bei gleichzeitiger Verkürzung der PR- und QT-Strecken mit hoher Zuspitzung der erheblich erhöhten T-Zacken (vgl. Abb. 57b). Diese Veränderungen sind wahrscheinlich als Folge der Hyperkaliämie anzusehen.

Röntgenologisch finden sich bei etwa 12 v.H. der Fälle im Bereich der Nebennierenrinde schon auf der Übersichtsaufnahme erkennbare Verkalkungen.

Die **Soforttherapie,** bereits bei Verdacht auf Nebennierenrindeninsuffizienz bzw. *Addison*sche Krise, beginnt mit der i.v. Injektion von 25 mg Prednisolon (z. B. 1 Amp. SOLU-DECORTIN-H), zusammen mit 0,5 g Aldosteron (ALDOCORTEN) als erster Sofortmaßnahme. Sodann wird der Patient flach gelagert und in angewärmte Decken eingehüllt bei Vermeidung jeglicher Belastung. Orale Flüssigkeitszufuhr oder Ernährung muß unterbleiben.

Weitere medikamentöse Therapie mit 50 mg Prednisolon = 2 Amp. SOLU-DECORTIN-H, zusammen mit 0,5 mg Aldosteron = 1 Amp. ALDOCORTEN oder 50 mg wasserlöslichem Desoxykortikosteron-Glykosid, z. B. als PERCORTEN i.v. Im Anschluß hieran Fortsetzung der medikamentösen Therapie durch i.v.-Dauertropfinfusion, möglichst mittels Venenkatheter in der folgenden Zusammensetzung: In den ersten 24 Stunden insgesamt 3 Liter einer Infusionslösung, die in 100 ml 5%iger GLUKOSE, 170 mval NaCl in konzentrierter Lösung (z. B. 34 ml 30%iger NaCl) enthält. Pro Liter der obigen Infusionslösung sind zuzusetzen 0,5 mg Aldosteron und 25 mg Prednisolon.

In den folgenden 24 Stunden, also am 2. Behandlungstag, wird die Infusionsmenge auf 2 Liter in 24 Stunden verringert mit 50 mg Prednisolon und 1,0 mg ALDOCORTEN in 24 Stunden.

Sollte der Blutdruck bei protrahiertem Schock innerhalb der ersten 24 Stunden nicht deutlich ansteigen, dann sind 500 ml Plasmaexpander mit 5 mg NOR-ADRENALIN zu infundieren.

Eine im Labor nachgewiesene hochgradige Hypoglykämie erfordert die i.v. Zufuhr von 60 ml 40%iger GLUKOSE. Zur Sicherheit empfiehlt sich eine Infektabschirmung mit Chloramphenicol, 2 g i.v.

Die Infusionstherapie in der angegebenen großen Volumenmenge ist zu unterbrechen, falls eine Linksinsuffizienz des Herzens mit womöglich beginnendem Lungenödem auftritt. Frühzeitige Erkennung einer solchen etwaigen Hyperhydratation ist möglich durch wiederholte Hämatokrit-Bestimmung, in den ersten 24 Stunden 3malige Kontrolle.

Ist der Patient wieder ansprechbar und der Schock überwunden und sistieren Brechreiz und Durchfälle, so wird die Flüssigkeits- und Medikamentenzufuhr oral fortgesetzt: In 6stündlichen Abständen Cortison, z. B. als CORTONE-AZETAT-Tabl. zu je 25 mg und für 24 Stunden 0,1 mg Fluoro-Cortisol (FLORINEV). Evtl. auch täglich 2 mg Desoxykortikosteron-Azetat = PERCORTEN in öliger Lösung i.m. Ab 5. Behandlungstag wird die Cortison-Dosis täglich um 25 mg reduziert unter Beibehaltung der angegebenen PERCORTEN-Dosis.

b) Als *Waterhouse-Friderichsen*-Syndrom wird ein durch Meningokokken-Sepsis Ausfall der Nebennierenrinde infolge einer Blutung oder Thrombose im Bereich der Nebenniere verstanden. Der Tod erfolgt hier im Kreislaufkollaps unter dem Bild der *Addison*-Krise. Die Therapie besteht in einer Cortison-Behandlung nach den oben gegebenen Richtlinien (s. S. 164).

c) Als *Schmidt*sches Syndrom ist die Kombination einer Nebennierenrindeninsuffizienz mit einer Schilddrüsen-Atrophie bekanntgeworden, deren Pathogenese wahrscheinlich auf Autoimmunvorgängen beruht.

d) Unter **Hypadrenie** versteht man eine funktionelle relative Nebennierenrindeninsuffizienz, die bei infektiös-toxischen Erkrankungen, bei Störungen im Bereich des Magen-Darm-Kanals sowie während der Gravidität auftreten kann. Außer einer verminderten 17-Ketosteroid-Ausscheidung im Urin und deutlich erniedrigten Blutdruckwerten mit Neigung zu orthostatischem Kollaps fehlen sonstige Symptome. Klinische Zeichen der Hypadrenie werden in der Regel erst bei Streßsituationen manifest, so bei Operationen, während Infektionskrankheiten oder bei abnormem Flüssigkeitsverlust.

e) Bei einer **Insuffizienz des Hypophysenvorderlappens** (Hypopituitarismus) kommt es zu einem Ausfall des adrenotropen (glandotropen) Hormons. Häufigste Ursache sind Adenome oder auch Karotis-Aneurysma. Ausfallerscheinungen machen sich erst nach Zerstörung von $^2/_3$ der Hypophysenvorderlappensubstanz bemerkbar, wobei dieser Substanzverlust rasch eintreten muß. Bekannt ist die *Simmonds*sche Kachexie mit *Addison*-ähnlichen Endzuständen bei Hypophysenvorderlappen-Insuffizienz.

f) Vorübergehende Formen einer symptomatischen Hypotonie kommen während des ersten Schwangerschaftsdrittels vor und werden hier als Folge eines physiologischen Hypokortizismus gedeutet. Bei der passageren Graviditäts-**Erschöpfungshypotonie** bildet die Blutdruckerniedrigung bei der Vielzahl weiterer Beschwerden im Sinne der Leistungsinsuffizienz ein Leitsymptom. Berufliche Überforderung, Ausübung eines Doppelberufes, Überlastung durch Hausbau u. ä. sind hier häufige Faktoren, die zu dem körperlichen und geistigen Leistungsabfall führen können.

g) Neuerdings hat das *Sheehan*-Syndrom Bedeutung erlangt. Es handelt sich hierbei um eine chronische Hypophysenvorderlappen-Insuffizienz infolge einer Nekrose oder Fibrose des Hypophysenvorderlappens im Anschluß an Entbindungen. Blutverlust oder Kollaps während der Geburt führen zu einer Infarzierung des Drüsengewebes der Hypophyse, die während der Gravidität eine physiologische Hypertrophie erfahren hatte.

h) Die symptomatische Hypotonie bei **Hypothyreose und Myxödem** beruht auf einer verminderten Ansprechbarkeit des Gefäßsystems auf Sympathikusreize sowie auf hämodynamischem Versagen des leistungsschwachen, schlaffen Myxödem-Herzens. Typisch für diese Form ist das Ausbleiben eines Blutdruckanstieges nach Körperbelastung. Diese Blutdruckstarre bildet eine der Ursachen für die geringe Leistungsfähigkeit des Myxödem-Patienten. Nicht nur die initialen Symptome der Hypothyreose, sondern auch das Vollbild des Myxödems werden oft noch verkannt. Vor einer solchen Fehlbeurteilung, die besonders bei der oftmals ausbleibenden Erniedrigung des Grundumsatzes als einer ohnehin überholten Untersuchungsmethode naheliegt, schützt die Beachtung der typischen physiognomischen Veränderungen (vgl. Abb. 58).

i) Bei **Spontanhypoglykämien** findet sich ein symptomatischer Blutdruckabfall nur während der ersten parasympathikotonen Phase. Die Einnahme einer Kognakbohne hilft schlagartig. Eine ebenfalls hypoglykämie-bedingte und erst neuerdings bekanntgewordene Form der symptomatischen Hypotonie bildet ein Begleitsymptom bei dem *Dumping*-Syndrom. Es wurde 1947 von *Gilbert* und *Dunlop* beschrieben und ist auch als Dünndarmschock oder Resektionsschock bekannt. Bei Patienten mit einer Zwei-Drittel-Resektion des Magens nach *Billroth II* kommt es kurze Zeit nach dem Essen, insbesondere nach einer kohlehydratreichen

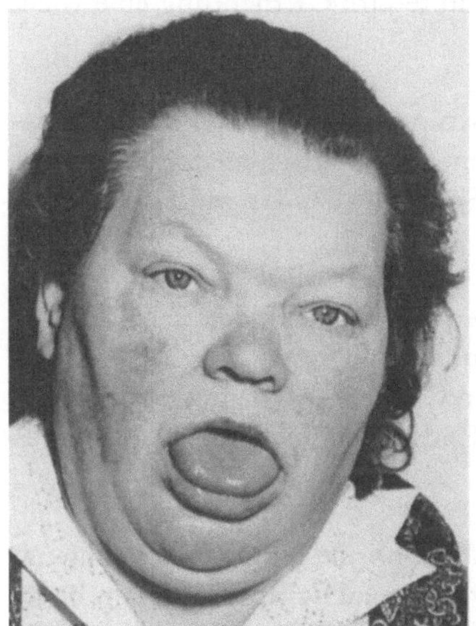
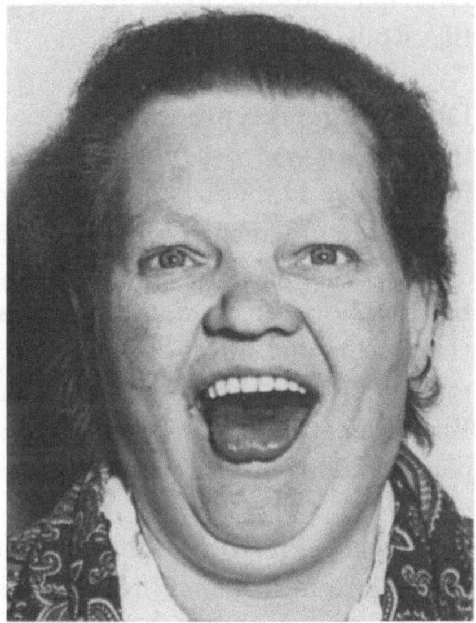

Abb. 58: Hypotonie bei Myxödem in der Menopause
a) Vor Behandlung: Blutdruck 100/70 mm Hg
b) Nach Behandlung mit THYBON: Blutdruck 150/90 mm Hg

Mahlzeit, zu plötzlichen kardio-vaskulären Anfallszeichen mit Angstgefühl und Schwindel, Schwächeempfindung, Tachykardie, Blutdruckabsinken bei Verkleinerung der Blutdruckamplitude sowie zu Schweißausbrüchen, Tremor, Erbrechen oder Durchfall und uncharakteristischen Bauchschmerzen. Als Erklärung für diese Symptome nimmt man eine **Späthypoglykämie** im Auftreten 1½ bis 2 Stunden nach der Mahlzeit an sowie Dehnung der Dünndarmschlingen mit Abflußhemmung der überstürzt gebildeten Sekrete. Die Prophylaxe besteht in häufigen kleinen und kohlehydratarmen Mahlzeiten.

k) Beim **Insulinom**, das ebenfalls von einer symptomatischen Hypotonie begleitet ist, bilden inadäquate psychiatrisch anmutende Müdigkeitszustände mit Apathie und Abwesenheitsphasen wichtige Hinweise.

l) **Ernährungsbedingte Hypotonieformen** finden sich in deutlicher Häufung bei einseitiger Ernährung, wie sie etwa Vegetarier verfolgen.

Hier spielt insbesondere die eiweiß- und fettarme Ernährung eine wichtige Rolle.

Die **Hunger-Hypotonie** als Begleitsymptom der **Eiweißmangeldystrophie** ist von den charakteristischen, pathologisch-anatomischen Befunden der Hunger-Hypophyse mit Schwund der Granulozyten sowie einer Nebennierenatrophie begleitet.

Seltene Formen einer symptomatischen Hypotonie finden sich bei Sprue (Eiweißmangel infolge Darmresorptionsstörungen) sowie bei Vitaminmangel; so bei Skorbut mit dem an eine *Addison*-Adynamie erinnernden Bild oder bei *Beriberi* mit in den Endstadien nicht mehr meßbaren diastolischen Blutdruckwerten.

m) Auch beim **Röntgenkater** bildet die abnorme Blutdrucksenkung mit schließlichem Kollaps ein führendes Symptom. **Therapie:** Vitamin B und E, Nebennierenrindenextrakte sowie Cortison in kleinen Dosen.

KAPITEL IV **Bewußtlosigkeitsanfall**

Bewußtlosigkeit kann in unterschiedlichen Graden und aus sehr verschiedenartiger Ursache auftreten. Die Tiefe einer Bewußtlosigkeit läßt sich annähernd abschätzen durch Prüfung der Reaktionsbereitschaft, besonders der Schmerzempfindlichkeit. Kneifen in die Haut über dem Sternum, Nadelstische, Auslösung des Korneal-Berührungsreflexes sowie des Lichtreflexes der Pupillen geben erste Anhaltspunkte für den Grad der Bewußtlosigkeit. Unruhige Augenlider lassen erkennen, daß die Reaktionsbereitschaft nicht völlig erloschen ist.

Zu unterscheiden sind die folgenden **Schweregrade:**

A. Bewußtseinseinschränkung mit der leichtesten ersten Stufe einer Bewußtseinstrübung, charakterisiert durch eine dämmerige **Benommenheit oder Somnolenz** als schlaftrunkener Zustand. In ihm ist der Patient zwar desorientiert, jedoch jederzeit ansprechbar. **Sopor** umschreibt einen schlafähnlichen Zustand, der erst durch gröbere taktile Reize sich durchbrechen läßt. **Stupor** liegt vor, wenn der Patient keine eigenen Willensäußerungen mehr zeigt. Ein Stupor kann physische Erkrankungen begleiten wie präkomatöse Zustände, Myxödem, Hirntumor o. ä. Vorwiegend begegnet man ihm jedoch bei Geisteskrankheiten, vor allem bei der Schizophrenie. Ein Stupor gibt gelegentlich zur Verwechslung mit einem Präkoma Veranlassung.

B. Von diesen bisher genannten Veränderungen einer Bewußtseinseinschränkung abzugrenzen sind Zustände eines vollständigen **Bewußtseinsverlustes.** Sie können **anfallsartig** flüchtig in Form von Synkopen mit einer nur kurzen Dauer von Sekunden bis Minuten auftreten. Der Beginn einer flüchtigen Synkope ist akut, und sie wird ebenso rasch wieder beendet. Gewöhnlich erreicht sie nur den Grad einer kurzdauernden Benommenheit oder Bewußtseinstrübung mit vorausgehendem Schwindel, Verschwimmen oder Schwarzwerden vor den Augen. In milden Formen wird dieses Ereignis als »Mattscheibe« mit Unsicherheit im Sitzen, im Stehen oder beim Gehen, mit Torkeln, Taumeln und Übelkeit empfunden. Gelegentlich tritt sie auch als eine über Sekunden oder wenige Minuten andauernde Ohnmacht auf mit völligem Bewußtseinsverlust. Zustände von Bewußtseinstrübung werden überhaupt häufig ganz grob als **»Schwindel«** bezeichnet, wobei objektiv oft Blässe,

Schweißausbruch und ein kleiner fadenförmiger Puls festzustellen sind. Der Schwindel im engeren Sinne, auch als **systematischer Schwindel** bezeichnet, ist dagegen oft dadurch gekennzeichnet, daß für den Betroffenen die Umgebung sich um ihn dreht, schwankt, wie auf einem Schiff angehoben wird oder abfällt. Diese an eine Seekrankheit erinnernde Schwindelform geht zurück auf eine Störung im Vestibularissystem. Sie ist Bestandteil des *Menière*-Syndroms, das zusätzlich Ohrensausen und einseitige Schwerhörigkeit aufweist.

Einen **langdauernden** Verlust des Bewußtseins während Stunden bis Tagen mit tiefer Bewußtlosigkeit dagegen bezeichnet man als **Koma.** Unter prolongiertem Koma versteht man eine über viele Tage sich hinziehende Bewußtlosigkeit. Die Veränderungen einer Somnolenz, eines Torpors oder Sopors mit dem nur eingeschränkten Grad der Bewußtseinsbeeinträchtigung unterscheiden sich vom Koma nur graduell. Sie haben daher im wesentlichen auch die gleichen Ursachen.

Im Verlauf eines akuten Herzanfalles kommt es am häufigsten zu synkopalen Zwischenfällen mit kurzdauernder Bewußtlosigkeit. Nach Ätiologie und pathophysiologischem Verhalten lassen die folgenden **3 Hauptgruppen** einer als Herzanfall imponierenden Bewußtlosigkeit unterscheiden:

A. Die **kardio-zerebrale Form** mit dem häufigen Ereignis eines *Adams-Stokes*-Anfalles infolge einer Herzrhythmusstörung;
B. die **vasogen-vasomotorisch** bedingten Synkopen, etwa in Form der hypotonen Kreislaufregulationsstörungen;
C. die **zerebro-vaskulär** verursachten Bewußtlosigkeitszustände, wie sie unter dem Bilde eines akuten thrombo-embolischen Gefäßverschlusses als Apoplexie in Erscheinung treten.

A. Kardio-zerebrale Durchblutungsstörungen

Technisch-diagnostische Fortschritte der letzten Jahre haben dazu beigetragen, das weite Gebiet des akuten Bewußtseinsverlustes sowie der plötzlich auftretenden Schwindel- und Gleichgewichtsstörungen ätiologisch in einem neuen Licht erscheinen zu lassen. Nicht wenige der Anfallsformen, die früher ausschließlich als zerebral bedingt angesehen worden sind, lassen sich heute auf eine herzbezogene Entstehung zurückführen. Langzeitbeobachtungen des Elektrokardiogramms mit Hilfe elektronischer Überwachungsgeräte auf den Stationen für internistische Intensivmedizin, die Aufzeichnung von Elektrokardiogramm-Stromkurven im Bandspeicherverfahren sowie die Telemetrie haben genauere Vorstellungen und überraschende Einsichten in Art und Häufigkeit dieser keineswegs ausschließlich zerebral bedingten synkopalen Anfälle vermittelt. Gerade diese Ereignisse aber wurden bisher nur allzuoft und irrtümlich als epileptische bzw. epileptiforme oder als zerebralsklerotisch bedingte Anfälle gedeutet. Dabei liegen ihnen gar nicht selten gänzlich andersartige pathophysiologische Geschehnisse zugrunde, die ihre Ursache am häufigsten in einer primären Herzerkrankung haben. Unter ihnen sind von hervorragender Bedeutung:

1. **Herzinsuffizienz**
2. **Herzfehler**
3. **Herzinfarkt**
4. **Herzrhythmusstörungen**
5. **Karotissinus-Syndrom**

1. Herzinsuffizienz

Jede Form einer kardialen Dekompensation vermag sowohl in dem latenten wie im manifesten Stadium zu zerebralen Durchblutungsstörungen mit Auftreten synkopaler Anfälle zu führen. Die Herabsetzung der Hirndurchblutungsgröße bei Herzinsuffizienz ist erwiesen. Das Herzminutenvolumen muß bei kardialer Dekompensation zwar nicht immer absolut erniedrigt sein. Es bleibt aber im Verhältnis zur aktiven Blutmenge immer zu klein. Der periphere Gefäßwiderstand ist bei der Herzinsuffizienz erhöht. Ebenso findet sich – entsprechend der Hirndurchblutungsverminderung – eine Steigerung des ophthalmo-dynamographisch gemessenen Gefäßwiderstandes im Bereich der Arteria carotis interna. Da aufgrund dieser hämodynamischen Veränderungen eine Herzinsuffizienz bei älteren Patienten auch ohne manifeste Stauungserscheinungen eine Apoplexie auslösen kann, bedeutet diese kardiale Dekompensation auch für den zerebralen Kreislauf stets eine erhebliche Gefährdung.

Die häufigsten **Ursachen** einer kardialen Dekompensation mit der Auslösung zerebraler Ausfallerscheinungen sind vor allem Herz- und Lungeninfarkte. Hierbei kann die Hirndurchblutung nicht nur durch eine akute myokardiale Insuffizienz beeinträchtigt werden, sondern auch infolge eines reflektorischen Blutdruckabfalles im Sinne des *Bezold-Jarisch*-Effektes. Beim Myokardinfarkt müssen auch die zerebralen Spätembolien aus einem Ausscheidungsthrombus in Betracht gezogen werden. Bei der Hypertonie ist das Gehirn nicht nur durch eine kardiale Dekompensation gefährdet. Auch die gleichzeitig bestehenden hypertonen Veränderungen und Widerstandserhöhungen an den Hirnarterien wirken sich ungünstig als Risikofaktoren aus. Beim Cor pulmonale ist das Gehirn durch allgemein-hypoxische Stoffwechselstörungen, Thromboseneigung infolge Polyglobulie sowie durch Hustensynkopen bedroht. Unter den Herzklappenfehlern ist bei der Aortenstenose, besonders unter Belastungsbedingungen, eine Verminderung der Hirndurchblutung einleuchtend. Schübe einer floriden Karditis können Anlaß zu Rhythmusstörungen, *Bezold-Jarisch*-Effekten und Hirnembolien mit entsprechender Beeinträchtigung der zerebralen Zirkulation geben. Hirnembolien sind manchmal das erste Symptom eines bisher unentdeckten Herzklappenfehlers, wobei die Mitralstenose als Ursache der Hirnembolie führt.

Neben der hämodynamischen Herzinsuffizienz kann es auch im Verlauf einer **energetisch-dynamischen Herzinsuffizienz** zu synkopalen Ohnmachtsanfällen kommen. Bevorzugt treten solche Zwischenfälle bei körperlichen Belastungen auf. Sie erklären sich aus der Tatsache, daß die plötzlich notwendige Steigerung des Herzminutenvolumens durch das geschädigte Herz nicht mehr aufgebracht werden kann. Dabei sei daran erinnert, daß das Wesen der energetisch-dynamischen Herzinsuffizienz, die auch als primär hypodyname Form einer Herzinsuffizienz bzw. als *Hegglin*-Syndrom bezeichnet wird, darin liegt, daß sie nicht die Folge einer Druck- oder Volumenbelastung des Myokards ist. Sie beruht vielmehr auf einer primären zu einer Kontraktionsschwäche führenden Störung des Myokardstoffwechsels. Elektrokardiographisch ist diese Herzinsuffizienz charakterisiert durch eine Verlängerung der QT-Dauer. Im Phonokardio-

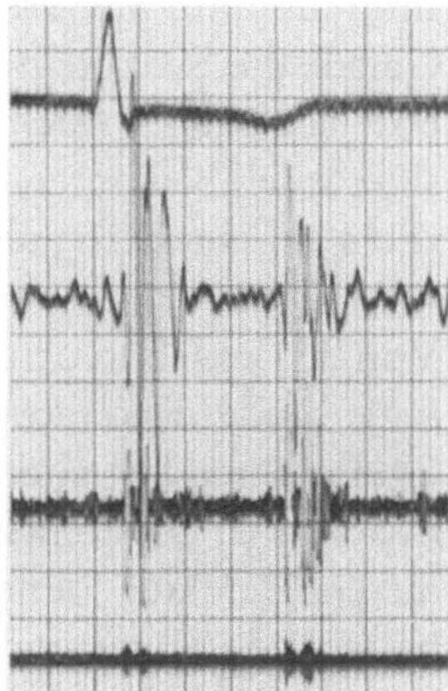

Abb. 59: Elektrokardiogramm und Phonokardiogramm bei energetisch-dynamischer Herzinsuffizienz (HEGGLIN-Syndrom)

gramm zeichnet sie sich durch ein Vorfallen des II. Herztons mit dem Auskultationsphänomen des sog. Spechtschlages aus. Es besagt, daß der II. Ton verfrüht in kurzem Abstand nach dem I. Ton einfällt und auskultatorisch deutlich diese Verkürzung wahrgenommen werden kann (vgl. Abb. 59). Die hypodyname Herzinsuffizienz als Folge einer primären Myokardstoffwechselstörung wird vor allem bei Hypokaliämie beobachtet. Hierzu kommt es im Koma diabeticum bei mit starkem Flüssigkeitsverlust einhergehenden Durchfällen oder Erbrechen, nach langdauernder Behandlung mit Saluretika, welche die Natrium- sowie die Kaliumausscheidung erheblich steigern. Ebenso findet sich die energetisch-dynamische Herzinsuffizienz bei Schlafmittelintoxikationen, schweren Infektionskrankheiten, ausgeprägter Leberinsuffizienz sowie bei rheumatischer Karditis.

2. Paroxysmale Bewußtlosigkeit bei Herzfehlern

Unter den angeborenen oder erworbenen Angiokardiopathien führt besonders die Aortenstenose gelegentlich zu Synkopen. Auch hier treten solche Zwischenfälle bevorzugt bei stärkerer körperlicher Belastung auf, da die Verengerung der Aortenklappe eine unter Belastung notwendige entsprechende Steigerung des Herzminutenvolumens nicht zuläßt. Solche kurzdauernden Anfälle von Bewußtseinsverlust finden sich nicht nur bei der sklerosebedingten Aortenklappenstenose, sondern auch bei der angeborenen Form einer Aortenklappenstenose sowie bei der muskulären

Infundibulum-Stenose der Aorta, auch als Subaortenstenose bezeichnet. Gerade die Synkopen sind hier anamnestische Hinweise auf diesen angeborenen Defekt. Auch die Schwindel- und Bewußtlosigkeitsanfälle bei der sklerotisch bedingten Form der Aortenklappenstenose dürfen dann nicht allein auf eine zerebrale Durchblutungsstörung zurückgeführt werden.

Von den angeborenen Herzfehlern ist hauptsächlich die *Fallot*sche Tetralogie sowie die Transposition der Pulmonalgefäße von der Neigung zu Ohnmachten begleitet. Sie sind verursacht durch eine paroxysmale Hirnhypoxämie. Diese entsteht dann, wenn bei körperlicher Belastung der bei diesen Defekten ohnehin stark erniedrigte Sauerstoffgehalt durch die bestehende Shuntumkehr im peripheren Blut noch weiterhin erheblich gesenkt wird. Hier wie bei allen übrigen Herzfehlern mit einem Rechts-Links-Shunt kann durch einen gewollten oder ungewollten *Valsalva*-Preßversuch der Rechts-Links-Kurzschluß stark gesteigert werden. Es ist verständlich, daß der so provozierte vermehrte Zufluß von nicht mit Sauerstoff beladenem Blut zum Gehirn ebenfalls eine plötzlich auftretende Bewußtlosigkeit nach sich ziehen kann.

3. Kardiogener Kollaps bei Herzinfarkt (»Herzschock«)

Durch das Einsetzen des *Bezold-Jarisch*-Schonreflexes kann es bei ausgedehntem Herzinfarkt in der akuten Phase zu einer initialen Ohnmacht kommen. Dieser Vorgang erklärt sich aus dem Wirksamwerden vom Herzen direkt ausgehender Impulse. Sie bewirken eine hochgradige Bradykardie und einen so erheblichen Blutdruckabfall, daß allein hierdurch die Gehirndurchblutung im Sinne einer kardio-zerebralen Durchblutungsstörung gefährdet ist. Gerade bei diesen Fällen fehlt häufig der präkordiale Angina pectoris-Infarktschmerz. Die Diagnose wird daher oft erst durch den Elektrokardiogramm-Befund gestellt.

Die akute Ausbildung eines **Aneurysma dissecans** der Aorta geht neben heftigen Schmerzen im Thorax mit Ausstrahlung in den Rücken und in das Abdomen ebenfalls mit einem rasch eintretenden Koma einher. Als weitere Form einer typischen kardio-zerebralen Durchblutungsstörung sei daran erinnert, daß bei **Vorhoftumoren** (Vorhofmyxom) Bewußtseinsstörungen, die nur in aufrechter Körperhaltung auftreten, ein wegweisendes Symptom darstellen. Einzelheiten über den kardiogenen Schock sind auf Seite 144 wiedergegeben.

4. Adams-Stokes-Anfall bei rhythmogenen Herzstörungen

Akute, zu Bewußtlosigkeit führende Herzrhytmusstörungen werden als *Morgagni-Adams-Stokes*-Anfälle bezeichnet (vgl. Seite 245). Diese Synkopen treten meistens ohne für den Betroffenen erkennbare Vorboten unabhängig von der Körperlage wie aus heiterem Himmel auf. Eine abnorme Beschleunigung der Herzschlagfolge kann, ebenso wie eine hochgradige Verlangsamung der Herzfrequenz bis zum völligen Herzstillstand, zu solchen in der klinischen Symptomatik völlig übereinstimmenden Anfällen von Bewußtlosigkeit führen. Eingehend wird über diese Anfallsformen in Kapitel V »Rhythmogener Herzanfall« berichtet. Hier sei nachdrücklich darauf hingewiesen, daß auch schon kurzdauernde Störungen des normalen Herzrhythmus solche Synkopen bewirken können. Die wahre Natur solcher Anfälle kann erst durch die fortlaufende Elektrokardiogramm-Registrierung autgedeckt werden (vgl. Abb. 60). Dies gilt vor allem für Patienten mit einem bereits vorgeschädigten zerebralen arteriellen Gefäßsystem infolge einer Zerebralsklerose. Hier wirkt sich – ebenso wie die plötzliche Senkung des Blutdruckes etwa durch eine brüske antihypertensive Therapie – in der gleichen Weise auch eine selbst kurzdauernde Minderung der O_2-Versorgung des Gehirns durch tachysystolische oder bradysystolische Rhythmusstörungen anfallsauslösend aus. Infolge einer akuten Verringerung des Schlag- und damit des Minutenvolumens kommt es zu einer zerebralen Minderdurchblutung mit dem Auftreten von kurzdauernden Schwindelanfällen bis zu dem Vollbild des *Adams-Stokes*schen-Anfalles. Eine totale Unterbrechung der Hirndurchblutung, z. B. beim Kammerstillstand, kann vom zentralen Nervensystem nur etwa 3 min ohne Dauerschaden überstanden werden. Diese geschilderten rhythmogenen Störungen führen um so eher zur klinischen Manifestation einer zerebralen Mangeldurchblutung, je umfangreicher die Hirngefäße gleichzeitig von arteriosklerotischen oder hypertonen Veränderungen betroffen sind.

5. Karotissinus-Syndrom

Unter Karotissinus-Synkopen versteht man spontan-reflektorisch auftretende Ohnmachtsformen von kurzer Dauer, deren Ursache in der mechanischen Reizung eines hypersensiblen Karotissinus liegt. Die richtige Erkennung dieser Anfallsformen ist zum einen zur Aufklärung sonst falsch gedeuteter Ohnmachts- und »Herz«-Anfälle bedeutsam, zum anderen wegen der therapeutischen Konsequenzen. Nicht selten werden sie

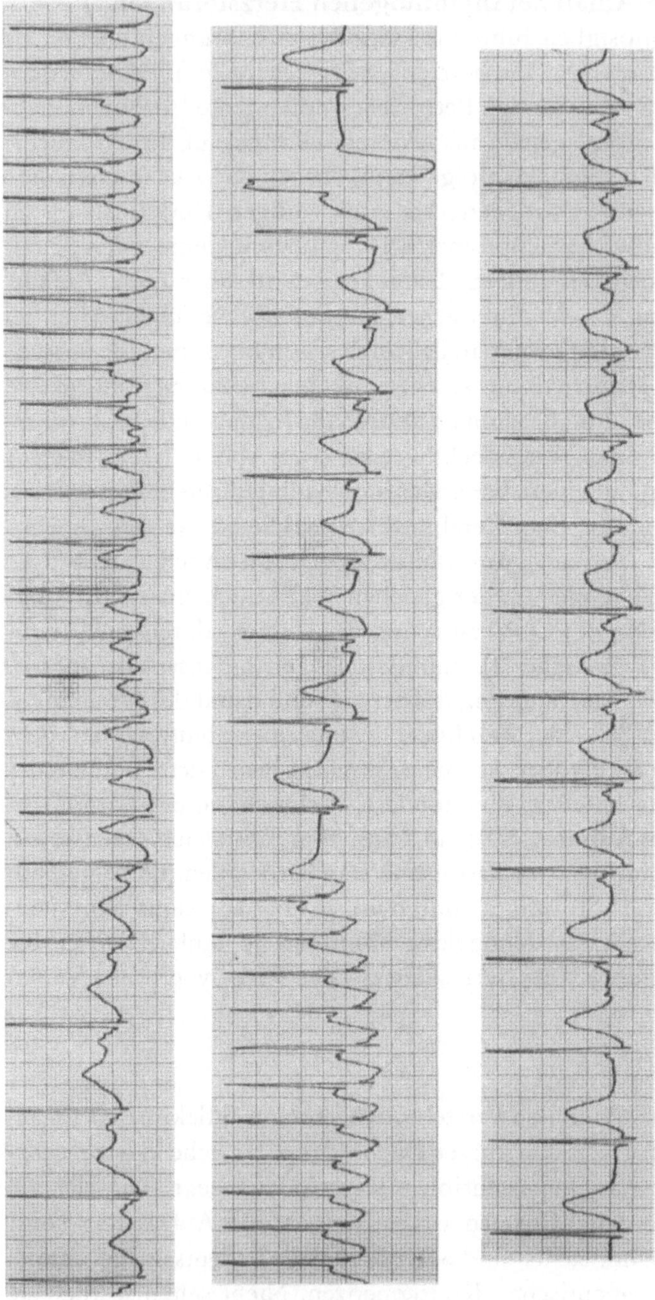

Abb. 60: Paroxysmale nächtliche kardio-zerebrale Durchblutungsstörung infolge anfallsweise auftretender tachysystolischer Herzrhythmusstörung, diagnostisch aufgedeckt durch Elektrokardiogramm-Langzeitregistrierung mit Bandspeichergerät

irrtümlich für den Ausdruck einer primären Herzerkrankung mit *Adams-Stokes*-Anfällen gehalten, für eine Psychoneurose oder für eine organische Gehirnerkrankung wie Gehirntumor, Apoplexie oder Epilepsie.

In der **klinischen Symptomatik** ist kennzeichnend die Anfallsauslösung durch eine den Trigger-Mechanismus in Gang setzende mechanische Irritation der Karotissinus-Gegend. Beim schnellen Kopfwenden, z. B. beim Beachten der Vorfahrt beim Autofahren, durch Kragendruck auf den Hals, beim Druck des Rasierapparates, bei heftigem Fingerdruck auf den Hals kommt es – sofern der Anfall länger als 6 sec dauert – zu plötzlichem Auftreten von Schwindel, Schwarzwerden vor den Augen und ähnlichen Störungen im Gesichtsfeld, schließlich zur Bewußtlosigkeit und in ausgeprägten Fällen sogar zu kurzdauernden Krämpfen von epileptiformem Charakter. Nach Beendigung des Anfalles erholt sich der Patient bei kürzerer Dauer der vorangehenden Synkope bereits nach etwa 10 sec. Die Krampferscheinungen treten merkwürdigerweise erst in dem Augenblick auf, in dem das durch die Zirkulationsunterbrechung hypoxische Gehirn wieder mit dem ersten O_2-reichen Blut versorgt wird. Ähnlich wie beim echten kardiogenen *Adams-Stokes*-Anfall ist auch hier das Anfallsende durch ein Umschlagen der fahlen Leichenblässe des Gesichtes in eine plötzliche Röte gekennzeichnet. Dieser Farbumschlag entsteht durch eine überschießende Hyperämiewelle bei Wiedereinsetzen der normalen Herztätigkeit. Die der klinischen Symptomatik zugrundeliegende akute Hypoxie im zerebralen Gefäßgebiet kann durch zwei unterschiedliche **Anfallstypen** ausgelöst werden:

1. Bei der weitaus häufigeren herzhemmenden **vago-kardialen** Form kommt es zu einem spontanen Herzstillstand mit einer über 2 sec dauernden pankardialen Asystolie (vgl. Abb. 61). Als deren Folge setzt schlagartig eine vagokardiale Reflexohnmacht ein.
2. Die seltenere blutdrucksenkende **vago-vasale** (vaso-depressorische) Form ist dagegen bei unbeeinflußter Herzaktion gekennzeichnet durch einen anfallsartig einsetzenden Blutdruckabfall im arteriellen Kreislauf. Infolge vagaler Vasodilatation sinken systolischer und diastolischer Wert gleichmäßig und akut ab (vgl. Abb. 61). Abfall des Blutdrucks unter 40 mm Hg führt zu EEG-Veränderungen in Form von verlangsamten Potentialschwankungen (Delta- und Betawellen). Hier kommt es zum Auftreten einer vaso-depressorischen Reflexohnmacht.

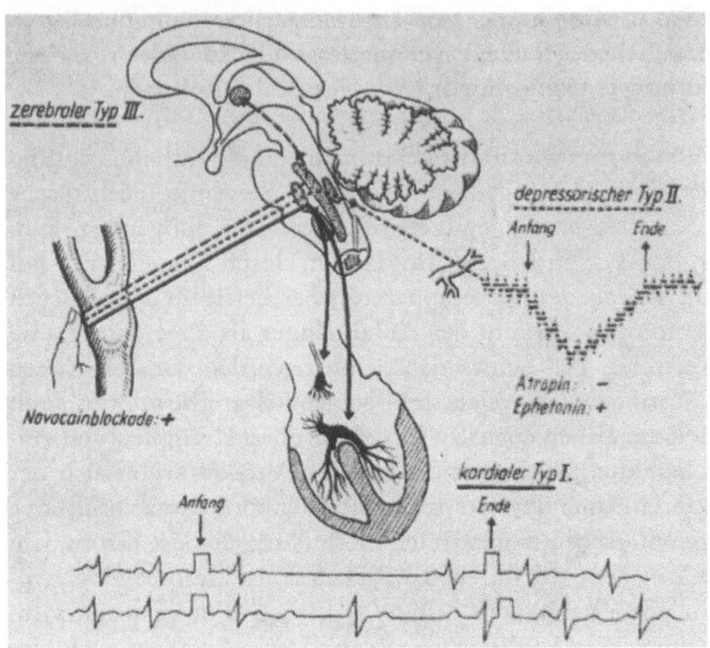

Abb. 61: Die verschiedenen Typen des Karotissinus-Syndroms (nach H. FRANKE)

Die **Diagnose** der Karotissinus-Synkopen wird ermöglicht zum einen durch eine exakte **Anamnesen-Analyse**, zum anderen durch die Prüfung mittels des *Czermak*schen **Karotissinus-Tests** (»Karotisdruckversuch«).

Bei der **Anamnesen-Analyse** ist das Auftreten wiederholter kurzdauernder Ohnmachtsanfälle verdächtig, insbesondere in Abhängigkeit von bestimmten Kopfbewegungen. Zur Durchführung des **Karotissinus-Tests** liegt der Patient mit leicht erhöhtem Kopf auf einem Ruhebett. Der pulsierende Karotissinus wird in Höhe des oberen Schildknorpels am Vorderrand des M. sternocleido-mastoideus aufgesucht. Mit den Kuppen des Zeigefingers und Mittelfingers drückt man 10 bis 20 sec behutsam, ohne die Gefäßlichtung vollständig zu versperren. Gedrückt wird zuerst auf die rechte, 5 min später auf die linke Karotisgabel in Richtung auf die Wirbelsäule. Gleichzeitig wird das Elektrokardiogramm fortlaufend registriert, oder man tastet ohne EKG-Kontrolle mit der anderen Hand den

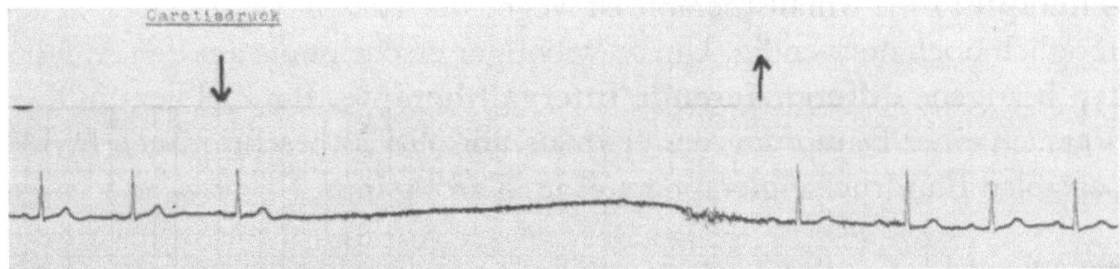

Abb. 62: Elektrokardiogramm mit kurzdauernder pankardialer Asystolie bei Karotissinus-Syndrom

Puls der oberflächlichen Temporalarterie der gleichen Seite. Ebenso wird zugleich der Blutdruck gemessen. Die Druckfinger sind sofort zu entfernen, wenn eine Ventrikelasystolie für länger als 3 sec auftritt. Bei ausbleibender Reflexantwort wird erneut und minimal schneller und kräftiger gedrückt, jedoch nicht länger als 30 sec und stets nur einseitig. Schließlich kann die Gegend des Karotissinus für 20 sec mit leicht auf- und niederstreichenden Bewegungen massiert werden, da hierdurch die Reizwirkung auf den Karotissinus sich steigern läßt. Die Reflexreaktion auf diese Provokation kann ausgeschaltet werden durch eine Procain-Anästhesie des Karotissinus.

Die **Reflex- bzw. Anfallsform** wird durch die gleichzeitige Kontrolle des Puls- und Blutdruckverhaltens bestimmt. Ein Herzstillstand von über 2 sec beweist den **vago-kardialen Typ** (vgl. Abb. 61). In dem gleichzeitig aufgenommenen Elektrokardiogramm finden sich neben einer pankardialen Asystolie (vgl. Abb. 62) nicht selten noch die mannigfachsten sonstigen Störungen der Reizbildung oder Erregungsleitung. Als Ursache für die vago-kardiale Form des Karotissinus-Syndroms gilt heute eine Kombinationssklerose zugleich an der Karotisgabel sowie an den Koronararterien. Bei der **vago-zerebralen Form** des Karotissinus-Syndroms (vgl. Abb. 61) kommt es ohne wesentliche Funktionsänderung des Herzens und des peripheren Kreislaufs auf reflektorischem Wege zu einer zentral-zerebral ausgelösten Bewußtlosigkeit. Hierbei sind zentral angreifende, analeptisch wirkende Medikamente angezeigt.

Eine eindeutige Blutdrucksenkung um mindestens 30 mm Hg systolisch und 20 mm Hg diastolisch ohne Frequenzverlangsamung (vgl. Abb. 61) beweist dagegen den **vago-vasalen Anfallstyp**.

Therapie: Eine Anfallstherapie ist wegen der kurzen Anfallsdauer weder möglich noch notwendig. Um so wichtiger erscheint die auf den Anfallstyp bezogene **differenzierende Intervalltherapie.** Ihr Ziel liegt in dem Versuch einer Dämpfung des erstmals von *Hering* beschriebenen hypersensiblen Blutdruckzüglerapparates im Karotissinus.

Für die **vago-kardiale, herzhemmende Form** sind neben sedierenden Präparaten parasympathikolytische Medikamente erfolgreich: Zur Anfallsunterdrückung Atropinum sulfur. 0,5 mg als i.m. oder i.v. Injektion. Sonst Atropinum sulfur., 4mal täglich 0,5 mg; ANTRENYL, 3mal täglich 1 Tabl.; BELLADENAL, 3mal täglich 1 Tabl.; BELLADENAL RETARD, 2mal täglich 1 Tabl. Digitalisglykoside sind kontraindiziert, es sei denn bei gleichzeitigem Bestehen einer manifesten Herzinsuffizienz. Die ohnehin unangebrachte Anwendung sympathikomimetischer Stoffe ist mit der Gefahr des Kammerflimmerns belastet.

Bei der **vago-vasalen blutdrucksenkenden Form** dagegen sind sympathikomimetische Medikamente besonders angezeigt: PERIPHERIN, 3mal täglich 10 Tropfen; ARKINOR, 3mal täglich 1 Tabl.; EPHETONIN, 3mal täglich 1 Tabl.; NOVADRAL-RETARD, 3mal täglich 1 Tabl.; EFFORTIL, 3mal täglich 1 Tabl. Sie wirken allerdings nicht kausal, sondern bekämpfen nur die neurogen ausgelöste Gefäßdilatation im Sinne des atonischen Gefäßweitekollapses.

Allgemeine Vorbeugungsmaßnahmen liegen in der Vermeidung einer Anfallsauslösung durch möglichst sorgfältige Analyse und tunliche Ausschaltung des für jeden Fall spezifischen »Trigger-Mechanismus«. Gefährdeten ist im Interesse der allgemeinen Sicherheit von der weiteren Ausübung bestimmter Beschäftigungen abzuraten wie Flugzeug- oder Autobusführen. Dies gilt auch für das Lenken des eigenen Personenwagens.
Als besonders zuverlässige prophylaktische Maßnahme solcher synkopaler Anfälle, die nicht zuletzt auf einer allgemein-erhöhten Ansprechbarkeit eines geschädigten Herzens gegen Vagusreize der verschiedensten Art beruhen, bietet sich nach jüngsten Erfahrungen, vor allem von *Kindermann*, zum mindesten bei älteren Menschen die Implantation eines *Demand-Schrittmachers* an (vgl. S. 275).

B. Vasogen-vasomotorisch bedingte Synkopen

Vasogen-vasomotorisch bedingte Funktionsstörungen können durch verschiedenartige pathologische Reflexmechanismen zu einer anfallsartig auftretenden zerebralen Mangeldurchblutung führen. Gemeinsam ist ihnen eine Verminderung des venösen Rückflusses zum Herzen mit dadurch bewirkter Senkung des Blutdruckes und Verringerung des Herzzeitvolumens sowie eine abnorme Vasokonstriktion oder Dilatation im peripheren arteriellen Gefäßbereich. Unter dem Bild eines Herzanfalles treten diese vasogen-vasomotorisch bedingten Funktionsstörungen mit reflektorischen Rückwirkungen auf Herz und Gehirn in die Erscheinung vor allem als hypotone Kreislaufregulationsstörungen, als asympathikotone Hypotonie-Synkope, als Husten- oder Lachschlag sowie in der Form hypertoner Krisen.

1. Hypotone Kreislaufregulationsstörungen

Häufige Formen einer funktionell-hypotonen Kreislaufregulationsstörung, die zu einem paroxysmal auftretenden zerebralen Durchblutungsabfall von synkopalem Charakter führen können, begegnen uns in der Praxis überwiegend als vagovasale Synkopen, als hypotoner Symptomenkomplex, als relative Organhypotonie sowie unter dem Ereignis des orthostatischen Kreislaufzusammenbruches.

a) Vagovasale Synkope und banale Ohnmacht

Bei dieser häufigen Form eines kurzdauernden Bewußtseinsverlustes bewirkt ein vago-vasaler bzw. Vasopressor-Reflex eine Erweiterung der Arteriolengebiete der Kreislaufperipherie. Es kommt dadurch zu einer akuten Hypotonie mit Absturz der systolischen und diastolischen Blutdruckwerte unter 100 mm Hg. Zugleich ist auch der venöse Rückfluß, ähnlich wie bei der chronischen Verlaufsform der orthostatischen Kreislaufregulationsstörung, hochgradig vermindert. Die **Auslösung** einer solchen Synkope wird in erster Linie durch psychische Einflüsse bedingt, welche diese überschießenden Reflexmechanismen in Gang setzen. Hierzu gehören Angst, Schreck, Furcht, Schmerz, Ekel, Kälte, Unfallsituation, Venenpunktion und ähnliche Ereignisse, die zu einem situationsbedingten Kollaps bei hierzu prädisponierten sensiblen Menschen führen. Zum Unterschied von rein psychogenen Bewußtlosigkeitsanfällen von hysteriformem Einschlag ist das Vorliegen einer echten Blutdruckerniedrigung ein wichtiger differentialdiagnostischer Hinweis. Weitere Einzelheiten s. Seite 170).

b) Primär-hypotoner Symptomenkomplex

Für den als hypotoner Symptomenkomplex oder auch als »essentielle« primäre Hypotonie bezeichneten Zustand einer hypotonen Kreislaufstörung ist der Befund dauernd niedriger Blutdruckwerte mit einer Starre in ihrer Einstellung charakteristisch. Zum Unterschied von der symptomfreien familiär-konstitutionellen Hypotonie bestehen bei diesen Patienten Beschwerden in jeder Körperlage, vor allem aber mit einer Verstärkung im Stehen und im Sitzen. Rasche Ermüdbarkeit, Leeregefühl im Kopf, Hinterkopfschmerzen oder haubenförmiger Kopfdruck, Ohrensausen infolge Labyrinthfunktionsstörungen bei zerebraler Hypotension, Kälteempfindung und Schwindel, stenokardische Beschwerden, dyspeptische Beschwerden mit Obstipation sind häufige Klagen. Auf zerebrale Durchblutungsstörungen weisen ferner hin Zwangsgähnen und Seufzeratmung, mangelnde Konzentrationsfähigkeit und Gedächtnisschwäche sowie Neigung zu gelegentlichen kurzdauernden Bewußtseinstrübungen oder auch synkopalen Anfällen. Dies sind die hauptsächlichen Klagen bei diesem vielfältigen Beschwerdekomplex. Besonders lästig wird eine ständige Müdigkeit empfunden mit großem Schlafbedürfnis. Hierbei ist kennzeichnend, daß diese Müdigkeit nach einem tiefen und langen Schlaf eher noch ausgesprochener besteht als bei nur gelegentlichem Schlafmangel. Diese Erscheinung einer scheinbar unbegründeten Müdigkeit erklärt sich aus der verlängerten und erschwerten Umschaltphase aus der Trophotropie des Schlafes in die Ergotropie des Wachens mit Angleich der Blutdruckwerte im Sinne einer Hebung.

Als **Erklärung** für die dauernde Herabsetzung der Blutdruckwerte bei dem hypotonen Symptomenkomplex, die auch unabhängig von der Körperlage besteht, nimmt man eine primäre Herabsetzung des peripherarteriellen Widerstandes an, womöglich durch eine cholinergische Reaktionslage des vegetativen Nervensystems. Früher sah man die ausschließliche Erklärung in der Asthenie des vegetativen sowohl wie des hormonellen Systems.

Im **objektiven** Bild sind Patienten mit einem hypotonen Symptomenkomplex gekennzeichnet durch den »schlappen« Eindruck im Gesamt-

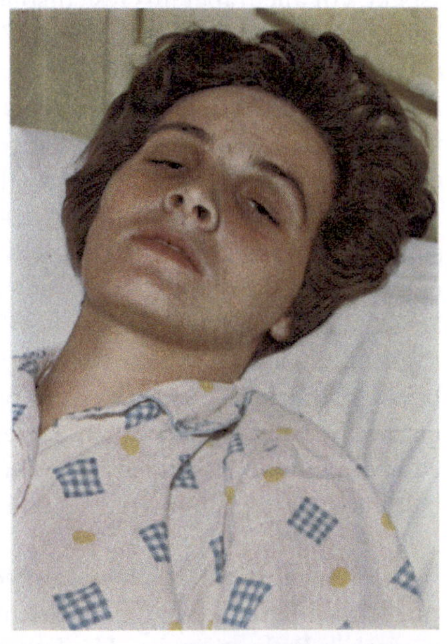

Abb. 63: Primär-hypotoner Symptomenkomplex
a) Defatigierter Gesichtsausdruck
b) »Tropfenherz«

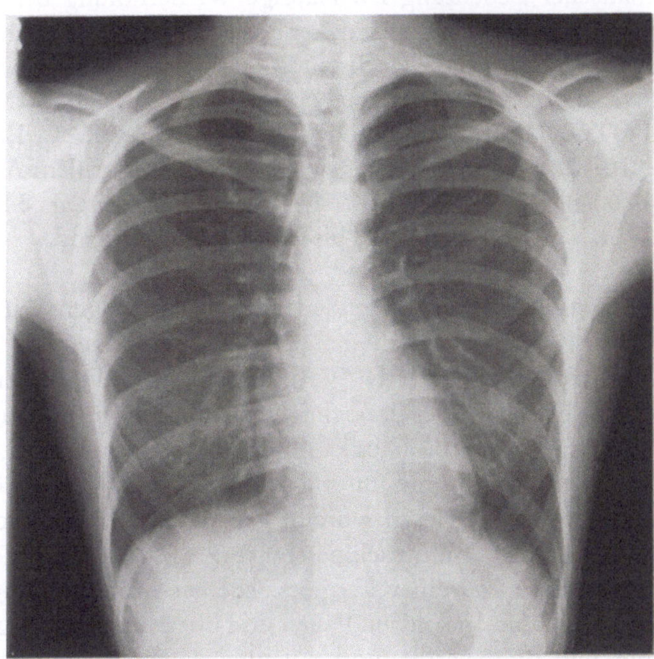

aspekt, vor allem aber im Gesichtsbild (vgl. Abb. 63a). Die Blutdruckwerte betragen systolisch bei männlichen Patienten unter 110 mm Hg, bei weiblichen unter 100 mm Hg im Liegen. Die Amplitude ist kleiner, und die Blutdruckwerte zeigen eine geringere Schwankungsbreite als bei Normo- und Hypertonikern und als bei vegetativer Dystonie. Charakteristisch ist ein ausgeprägter, vagal bedingter Blutdruckabfall während der Nachtstunden im Schlaf. Im übrigen klinischen Befund fallen keine weiteren Besonderheiten auf. Lediglich bei der Röntgenuntersuchung des Herzens trifft man häufig auf ein mittelständiges, schmales Herz mit steilgestellter Herzachse, das früher als »hypotones Tropfenherz« bezeichnet worden ist (vgl. Abb. 63b). Die elektrokardiographische Untersuchung ergibt weder bei Registrierung im Liegen noch bei Belastung oder im Stehen pathologische Verlaufsabweichungen. Gelegentlich trifft man auch die Tendenz zu Spontanhypoglykämien, insbesondere bei der Traubenzucker-Doppelbelastungsuntersuchung nach *Staub-Traugott*.

In der **Therapie** enttäuscht die Anwendung blutdrucksteigernder Sympathikomimetika oft dadurch, daß sie nur von kurzer Wirkung und symptomatischer Bedeutung ist. Häufige Wiederholung bei Anwendung über längere Zeiträume hin ist daher notwendig. Oft empfiehlt sich die Kombination oder auch die wechselnde Applikation mehrerer Sympathikomimetika. Besonders bewährt haben sich PERIPHERIN, AMPHODYN, HYPOTONIN FORTE, NORPHEN, NOVADRAL, EFFORTIL, CARNIGEN u. ä. Anwendungsweise: morgens vor dem Aufstehen, noch im Bett, mittags vor dem Mittagessen und nachmittags 8 bis 15 Tropfen auf Würfelzucker, u. U. auch bis 25 Tropfen steigernd.

Wegen ihrer langanhaltenden und gleichmäßigen Wirkung sind besonders empfehlenswert die neueren Modifikationen mit Langzeitwirkung, wie ARKINOR oder NOVADRAL RETARD, in der Dosierung morgens 1 bis 2 Tabl., evtl. nochmalige Gabe am frühen Nachmittag. Abends sollen Sympathikomimetika nur dann gegeben werden, wenn eine ausgesprochene Vagotonie mit vagalem Blutdruckabfall während der Nachtstunden nachgewiesen worden ist, mittels der nächtlichen elektronisch-fortlaufenden Blutdruckmessung (z. B. Custocor-Gerät) oder aber, wenn diese aus einer ausgesprochenen Morgenmüdigkeit geschlossen werden kann. In solchen Fällen und überhaupt bei ausgeprägter Vagotonie mit Bradykardie und entsprechendem vagotonen Elektrokardiogramm-Befund (vgl. Abb. 10) ist die zusätzliche Gabe von DIHYDERGOT zweckmäßig in der Dosierung 3mal täglich 15 Tropfen vor den Mahlzeiten. Zur Stärkung des ergotropen vegetativen Zügels bewährt sich ferner die zusätzliche Gabe von Koffein als Bohnenkaffe, in ausgeprägten Fällen auch von RITALIN oder KATOVIT oder METROTONIN: morgens und mittags nach den Mahlzeiten je 1 Tabl.

Zur Beeinflussung der häufig gleichzeitig bestehenden Hypofunktion der Nebennierenrinde kommen zur i.m. Injektion in Betracht CORTIRON-DEPOT, PERCORTEN oder Doca als DOCABOLIN »Organon«; von letzterem 3mal wöchentlich 10 mg als i.m. Injektion. Auch hier sind Präparate mit Langzeitwirkung vorzuziehen. So z. B. CORTIRON-DEPOT, 50 mg oder PERCORTEN in 3wöchentlichen Abständen jeweils 1mal wöchentlich 1 Amp. zu 25 mg. Weniger intensiv, jedoch einfach in der Anwendung sind Doca-Tabletten oder PERCORTEN-Linguetten, 2mal täglich 1 Tabl. zu 1 mg. Wegen seiner Dauerwirkung bei gleichzeitigem anabolen Effekt hat sich bewährt DOCABOLIN als Depot-Präparat: 1. Woche 2 Amp. zu je 1 ml als i.m. Injektion, dann, über weitere 5 Wochen hin verteilt, 1mal wöchentlich 1 Amp. zu 1 ml als i.m. Injektion.

Als unterstützende Therapie ist eine betont **salz- und eiweißreiche Kost** angebracht. Ferner Polyvitaminpräparate, wie MULTIBIONTA, SUPRADYN, STRESSCAPS, POLYVITAL FORTE, REAKTIVAN, AKTIVANAD o. ä.

c) Relative zerebrale Organhypotonie

Die Durchblutung folgt dem Blutdruck wie der Hund seinem Herrn. Dieser von dem Physiologen *M. Schneider* (Köln) treffend geführte Vergleich besagt, daß bei einer plötzlich eintretenden Blutdrucksenkung auch die Durchblutung akut herabgesetzt wird. Die einzelnen Organe haben eine unterschiedliche Empfindlichkeit gegenüber einer derartigen Mangeldurchblutung. Vor allem das Gehirn zeichnet sich, neben Herz und Niere, durch eine besonders geringe Toleranz gegenüber einer plötzlichen Hypoxydose bzw. Hypoxie aus. Unter Berücksichtigung dieser Tatsache eines organspezifisch unterschiedlichen Grenzwertes hat sich in jüngster Zeit der auf *Pierach* (Bad Nauheim) zurückgehende Begriff der **relativen Hypotonie** eingeführt. Er bezeichnet den klinisch außerordentlich wichtigen und noch keineswegs allgemein hinreichend bekannten Vorgang, daß es bei

Abfall des Blutdruckes in Bereiche, die durchaus noch oberhalb der üblichen Hypotonie-Definition liegen können, in gegenüber einer Hypoxie besonders empfindlichen Organen bereits zu faßbaren, ja womöglich lebensbedrohenden Funktionsstörungen kommen kann. Über die klinische Auswirkung einer Blutdrucksenkung entscheidet also nicht der aktuelle absolute Blutdruckwert, sondern die Relation der aktuellen Blutdruckhöhe zu dem organspezifischen Erfordernisdruck.

Eine örtliche Durchblutungsstörung im Sinne der vaskulären Insuffizienz kann sich ebenfalls akut ausbilden, wenn bei nur geringem Blutdruckabfall im großen System-Kreislauf der Blutdruck in einem Organ akut in erheblichem Ausmaße absinkt. Dies gilt ganz besonders, wenn infolge einer vorangegangenen chronischen Vorschädigung dieses Gefäßgebietes die Durchblutung bereits zuvor nahe dem kritischen unteren Grenzwert gelegen hat. Eine solche akut auftretende **lokale Hypotonie** im Gefolge einer womöglich nur unbedeutenden Senkung des allgemeinen Blutdruckes vermag zu klinischen Funktionsstörungen von erheblicher Tragweite zu führen. Erinnert sei an die im Schlafe nächtlich auftretenden Anfälle von Angina pectoris und in diesem Zusammenhang besonders an die apoplektischen Insulte mit den typischen Morgenlähmungen oder auch die passager auftretenden zerebro-vaskulären Insuffizienzen. Schließlich erklärt sich aus diesem Mechanismus die Erscheinung der nächtlichen Wadenschmerzen bei peripherer arterieller Durchblutungsstörung der Beine. Diese akut bedrohlichen Ereignisse haben in ihrer Pathogenese eine gemeinsame Wurzel in der Ausbildung einer lokalen Hypotonie. Unter dem Einfluß des vagalen nächtlichen Blutdruckabfalles im Schlaf mit einer vagoton-trophotropen Einstellung des vegetativen Nervensystems kommt es in den vorgeschädigten Gefäßbezirken – vor allem des Gehirns, ebenso aber auch des Herzens oder der Beine – als Folge des hier noch ausgeprägteren Blutdruckabfalles zu einer örtlichen Durchblutungsstörung.

Jede durch die lokale Hypotonie bewirkte Mangeldurchblutung führt zunächst zu einer Beeinträchtigung des Funktionsstoffwechsels. Bei längerem Bestehen oder bei stärkerem Ausmaß folgt sodann eine Störung auch des Strukturstoffwechsels, die – wie wir aus den Untersuchungen von *Büchner* wissen – schließlich faßbare Strukturveränderungen im Gewebe im Sinne lokaler Gewebsschädigungen und Gewebsnekrosen setzt.

Überzeugende klinische Beweise für die Auswirkung einer lokalen Hypotonie auf den zerebralen Funktionsstoffwechsel konnten in tierexperimentellen Beobachtungen bereits 1953 erbracht werden. Aufgrund dieser fruchtbaren Erkenntnis für das Verständnis hypotonie-kreislaufbedingter zerebraler Durchblutungsstörungen haben *Corday* und Mitarbeiter den Begriff der »zerebro-vaskulären Insuffizienz« aufgestellt, der sich bei uns auch unter der etwas umständlicheren Bezeichnung »zerebrale, vaskulär-hämodynamische Insuffizienz« einzubürgern beginnt.

Das klinisch so häufige Ereignis einer lokalen Hypotonie kann sich nach dem gegenwärtigen Stand unserer Kenntnisse unter den folgenden 2 Bedingungen ausbilden:

a) Wenn bei Abfall des Blutdruckes im Systemkreislauf auf kritische Schwellenwerte trotz unversehrtem Gefäßrohr die Sauerstoffversorgung eines besonders stoffwechselempfindlichen Organes, wie z. B. des Gleichgewichtsorgans bei aufrechter Körperhaltung oder des Gehirns, insgesamt nicht mehr in ausreichendem Maße gewährleistet ist.

b) Wenn bei schon geringfügigem Blutdruckabfall in vorgeschädigten Gefäßgebieten der Blutdruck beträchtlich absinkt, wie dies z. B. bei zerebraler Gefäßsklerose mit der Ausbildung einer zerebralen Ischämie bzw. eines apoplektischen Insultes mit der typischen Morgenlähmung der Fall ist.

In der Praxis häufig vorkommende Beispiele für die klinische Auswirkung einer derartigen lokalen Hypotonie finden wir vor allem bei örtlicher Mangeldurchblutung des zerebralen Kreislaufes. Im Zentralnervensystem führt eine Abnahme der Durchblutung unter 50% des Normalwertes zunächst zu nur vorübergehenden Funktionsausfällen bei erhaltenem Strukturstoffwechsel. Bei länger anhaltender Mangeldurchblutung bilden sich jedoch irreparable Schäden im Sinne der Hirnerweichung aus. Meßbare Voraussetzungen für einen derartigen enzephalomalazisch bedingten Funktionsausfall mit rasch folgender irreparabler Strukturveränderung an den Hirnzellen schafft z. B. der Blutdruckabfall unter einen Wert von 70 mm Hg systolisch für die Dauer von etwa 8 Stunden, oder in der gleichen Weise eine Verminderung des Hämoglobins unter 20%.

Bei arteriosklerotisch vorgeschädigtem Gefäßsystem im Gehirn kann aber durchaus auch bei Normotonie schon eine akute psychische Erregung allein zu einer Mangeldurchblutung im Sinne der lokalen Hypotonie dadurch führen, daß der Sauerstoffbedarf in den Hirnzellen bei derartigen emotionalen Ereignissen bis zu 30% gesteigert wird. Es kommt unter diesen Umständen zu einer lokalen Hypoxie im Gehirn bei lokaler Hypotonie, auch bei noch normalem Blutdruck oder bei nur geringem Blutdruckabfall im arteriellen Systemkreislauf des übrigen Organismus.

Diese pathophysiologischen Vorgänge im Verein mit den hierdurch einleuchtend erklärbaren klinischen Beobachtungen lassen die Indikationen zu einer **antihypertensiven Therapie** in einem neuen Licht erscheinen. Zum einen sollte der Blutdruck während einer solchen Behandlung stets auch im Stehen geprüft werden. Zum anderen ist unbedingte Zurückhaltung vor einer eingreifenden Blutdrucksenkung durch Antihypertonika, insbesondere während der Nachtstunden, bei allen Patienten geboten, die von der Gefahr einer lokalen Hypotonie in dem oben ausgeführten Sinne bedroht sind. Vermag doch in solchen Fällen die in guter Absicht angestrebte Blutdrucksenkung zum Schrittmacher für verhängnisvolle Folgeerscheinungen im Sinne zerebraler Durchblutungsstörungen mit Substanzverlust werden. Letztlich kann es auf diesem Wege zur Ausbildung eines apoplektischen Insultes, einer Hirnerweichung, am Herzen einer Angina pectoris oder eines Koronarinfarktes kommen, indem die mit der Blutdrucksenkung eingetretene relative Hypotonie nicht mehr zur Aufrechterhaltung des organspezifischen Erfordernisdruckes ausreicht.

Hypertoniker, die von einer lokalen zerebralen Hypotonie in der ausgeführten Begriffsfassung bedroht sind, fallen auf durch das rasche Auftreten typischer subjektiver Beschwerden nach eingetretener Blutdrucksenkung. Es sind dies vor allem orthostatischer Schwindel, besonders ausgeprägt nach antihypertensiver Therapie mit Guanethidinpräparaten oder mit Alpha-Methyldopa. Der Schwindel ist deshalb ein zuverlässiges zerebrales Frühsymptom, weil das Gleichgewichtsorgan in Ermangelung eines Kollateralkreislaufes gegenüber einer Hypoxie besonders empfindlich ist. Weitere Frühsymptome sind die akute Verstärkung einer Gedächtnisschwäche, Schlafstörungen, artikulatorische Sprechstörungen, verstärktes und insbesondere nächtliches Auftreten echter Stenokardien sowie krampfartige Schmerzen in den Beinen.

Wird von einem Hypertonie-Patienten eine medikamentös herbeigeführte Senkung des Blutdruckes gut vertragen, so spricht diese Toleranz für ein noch anpassungsfähiges zerebrales Gefäßsystem, das keine höhergradigen arteriosklerotischen Veränderungen aufweist. Führt die Blutdrucksenkung dagegen zu den oben erwähnten Funktionsstörungen, so läßt diese Tatsache das Vorhandensein einer ausgeprägteren zerebralen Gefäßsklerose annehmen. In diesen Fällen ist von einer Senkung des Systemblutdruckes unbedingt abzusehen, da seine erhöhte Einstellung als eine notwendige Anpassungserscheinung im Sinne des Erfordernis- bzw. Anpassungshochdruckes anzusehen ist.

d) Vegetativ-orthostatisches Kreislaufsyndrom

Das **Wesen** des vegetativ-orthostatischen Kreislaufsyndroms liegt in einer vegetativen Dysregulation der Kreislaufperipherie beim Übergang von der horizontalen zur aufrechten Körperhaltung oder im Verlaufe eines längeren Stehens (Orthostase). Die **Ursache** für die Neigung zu einer solchen funktionellen Fehlsteuerung ist bei einem kleinen Teil mit bloß vorübergehendem Auftreten der Störung in einer infektiös-toxischen Grundkrankheit zu suchen. Bei der weitaus größeren Zahl von Patienten dagegen liegt sie in den konstitutionellen Bedingungen eines asthenisch-hypodynamen Habitus oder in einer psychischen Konfliktsituation.

Die **Pathophysiologie** des orthostatischen Syndroms ist gekennzeichnet durch eine primäre Abnahme der aktiv-zirkulierenden Blutmenge infolge einer Erweiterung ausgedehnter Kapillarbezirke im Venolenbereich. Als Antwort auf diese venöse Kapillarinsuffizienz kommt es reflektorisch zu sekundären Regulationsversuchen im Arteriolen- wie im Venolengebiet. Diese können vorübergehend oder dauernd unzureichend sein. Ausmaß und Dauer dieser peripheren Gefäßinsuffizienz bestimmen das klinische Erscheinungsbild des orthostatischen Syndroms. Die venöse Regulationsstörung zeigt sich in einer Abnahme des Herzschlag- und Minutenvolumens, die sich angesichts der Suffizienz des Herzens nur aus einem verringerten Blutrückstrom erklären kann. Die arterielle Regulationsstörung dagegen wird, entsprechend den Vorgängen bei dem tonischen Gefäßengekollaps, in einer Verminderung des arteriellen Mitteldrucks offenbar.

Im **Normalfall** versucht der Organismus beim Übergang von der horizontalen in die vertikale Körperhaltung dem durch die Schwerkraft bedingten Absacken des Blutes in die Gefäßbezirke der unteren Körperhälfte mit einer Reihe von funktionell ineinandergreifenden Regulationen und Gegenregulationen entgegenzuwirken. Es sind dies nach *Brehm* und *Wezler* vor allem Zunahme der Frequenz sowie Erhöhung des diastolischen und mittleren Blutdruckes, Steigerung des peripheren und des elastischen Widerstandes bei gleichzeitiger Abnahme des systolischen Blutdruckes, des Schlagvolumens und des Minutenvolumens. Diese initiale Umstellung wird durch Gegenregulationen rasch und weitgehend der Norm angeglichen.

Bei dem **orthostatischen Kreislaufsyndrom**, auch als Orthasthenie bezeichnet, gelingt dieser Ausgleichsversuch dagegen nur unvollständig oder gar nicht. Je nach der Art und dem Ausmaß, in dem dieser Kompensationsmechanismus für die Kreislaufumstellung im Stehen versagt, lassen sich die folgenden **drei Stufen** unterscheiden, die mit fließenden Übergängen jede für sich bestehen oder phasenhaft nacheinander auftreten können.

1. Orthostatische Kreislauflabilität
2. Orthostatische Kreislaufinsuffizienz
3. Orthostatischer Kreislaufzusammenbruch (vgl. Abb. 64).

Der **zerebrale Beschwerdekreis** als Folge einer orthostatischen Durchblutungsinsuffizienz des Gehirns mit relativer und lokaler zerebraler Hypotonie macht sich als Schwindel, Müdigkeit und Kopfschmerz bemerkbar. Bei **akutem** Auftreten kommt es zu Flimmern und Schwarzwerden vor den Augen oder auch infolge Labyrinth-Hypoxie zu Gleichgewichtsstörung und Ohnmachtsneigung bis zum vollständigen Kollaps. Für die **chronische** Verlaufsform dagegen ist typisch das Empfinden einer bleiernen, jeden Entschluß lähmenden Müdigkeit. Sie wird allerdings besser als Erschöpfung im Sinne der Defatigatio bezeichnet. Die stärkste Ausprägung hat sie während der Morgenstunden. Während des Frühstücks lassen sich solche Patienten selbst zu einer spärlichen Unterhaltung als »Kaffeeschweiger« kaum anregen. »Mattscheibe vor den Augen«, »von Beruf müde« sind immer wieder gehörte treffende Schilderungen, mit denen dieser Zustand umschrieben wird. Ebenso hartnäckig bestehen Kopfschmerzen. Sie werden allerdings meist eher als eine unbestimmte dumpfe Druck- und Leereempfindung oder auch als Gummihaubengefühl empfunden. Gelegentlich kann es sich über einen Hinterkopfschmerz bis zur heftigsten Zervikalmigräne steigern. Bei der Häufigkeit röntgeno-

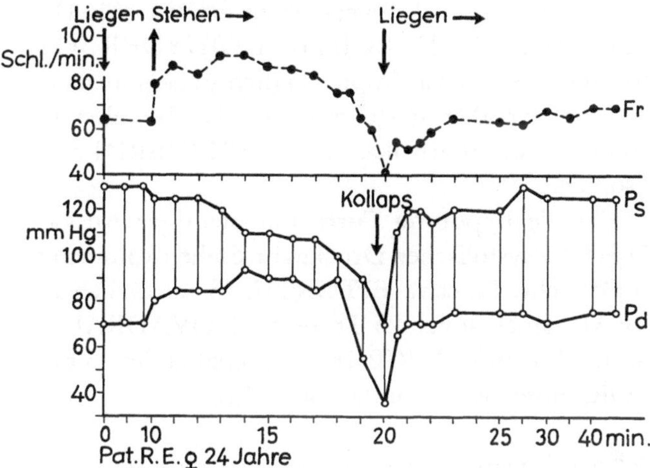

Abb. 64: Blutdruck- und Pulsverhalten bei orthostatisch-kreislaufbedingtem Bewußtlosigkeitsanfall (nach PARR)

logischer Veränderungen im Halswirbelsäulen-Bereich sind hier enge Beziehungen zum vertebragenen Zervikalsyndrom gegeben. Vielfach wiederkehrende Klagen in diesem Funktionskreis bilden schließlich körperliche und seelische Antriebsschwäche, Niedergeschlagenheit und Selbstzergrübeleien bis zu depressiven Episoden. Lebensgefühl und Lebensfreude können durch diese Störung schwerwiegend beeinträchtigt werden.

Für die sinnvolle Anwendung **medikamentöser Maßnahmen** ist die Beachtung der vegetativen Ausgangslage sowie der Typus der vorliegenden Kreislaufregulationsstörung entscheidend. Die klinische Erfahrung führt zu dem Vorschlag der folgenden **medikamentösen Differentialtherapie:**

a) Bei **spastisch-hyperdiastolischen Formen** des vegetativ-orthostatischen Kreislaufsyndroms mit starkem Anstieg des diastolischen Blutdruckes im Stehen bei nur geringem Abfall des systolischen Drucks sind, ähnlich wie beim Gefäßengekollaps, Stoffe mit einer sympathikolytischen Wirkung zu bevorzugen. So z. B. Ergotamintartrat, dessen Kombination mit anderen peripher angreifenden Kreislaufmitteln nicht nur möglich ist, sondern sich wegen der dämpfenden Wirkung auf die barorezeptive

Reflexfolge sogar als zweckmäßig erweist. Als Dosierung empfiehlt es sich, z. B. für HYDERGIN oder DIHYDERGOT, mit kleinen Dosen von zunächst 3mal 5 Tropfen täglich zu beginnen und allmählich auf 3mal 15 Tropfen täglich zu steigern. Daneben bewährt sich, u. U. in Kombination mit Mutterkornalkaloiden, PERIPHERIN mit 3mal täglich 5 bis 12 Tropfen.

b) Für die **hypotone Form** mit niedriger Ausgangslage und starkem Abfall des systolischen Druckes im Stehen kommen Sympathikomimetika in Betracht. So etwa EFFORTIL (3mal täglich 20 Tropfen); NOVADRAL (3mal täglich 25 Tropfen); NOVADRAL RETARD (2- bis 3mal täglich 1 Tabl.); PERIPHERIN, 3mal täglich 5 bis 12 Tropfen; AKRINOR, morgens und mittags je 1 Tabl.

Bei den höhergradigen Formen des orthostatischen Kreislaufversagens mit Neigung zu kollapsartigem Kreislaufzusammenbruch hat sich eine hormonale Substitutionstherapie mit Nebennierenrindenhormon vom Typ des Mineralkortikoids Desoxykortikosteronacetat (Doca) bewährt. Seine günstige Wirkung beruht auf der Herstellung normaler Elektrolytverhältnisse, welche die Erregbarkeit der Gefäßmuskulatur gegenüber biogenen Aminen steigern. Auch ist daran zu denken, daß nach den Untersuchungen von *Parr* ohnehin nicht selten eine relative Nebennierenrindeninsuffizienz an der Manifestation des orthostatischen Kreislaufsyndroms mit der Folge einer Elektrolytstörung beteiligt ist. Neben einer Dosierung von 10 bis 20 mg CORTIRON oder PERCORTEN als tägliche i.m. Injektion für die Dauer von 2 Wochen bei hochgradiger orthostatischer Insuffizienz bevorzugen wir die Depotform, die in 3wöchentlichen Abständen als i.m. Injektion zu je 50 mg zu geben ist. Als Präparat mit Dauerwirkung und gleichzeitigem anabolen Effekt empfiehlt sich DOCABOLIN initial 2mal je Woche 1 ml i.m., dann 1mal wöchentlich 1 ml i.m. über 5 Wochen hin.

2. Asympathikotone Hypotonie-Synkope (»Postural Hypotension«)
Diese seltenere hypodyname Regulationsstörung, bei der es gelegentlich ebenfalls zu plötzlicher Bewußtseinstrübung bis zur Ohnmacht kommen kann, ist gekennzeichnet durch den gleichzeitigen abrupten Abfall des systolischen und diastolischen Blutdrucks unmittelbar nach Einnahme einer aufrechten Körperhaltung. Der arterielle Mitteldruck sinkt ab, während die Amplitude unverändert bleibt oder gering größer wird. Charakte-

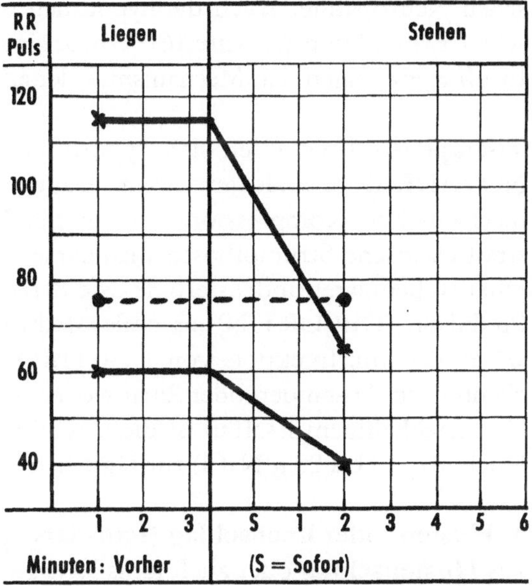

Abb. 65: Kreislaufbefund bei asympathikotonem Hypotonie-Kollaps (die Kurven brechen bei Bewußtlosigkeit ab)

ristisch ist die Konstanz der Herzfrequenz, die weder zu- noch abnimmt (vgl. Abb. 65). **Pathophysiologisch** erklärt sich diese Störung durch ein Versagen der arteriellen Regulation mit mangelnder Anpassung des arteriellen Gefäßquerschnittes. Der Kreislauf verhält sich so, als ob das gesamte Gefäßsystem weit und starr wäre, bereit zur Aufnahme des größten Blutanteils, der – gleichsam der Schwere folgend – in dieses weit offene Gefäßsystem absackt.

Die **Ursache** der asympathikotonen Hypotonie liegt am häufigsten in einer Arteriosklerose des zerebralen Gefäßbereiches. Nicht selten kommt sie heute aber auch vor unter einer antihypertensiven Therapie mit Ganglienblockern und Guanethidin-Präparaten. Weiterhin wird sie ausgelöst im Verlauf organischer Nervenerkrankungen mit Schädigung der Sympathikuszentren im Hypothalamus und in den spinalen Sympathikuszentren sowie im Bereich der peripheren prä- und postganglionären Fasern, z. B. im Verlauf einer Bulbärparalyse, einer Polyneuritis oder einer diabetischen Neuropathie. Auch die hypotonen Krisen währen einer *Addison*schen Erkrankung (s. Seite 161) sowie einer Hypophysenvorderlappen-Insuffizienz zeigen den Mechanismus der asympathikotonen Hypotonie.

Therapeutisch erweisen sich Sympathikomimetika wie SYMPATOL, NOVADRAL o. ä. als unwirksam. Dagegen ist wirkungsvoll neben der mechanischen Kompression der unteren Körperhälfte durch spezielle straff-elastische Strumpfhosen medikamentös die Anwendung synthetischer Nebennierenrindensteroide, wie Betamethason (CELESTAN) oder Prednison (DECORTIN) als orale Medikation. Weiterhin hat sich bewährt die i.m. Injektion von CORTIRON-DEPOT, 100 mg in 1wöchentlichen Abständen oder 2mal wöchentlich Doca als DOCABOLIN. Von nachhaltigem Einfluß ist die bewußte und ausreichende Zulage an Kochsalz (10 bis 20 g NaCl) zur täglichen Ernährung.

3. Husten- oder Lachschlag (Ictus laryngicus)

Als **Hustenschlag** oder auch Ictus laryngicus sind pressorisch-postpressorisch auftretende Synkopen bekannt geworden. Sie führen zu kurzdauerndem Bewußtseinsverlust während oder im unmittelbaren Anschluß an akute Drucksteigerungen im Pulmonalkreislauf durch Husten, Lachen, Niesen, Defäkation, Gewichtheben o. ä. Besonders gefährdet sind Lungenemphysem-Patienten. Asthenische Männer werden bevorzugt von dieser Störung befallen. Durch eine Erhöhung des intrapulmonalen Druckes bei einem der genannten pressorischen Manöver kommt es zu einer Refluxstörung zum rechten Herzen, da die Blutzufuhr aus dem Abdomen beim Pressen vermindert ist infolge mechanischer Abklemmung der Vena cava durch das tiefstehende Zwerchfell sowie durch veränderte Reflexmechanismen, die bei akuter pulmonaler Hypotension den peripheren arteriellen Blutdruck zu raschem Sinken bringen. Daher fehlt bei prädisponierten Patienten während eines *Valsalva*-Preßdruckversuches der periphere Puls weitgehend. Dies stellt eine einfache diagnostische Methode zur Prüfung auf eine etwaige Gefährdung durch solche Synkopen dar. Im weiteren Verlauf kommt es zu präkordialer Einflußstauung der großen Venen mit Leerschlagen des Herzens. Arterielle Zentralisation führt zu einer akuten Hirnischämie, die sich als Synkope äußert.

Die praktische und aktuelle Bedeutung dieses noch immer nicht genügend bekannten Störungsbildes des Hustenschlages geht aus der folgenden

Zeitungsmeldung als eines beispielhaften Vorkommnisses hervor: »Ein 56jähriger Kraftfahrer ist dem Husten zum Opfer gefallen. Er hatte am Steuer seines Lastzuges einen so heftigen Hustenreiz erlitten, daß ihm schwarz vor Augen wurde und er mit dem schweren Fahrzeug in einer Ortsdurchfahrt gegen die Hausecke der alten Schule prellte. Der 56jährige erlitt dabei so schwere Kopfverletzungen, daß er kurz nach dem Unfall im Krankenhaus starb.«

4. Hypertone Krisen

Hypertensive Krisen können bei jeder Form einer Hypertonie auftreten, wenn sie auch im allgemeinen typisch sind für ein Phäochromozytom. Als *Pal*sche Krisen geben sie in den verschiedenen arteriellen Gefäßbezirken Anlaß zu denselben Komplikationen, vor allem zu akuter Linksinsuffizienz und zerebralen Durchblutungsstörungen. Bemerkenswert sind die Blutdruckkrisen der sog. Käse-Krankheit (»Cheese-disease«). Sie ereignen sich bei Patienten, die während einer Therapie mit Monoaminooxydasehemmern Käse in reichlichen Mengen genießen. Es kommt zu pressorischen Anfällen dadurch, daß das Medikament den Effekt des im Käse enthaltenen vasopressorischen Tyramins verstärkt.

Die **Anfalltherapie** während einer hypertonen Krise besteht in der Verhütung einer drohenden Linksinsuffizienz des Herzens durch STROPHANTHIN, ¼ mg i.v. Für die Anfallstherapie ist zu beachten, daß auch eine hypertone Krise behutsam und nicht abrupt gesenkt werden soll. Geeignet ist die i.m. Injektion von SERPASIL, 1,0 bis 4,0 mg i.m. Eine zu jähe Senkung des Blutdruckes kann infolge der auftretenden relativen Hypotonie bekanntlich eine tödliche Abnahme der Hirndurchblutungsgröße bewirken.

Wegen der Gefahr einer latenten oder manifesten Linksinsuffizienz ist die Herzglykosidtherapie mit STROPHANTHIN, ¼ mg i.v., eine unabdingbare Sofortmaßnahme. Der i.v. Injektion hinzuzufügen ist ein Diuretikum, etwa vom Typ des LASIX, 1 Amp.

C. Zerebro-vaskulär bedingte Bewußtlosigkeit

Zerebro-vaskuläre Insulte als die verbreitetsten Formen einer zerebralen Bewußtlosigkeit sind charakterisiert durch mehr oder weniger plötzlich auftretende Hirnfunktionsstörungen auf dem Boden eines intra- oder extrazerebralen Gefäßprozeßes mit struktureller Schädigung der nervösen Substanz im Sinne einer nachfolgenden roten und weißen Erweichung. Heute können für das weitreichende Gebiet zerebrovaskulär bedingter Bewußtlosigkeitsformen vor allem die folgenden Gruppen nach unterschiedlichen **ätiologischen** Gesichtspunkten mit ebenso unterschiedlicher therapeutischer Konsequenz differenziert werden:

1. Paroxysmale zerebro-vaskuläre Insuffizienz
2. Extrakranieller Gefäßverschluß
3. Hirninfarkt infolge zerebraler Embolie
4. Hirninfarkt durch Thrombose und Ischämie
5. Subarachnoidealblutung
6. Zerebrale Apoplexie (Enzephalorrhagie)
7. Apoplexie durch intrazerebrale Massenblutung
8. Zerebrales Koma.

Die **allgemeine Symptomatologie** der zerebro-vaskulären Insulte wird bestimmt durch Sitz und Ausmaß des Herdes. Die Massenblutung erfolgt in die graue Substanz mit Ausbreitung ins Mark. Die Auswirkungen der Thrombose und Embolie halten sich an das Ausbreitungsgebiet des betroffenen Gefäßes und dessen Verzweigungen mit der Ausbildung von typischen Gefäßsyndromen. Zu diffusen und multiplen Erweichungsherden kann es bei Myokardinfarkt und diffusen Embolien kommen, wobei Monoplegien mit und ohne Aphasie auftreten. Für das Ausmaß der klinischen Erscheinungen spielt neben der umschriebenen Zirkulationsunterbrechung auch das perifokale Hirnödem eine maßgebende Rolle. Die funktionelle Wiederherstellung nach Resorption des Hirnödems im Bereich der hierdurch bedingten Ausfälle ist nicht selten schon nach Stunden erreicht. Zudem scheint eine Kompensation durch Ausbildung eines Kollateralkreislaufs möglich.

Für das Auftreten einer **Blutung** als Ursache der zerebralen Bewußtlosigkeit sprechen blutiger oder xanthochromer Liquor mit Leukozyten (vgl. Abb. 70).

Die Bewußtsseinstörungen können alle Übergänge von der einfachen Benommenheit bis zum tiefen Koma bieten. Weitere Symptome bieten reaktionslose Pupillen mit Erweiterung auf der Herdseite, schnarchende Atmung, *Cheyne-Stokes*sche Atmung bei Massenblutung mit Ventrikeleinbruch, Fazialislähmung mit Herabhängen des Mundwinkels auf der erkrankten Stelle, der später nach der gesunden Seite verzogen wird, Gaumensegellähmung durch Betroffensein des Hypoglossus-Gebietes. Bei der Ausatmung sogenanntes Tabak-Blasen; bei der Hemiplegie kommt es primär zu einer schlaffen, später zu einer spastischen Lähmung. Ebenso sind die Sehnenreflexe zuerst aufgehoben, später bis zum Klonus gesteigert. Pyramidenzeichen bestehen im Sinne eines Babinski und Oppenheim. Konjungierte Abweichung des Kopfes und der Bulbi nach der Herdseite weist hin auf eine Blutung im Bereich der inneren Kapsel (»der Kranke blickt den Herd an«).

In der allgemeinen **Differenzierung** der verschiedenen Insultformen ist zu beachten, daß ein plötzliches Einsetzen des Insultes im allgemeinen gegen die thrombotische Ursache spricht. Zerebrale Prodromalerscheinungen deuten auf Arteriosklerose, Hypertonie und Aneurysma hin. Hinsichtlich der Altersdisposition gilt, daß in mittleren Altersstufen meist Massenblutungen, in höheren Altersstufen arteriosklerotische Thrombosen auftreten. Embolien, Aneurysmen, Blutung und Tumorbildung treten in jedem Alter auf. Hinsichtlich des Aussehens bestätigt sich oft, daß ein kongestioniertes Gesicht, zusammen mit plethorischem Habitus, bei hypertoner Massenblutung besteht, dagegen eine blasse Gesichtsfarbe beim ischämischen Insult. Der **Blutdruck** stellt kein absolutes Kriterium dar. Die **Bewußtseinslage** ist bei Massenblutung und Subarachnoidealblutung im Sinne eines initialen Komas beeinträchtigt, bei ischämischen Insulten besteht häufig keine oder nur eine langsam eintretende Bewußtlosigkeit. Bei Massenblutungen ist die Temperatur erhöht. Bei subarachnoidealer Blutung kommt es zum Auftreten meningealer Reizerscheinungen.

Der Sammelbegriff »apoplektischer Insult« bezeichnet das plötzliche anfallsartige Auftreten zerebraler Zirkulationsstörungen der verschiedensten Ursache, die häufig mit Halbseitenlähmung einhergehen. Hinsichtlich der Pathogenese ist die frühere Auffassung einer Massenblutung, die spätere eines Angiospasmus, heute abgelöst durch die ätiologische Annahme entweder einer Enzephalomalazie oder einer Blutung.

1. Paroxysmale zerebro-vaskuläre Insuffizienz

Infolge akut auftretender lokal-zerebraler Hypotonie, meist im Verlauf von Blutdruckabfällen im großen Kreislauf, vor allem während der vagotonen Nachtphase, kommt es zu plötzlichen Bewußtseinsstörungen oder wenigstens zu apraktischen und aphasischen Störungen bis zu einer Dauer von 30 sec (vgl. Abb. 66). Diesem Störungsbild liegen zugrunde vorübergehende reversible funktionelle Störungen des Parenchyms ohne eigentliche Infarktbildung. Sie sind häufig die Vorboten späterer apoplektischer Insulte infolge einer Enzephalomalazie. **Dieses intermittierende zerebrale Ischämiesyndrom**, vergleichbar einem Angina-pectoris-Anfall des Herzmuskels, ist begleitet von flüchtigen, einseitig aufretenden neurologischen Symptomen. Eine Sonderform stellt dar das Basilaris-Syndrom, charakterisiert durch kurzdauernden organischen Schwindel mit Nystagmus im Anfall. Statt der früheren Auffassung, daß diese funktionellen Störungen durch flüchtige Gefäßspasmen hervorgerufen sind, nimmt man heute Änderungen der Hämodynamik an. Bei dem bereits vorhandenen Substrat arteriosklerotischer Veränderungen der Hirngefäße lösen zusätzliche extrazerebrale Faktoren diese flüchtigen Ereignisse aus. Neben den schon oben beschriebenen kontinuierlich oder intermittierend auftretenden hypotonen Krisen (vgl. Abb. 67a–b) sind es vor allem Rhythmusstörungen des Herzens, latente bzw. beginnende Herzinsuffizienz oder Herzinfarkt als zusätzliche hämodynamische Faktoren.

Therapie: Im **Anfall** wirksame Blutdruckanhebung, z. B. durch PERIPHERIN, 2,0 ml oder NOVADRAL, 1 ml = 10 mg als i.v. Injektion, evtl. NOVADRAL-Infusion, 250 mg auf 500 ml *Ringer*lösung.

Prophylaktisch Vermeidung blutdrucksenkender Mittel, insbesondere am Abend. Statt dessen abends Sympathikomimetika, wie z. B. PERIPHERIN, AKRINOR oder Bohnenkaffee.

2. Extrakranieller Gefäßverschluß

Diese erst in den letzten Jahren in ihrer Ätiologie aufgeklärten Formen eines apoplektischen Insultes werden durch Stenose oder Verschluß eines extrakraniellen arteriellen Gefäßes verursacht. Hauptlokalisation sind die Arteria carotis, die Arteria vertebralis sowie die Arteria subclavia.

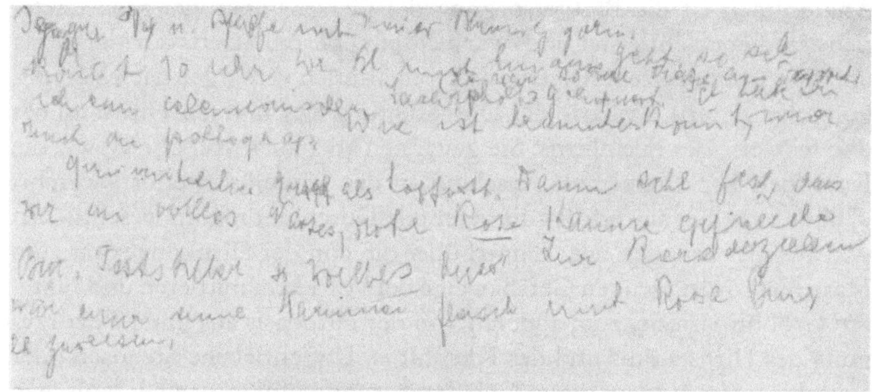

Abb. 66: Schriftveränderung bei paroxysmaler zerebro-vaskulärer Insuffizienz
a) Im Anfall
b) Nach dem Anfall

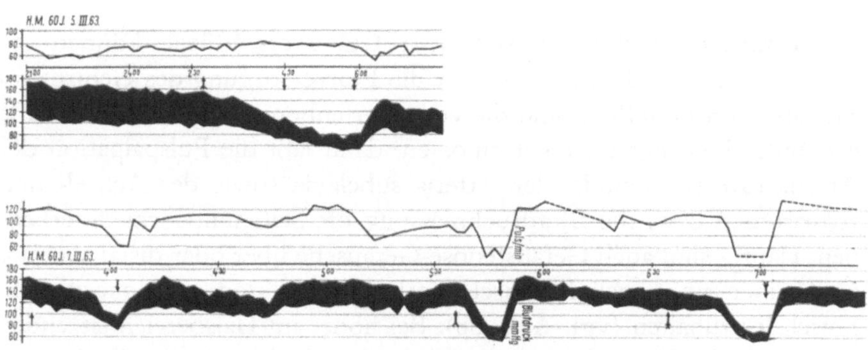

Abb. 67: Paroxysmale zerebro-vaskuläre Insuffizienz
a) Durch kontinuierlich auftretende Hypotonie-Krise
b) Durch intermittierend auftretende Hypotonie-Krisen

Anatomisch ist die Blutversorgung des Gehirns über vier große Arterienstämme gewährleistet, und zwar beidseits über die Arteria carotis interna und die Arteria vertebralis. Die Vertebralarterien versorgen nach Vereinigung zur Arteria basilaris die Durchblutung des unteren Hirnstammes und teilweise des Kleinhirns. Sie gewinnen aber auch von dorsal, wie die Karotiden von lateral her, Anschluß an den Circulus arteriosus cerebri Willisi. Von hier aus erfolgt die zerebrale Durchblutung im wesentlichen von zwei Richtungen her. Einmal über die von der Hirnkonvexität zum Mark hin vordringenden Gefäßzweige der vorderen, mittleren und hinteren Großhirnarterie, zum anderen von der Hirnbasis aus unter Bevorzugung des Hirnstamms und des Kleinhirns. Umschriebene Stenosen oder Verschlüsse im Verlauf dieser Gefäßversorgung führen zu einer typischen und topisch festlegbaren Anfalls-Symptomatik. Solche intrakraniellen Gefäßstenosen begleiten häufig eine Zerebralsklerose. Sie sind in der Regel nicht allein, sondern erst in Verbindung mit anderen Blutverteilungsstörungen in der Lage, synkopale Anfälle auszulösen. Zu ihnen zählt vor allem der plötzliche Blutdruckabfall im Sinne einer relativen bzw. lokalen Hypotonie, insbesondere bei vorher bestehender Hypertonie. Hier ergeben sich akute Gefahrenmomente bei plötzlichem Wechsel der Körperhaltung vom Liegen zum Aufrichten dadurch, daß der intrazerebrale arterielle Blutdruck um die Größe der hydrostatischen Drucksäule im Moment des Körperlagewechsels erniedrigt wird. Wir finden diese Ausgangssituation vor allem bei Arteriosklerose der zuführenden Hirnarterien mit Einengung der Gefäßlumina und somit eingeschränkter zerebraler Durchblutung.

Extrakranielle Gefäßstenosen oder **Gefäßverschlüsse** können die obengenannten 4 Hauptarterien für die Blutversorgung des Gehirns im **Halsbereich** betreffen. Sind die vom Aortenbogen abgehenden Gefäße proximal eingeengt oder verschlossen, dann läßt die Pulspalpation der Arteria carotis comunis, der Arteria subclavia sowie der Achsel- und Armarterien bzw. die Blutdruckmessung oft Seitenunterschiede erkennen. Häufig sind auch Gefäßstenose-Geräusche über oder distal von der Gefäßeinengung auskultatorisch nachzuweisen und phonokardiographisch festzuhalten (vgl. Abb. 68). Bei höher im Halsbereich sitzenden Stenosen oder Verschlüssen gibt die Angiographie entscheidende Hinweise. Ursache für diese Stenosen ist fast immer eine Arteriosklerose. Bei akutem Verschluß kommt allerdings neben einer Thrombose auch

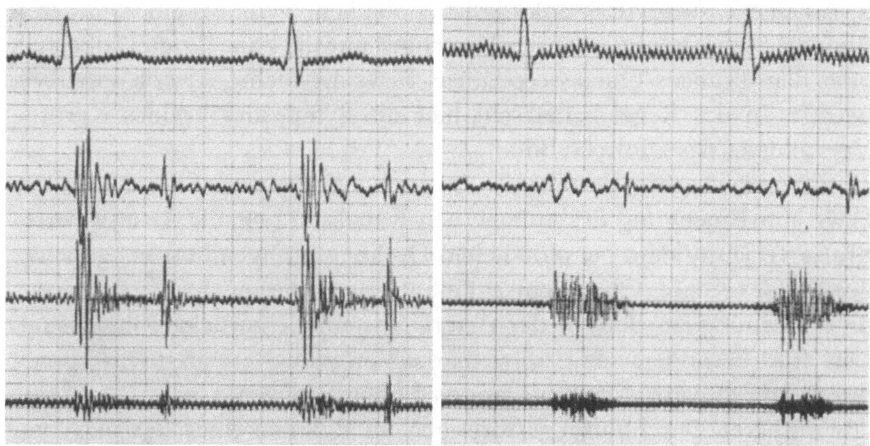

Abb. 68: Gefäßgeräusch bei Stenose der linken Arteria carotis communus
a) Aorta: kein Geräusch
b) Carotis: Stenosegeräusch

einmal eine Embolie, z. B. bei Mitralstenose oder Hypertonie bzw. Kardiosklerose mit absoluter Flimmerarrhythmie, in Betracht.

a) Bei einem **Aortenbogen-Syndrom** (Pulslosigkeitskrankheit) sind alle vom Aortenbogen abgehenden Arterien eingeengt oder verschlossen. Daher besteht in der oberen Körperhälfte eine Hypotonie, in der unteren hingegen nicht selten eine Hypertonie.

b) Bei Verschluß der Arteria subclavia oder des Truncus, proximal des Abgangs der Arteria vertebralis, kann es zu einem sogenannten **Subclaviazapf- oder Stehl-Mechanismus** kommen. Die Blutversorgung der gleichseitigen oberen Extremitäten erfolgt dann ganz überwiegend von der Arteria subclavia der anderen Seite über deren Arteria vertebralis, über die Einflußstelle in die Arteria basilaris und über die gleichseitige Arteria vertebralis. Sie wird also von der Arteria subclavia der anderen Seite abgezapft und dem Circulus arteriosus Willisi entzogen. Bei heftigen Bewegungen mit einem Arm, die zu verstärkter Blutzufuhr in die Armmuskulatur führen, kann den meist hochgradig zerebralsklerotischen Patienten plötzlich schwindlig werden oder sie werden sogar bewußtlos.

c) Mit Halbseitenlähmung unter Bevorzugung der mimischen Muskulatur und des Armes gehen Stenosen oder Verschlüsse der **Arteria carotis interna** einher. Sehstörungen sind hier seltener, Synkopen kommen nur ausnahmsweise vor.

d) An eine *Takayasu*-Erkrankung ist zu denken, wenn bei einer jüngeren Frau die Stenosierung oder der Verschluß nur die linke Arteria subclavia oder den Truncus bracheocephalicus bzw. die rechte Arteria subclavia betrifft. In der Regel beherrscht hier die Symptomatik eines Karotis-Verschlusses das klinische Bild.
e) Eine gleichzeitig bestehende Osteochondrose und Spondylose der HWS mit Einengung des knöchernen Kanals, in dem die **Arteria vertebralis** verläuft, kann bei plötzlichen Drehbewegungen und Beugebewegungen des Kopfes Ohnmachtsanfälle auslösen, die auf eine Zirkulationsunterbrechung im Bereich der Arteria vertebralis zurückzuführen sind. Dies trifft besonders dann zu, wenn die Vertebralarterie in ihrem Lumen durch atheromatöse Veränderungen bereits eingeengt war. Als Folge labyrinthärer Durchblutungsstörungen im Rahmen eines Basilaris-Syndroms tritt hier nicht selten ein echter Drehschwindel auf.

Therapie: Chirurgisches Eingreifen mit mechanischer Beseitigung der Stenose durch Stripping-Verfahren oder Gefäßplastik. Entscheidend für den weiteren Verlauf und damit das Schicksal des Patienten ist die möglichst frühzeitige Erkennung des ätiologischen Zusammenhanges und die Veranlassung einer aktiv-gefäßchirurgischen Behandlung.

3. Hirninfarkt infolge zerebraler Embolie

Diese Insultform hat eine Häufigkeit von etwa 13 v. H. Ohne Prodromalerscheinungen treten anfallsweise zerebrovaskuläre Symptome innerhalb von Sekunden bis Minuten auf, wobei das Bewußtsein vielfach nicht beeinträchtigt ist. Die neurologischen Symptome bilden sich meist relativ rasch zurück, nachdem das perifokale Hirnödem resorbiert ist. Sie sind bei dem embolischen Hirninfarkt in der Regel dem Ausbreitungsgebiet eines umschriebenen Gefäßbezirkes streng zuzuordnen und daher vielfach bereits aus dem Aspekt zu lokalisieren (vgl. Abb. 69b).

Ausgangspunkt für die Embolie ist in weitaus der Mehrzahl der Patienten eine Erkrankung im Bereich des linken Herzens. Am häufigsten liegen eine Mitralstenose oder ein Aortenfehler zugrunde. An zweiter Stelle stehen Hypertonie und Kardiosklerose sowie Endokarditis. Beim Herzinfarkt ist die Ablösung und zerebrale Verschleppung muraler Thromben nach dem 5. Erkrankungstag kein seltenes Ereignis. Nur bei Offenbleiben des Foramen ovale oder bei rechtsventrikulärem Überdruck durch

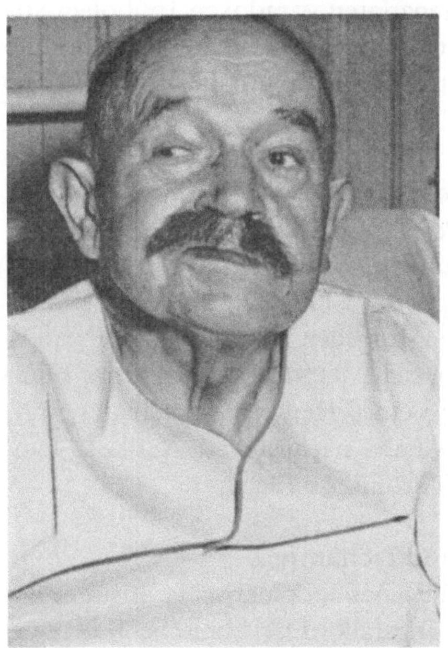

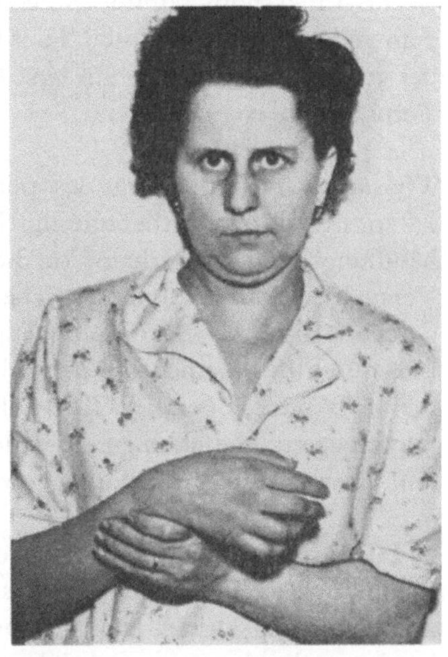

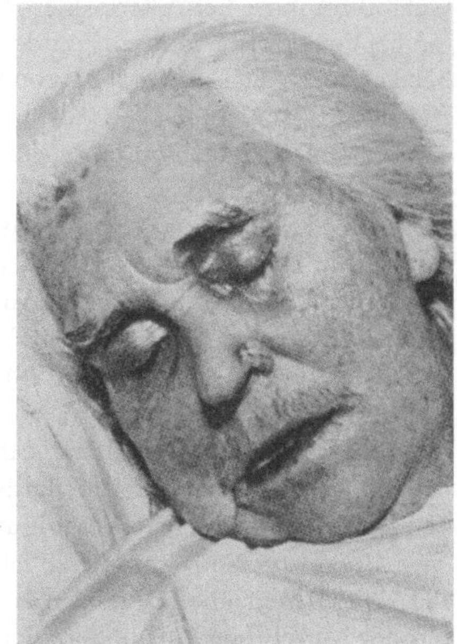

Abb. 69: Verschiedene Formen zerebro-vaskulärer Störungen im Gesichtsbild
a) Zerebrale Gefäßthrombose (oben links)
b) Zerebrale Gefäßembolie bei Mitralstenose (oben rechts)
c) Intrazerebrale Massenblutung (rechts)

Rechts-Linksshunt kommt es zu sogenannten paradoxen Embolien aus dem venösen Kreislaufanteil. Hier handelt es sich meist um eine Embolie bei venöser Thrombose, um eine Fett- oder Luftembolie, oder um eine Tumorembolie.

Therapie: Beeinflussung des perifokalen Hirnödems durch LASIX, 2,0 ml i.v.; Infusionstherapie mit PANTHESIN-HYDERGIN. Bei Behandlungsbeginn innerhalb von 3 Stunden nach Embolie-Eintritt ist der Versuch einer fibrinolytischen Therapie mit STREPTASE (vgl. Seite 28) gerechtfertigt. Als Nachfolgetherapie Anstreben einer kausalen Prophylaxe durch medikamentöse oder elektrische Regularisierung einer Flimmerarrhythmie, operative Behandlung eines Herzklappendefektes, antihypertensive Maßnahmen. In jedem Falle nachfolgend Antikoagulantien-Therapie zur Vermeidung eines Thrombose-Rezidivs.

4. Hirninfarkt durch Thrombose und Ischämie

Diese Form stellt die häufigste Ursache eines apoplektischen Insultes dar mit etwa zwei Drittel aller Erkrankungsfälle. Das klinische Bild wird bestimmt durch eine umschriebene Ischämie als Folge einer arteriellen Gefäßthrombose bei Arteriosklerose. Bei mehr als der Hälfte der Patienten liegt eine Hypertonie zugrunde. Die Symptomatik bildet sich allmählich aus durch die Entwicklung von Herdsymptomen (vgl. Abb. 69a). Das Bewußtsein ist nicht in allen Fällen gestört. Diese Form tritt bevorzugt bei älteren Menschen über 60 Jahren auf. Vorkommen bei jüngeren Patienten erregt den Verdacht auf eine luische Arteriitis oder eine *Winiwarter-Bürger*sche Erkrankung. Anamnestisch geht der Ausbildung eines manifesten Hirninfarktes mit umschriebener neurologischer Ausfalls-Symptomatik meist voraus das flüchtige Auftreten anfallsweiser zerebro-vaskulärer Insuffizienzerscheinungen in Form des intermittierenden zerebralen Ischämie-Syndroms (vgl. Seite 198).

Therapie: Herz-Kreislauftherapie durch Anstreben einer adäquaten Blutdruckhöhe, evtl. unter Einsatz blutdrucksteigernder Mittel. Von hervorragender Bedeutung ist die Beseitigung einer latenten oder schon manifesten Herzinsuffizienz durch tägliche i.v. Injektion von ¼ mg STROPHANTHIN für die Dauer von 10 Tagen. Die Anwendung gefäßerweiternder Mittel muß auf die mögliche und unerwünschte Nebenwirkung einer Blutdrucksenkung Rücksicht nehmen. Antibiotische Behandlung zur Vorbeugung einer hypostatischen Pneumonie. Überwachung von Blase und Mastdarm. Zur Beseitigung eines evtl. Hirnödems Therapie mit LASIX, 2 ml i.v. Der Aderlaß gilt heute allgemein als kontraindiziert, da hierdurch ein unerwünschter abrupter Blutdruckabfall provoziert werden kann.

5. Subarachnoidalblutung

Diese auch als meningeale Apoplexie bezeichnete Form eines apoplektischen Insultes beruht auf einer Blutung in die Subarachnoidalräume aus einem rupturierten angeborenen arteriellen Aneurysma. Charakterisiert wird der Anfall durch Einleitung mit einem plötzlich auftretenden rasenden Kopfschmerz (Ausruf: »Mein Kopf, mein Kopf!«), der wie ein Schlag ins Genick empfunden wird. Bei der Hälfte der Patienten tritt rasch eine tiefe Bewußtlosigkeit auf. In jedem Falle besteht eine meningeale Reizerscheinung im Sinne eines Meningismus. Die Diagnose wird gesichert durch den Nachweis eines blutigen Liquors (vgl. Abb. 70). Gelegentlich kommt es auf der Seite des Aneurysma zu einer Glaskörper- und Retinablutung.

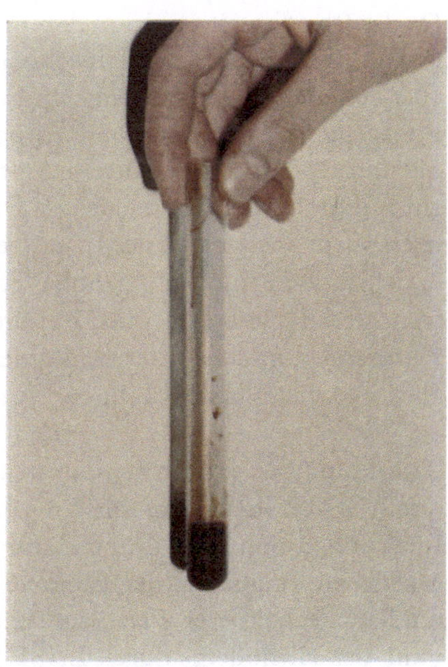

Abb. 70: Blutiger Liquor bei Subarachnoidalblutung

Therapie bei Subarachnoidalblutung:

a) **Allgemeine Maßnahmen:** Kliniktransport ist auch unmittelbar nach der Blutung zu verantworten. Liegt jedoch die Blutung schon einige Stunden zurück oder hält sie noch an, so ist zur Förderung der blutstillenden Thrombosierungsvorgänge von einem Transport besser abzusehen. Bei günstigem Verlauf und bei Aufhellung des Bewußtseins innerhalb von 24 Stunden Einweisung des Patienten am 2. oder 3. Tag. Bei Zeichen intrakraniellen Druckanstieges nach vorangegangener Angiographie und Lokalisationsbestimmung sofortige Operation.

b) **Sedativa** ohne Einschluß von Alkaloiden, i.v. Dauertropfinfusion mit 5%iger Glukose (1000 ml), NOVOCAIN, 1,0 g, und HYDERGIN, 0,6 mg.

c) Indikation und Vorgehen bei **operativem Eingriff** richten sich nach dem Gesamtverlauf und der Lokalisation des Aneurysma. Gestielte Aneurysmen werden mit Silberklip verschlossen oder abgetragen. Bei breitbasig aufsitzenden Aneurysmen oder bei deren Abgang an einem größeren Arterienast kommt eine Entlastungsoperation in Betracht, etwa durch eine einseitige oder beiderseitige Karotisunterbindung.

6. Zerebrale Apoplexie (Enzephalorrhagie)

Da der Blutungssitz meist in der inneren Kapsel liegt, bilden sich neurologische Herdzeichen mit Halbseitenparese als diagnostisches Leitsymptom aus. Seltener ist die Blutung im Striatum oder in der Rinde und in der Ponsgegend lokalisiert. Diese Apoplexieform findet sich oft bei Hypertonie und Gefäßsklerose. Ihrem Auftreten geht häufig längere Zeit voraus ein zerebraler Schwindel als sog. Blickschwindel, auftretend beim Blick nach oben. Vielfach ist der Insult begleitet von einer Bewußtlosigkeit, die über Stunden und länger anhalten kann. Die Prognose ist ungünstig, wenn das Bewußtsein über 2 Tage hin gestört ist. Sie ist infaust beim Auftreten tonischer Streckkrämpfe als Ausdruck eines Ventrikeleinbruches, der durch einen blutigen Liquor bewiesen wird (vgl. Abb. 70).

Therapie: Bei extrem hypertonen Blutdruckwerten Blutdrucksenkung durch SERPASIL, 1 mg bis 4 mg i.v. oder i.m., evtl. Aderlaß bis 200 ml. Infektionsprophylaxe durch Antibiotika, Überwachung von Blase und Mastdarm, Freihalten der Atemwege, evtl. mittels Tubus und Absaugen mit Trachealkatheter, Flachlagerung, Anbringen von Bettgittern, Beseitigung des Hirnödems durch LASIX, 2,0 ml i.v., Kontrolle der Wasserbilanz mit Messung von Einfuhr und Ausfuhr und Ionenkontrolle, evtl. Stellatum-Blockade: 2%ige NOVOCAIN-Infiltration auf der Herdseite, bevorzugte Anwendung beim Myokardinfarkt mit embolischem Insult.

7. Apoplektischer Insult infolge intrazerebraler Massenblutung

Dem apoplektischen Insult mit intrakranieller Blutung und Ventrikeldurchbruch liegt meist eine exzessive Hypertonie zugrunde.

Beginn der intrazerebralen Massenblutung plötzlich mit Auftreten einer tiefen Bewußtlosigkeit und rascher Entwicklung eines Herdsymptoms im Sinne einer Hemiparese, Hemianopsie oder Aphasie (vgl Abb. 71). Wenn, wie in seltenen Fällen, eine Bewußtlosigkeit fehlt, so bilden sich meist sehr heftige Kopfschmerzen aus. Der **Ventrikeldurchbruch** ist erkennbar an dem Auftreten von Blut im Liquor (vgl. Abb. 70). Diese Entwicklung bewirkt eine Fremdkörperreaktion im Sinne einer Entzündung. Deshalb kommt es zum Auftreten von Nackensteifigkeit und Druckpuls sowie Temperatursteigerung vom Typus eines Resorptionsfiebers. Bei frischer Blutung ist der Liquor vollständig blutig, bei schon Stunden bis Tage bestehender Blutung zeigt sich eine Xanthochromie.

Therapie: Wirksame Maßnahmen mit auch nur der geringsten Aussicht auf eine Abwendung des schicksalhaft-letalen Ausganges sind in diesem Stadium bis heute leider nicht bekannt. Um so dringlicher ergibt sich zur Verhütung eines solchen Ereignisses die Notwendigkeit einer frühzeitig begonnenen und wirkungsvoll durchgeführten antihypertonischen Dauertherapie.

8. Zerebrales Koma

Das zerebrale Koma äußert sich in einer über Tage sich hinziehenden Bewußtseinsstörung aller Grade, von leichter Benommenheit bis zu tiefer Bewußtlosigkeit. Zugrunde liegt meist eine organische Erkrankung des zentralen Nervensystems, so z. B. Meningitis, Enzephalitis, Hirnabszeß oder Hirntumor. Im Rahmen eines Herzanfalles kann es zu einem zerebralen Koma kommen bei einer Hirnembolie, Hirnmassenblutung, bei hirnatrophischen Prozessen oder bei einer Enzephalomalazie. Nur selten einmal tritt ein zerebrales Koma auf als symptomatische Psychose bei Herzkrankheiten, so z. B. bei Aortenstenose, Mitralstenose, Herzinsuffizienz oder Cor pulmonale als Ausdruck einer hochgradigen Hypoxie infolge einer Mangeldurchblutung des Gehirns (vgl. Abb. 72).

Die **Therapie** strebt nach einer kausalen Beeinflussung des Entstehungsmechanismus.

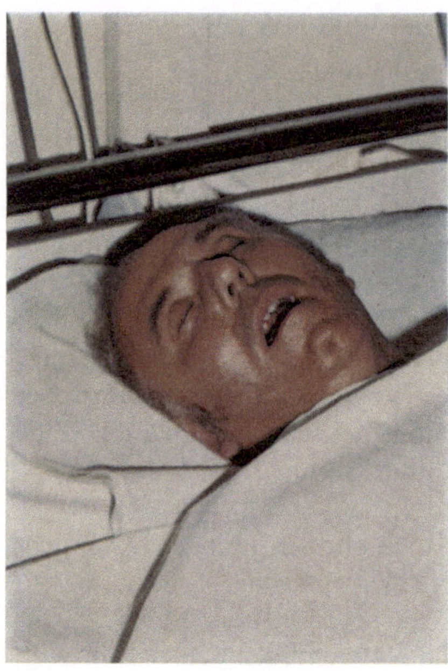

Abb. 71: Intrazerebrale Massenblutung

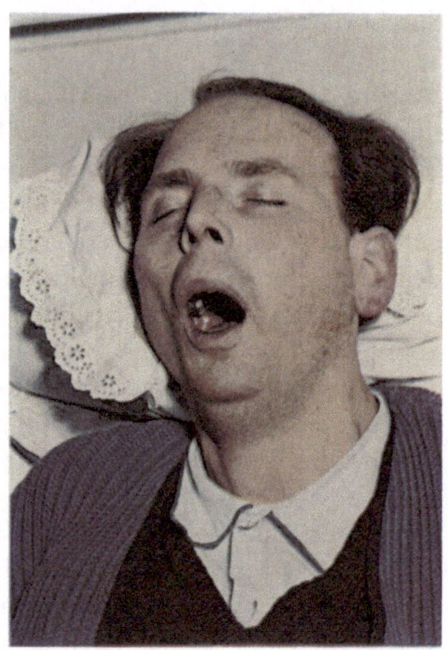

Abb. 72: Zerebrales Koma bei chronischem Cor pulmonale

KAPITEL V Rhythmogener Herzanfall

Einleitung

Die in den letzten Jahren erreichte wesentliche Verbesserung in der apparativ-diagnostischen Erkennung bis dahin verborgen gebliebener rhythmogener Herzstörungen zeigt eindrucksvoll, daß Herzrhythmusstörungen ungleich häufiger an der Auslösung eines Herzanfalles beteiligt sind, als dies früher bekannt war. Über die tatsächliche Häufigkeit im Vorkommen der Herzrhythmusstörungen konnten erst die modernen Verfahren zur elektronischen Überwachung und zur Langzeitbeobachtung Aufschluß geben. So haben vor allem die Beobachtungsmöglichkeiten mittels eines Kathodenstrahl-Oszillographen in Verbindung mit einem direkt registrierenden Elektrokardiographen, die fortlaufende Speicherung der Herzaktion auf Magnetband, die Überwachung durch Monitoren und ähnliche bei unvorhergesehen auftretenden Rhythmusstörungen alarmgebende Geräte unsere Kenntnis auf diesem Gebiet erheblich erweitert und vertieft.

Anfallsweise auftretende rhythmogene Herzstörungen stellen Ereignisse dar von meist subjektiv-erregendem, nicht selten aber auch objektiv-lebensbedrohlichem Charakter. Diese Bedeutungseinschätzung gilt sowohl für die Gruppe der sogenannten funktionellen Störungen wie für die organisch bedingten Anfälle. Im subjektiven Erleben wird eine erstmals auftretende paroxysmale Tachykardie, auch wenn sie nur durch einen *Roemheld*schen Symptomenkomplex ausgelöst ist, vielfach noch tiefergreifend und beunruhigender empfunden als eine womöglich durch eine lebensbedrohende Asystolie verursachte Bewußtlosigkeit.

Aus der Vielzahl der bekannten Formen solcher paroxysmalen rhythmogenen Herzstörungen beschränken wir uns in unserer Darstellung auf diejenigen anfallsweise auftretenden Ereignisse, die wegen ihres häufigeren Vorkommens oder ihres besonders bedrohlichen Charakters für die Praxis unmittelbar bedeutsam sind.

Im **Normalfall** findet die Reizbildung im Sinusknoten des Herzens statt. Sie breitet sich über die Vorhofmuskulatur zum Atrio-Ventrikular-(AV-) Knoten aus und erreicht in weiterer Folge durch das *His*sche Bündel und die *Purkinje*-Fasern das Kammermyokard. Diese Abfolge ist dadurch gewährleistet, daß der Sinusknoten die höchste Frequenz in der rhythmischen Erregungsbildung besitzt. Dieser normale Ablauf kann jedoch durch Störungen der Reizbildung ebenso wie der Erregungsleitung verändert werden. Einen **objektiv** lebensgefährdenden Charakter nehmen Herzrhythmusstörungen dann an, wenn infolge einer hochgradigen Beschleunigung oder Verlangsamung der Herzaktion hämodynamische Auswirkungen im Sinne eines anfallsweisen Kreislaufstillstandes, einer manifesten Herzinsuffizienz oder einer kardio-zerebralen Hypoxie auftreten. Auch ohne objektive Bedrohung können Rhythmusstörungen des Herzens jedoch **subjektiv** so gefährlich empfunden werden, daß auch solche vielfach funktionellen Herzanfälle aus psychologischen und menschlichen Gründen einer Sofortbehandlung bedürfen.

Häufige **Ursachen** unmittelbar bedrohlicher Formen einer organischen Herzrhythmusstörung sind Herzinfarkt oder akute Myokardischämie bei Kardiosklerose, Intoxikationen, vor allem durch Herzglykoside, Hypokaliämie, toxische Myokarditis sowie Lungenembolie. Funktionell-rhythmogene Herzanfälle gehören vielfach zur Begleitsymptomatik bei vegetativ-nervösen und psychischen Entgleisungen.
Die Vielzahl der rhythmogenen Herzanfälle läßt sich nach ihren unterschiedlichen pathophysiologischen Ablaufmechanismen und ihrer abweichenden Behandlungsnotwendigkeit in die folgenden **drei Gruppen** unterteilen:

A. **Anfallsweise Herzbeschleunigung**
B. **Anfallsweise Herzverlangsamung**
C. **Funktionelle rhythmogene Herzstörungen**

Das zuverlässigste diagnostische Verfahren zur exakten Erfassung und Beurteilung eines rhythmogenen Herzanfalles bildet die elektrokardiographische Untersuchung. Sie wird unter klinischen Bedingungen immer möglich sein. Dagegen muß unter den unvorhersehbaren Gegebenheiten des Herzanfalles in der freien Praxis oder in der Notfallsituation auf diesen Weg einer sicheren Diagnosestellung nicht selten zunächst verzichtet werden. Hier bildet die subjektive Erstsymptomatik im Verein mit einfachen Untersuchungsmitteln häufig den ersten diagnostischen Wegweiser.

Bei den echten, **organisch bedingten Herzanfällen** infolge einer Herzrhythmusstörung finden wir eine meist ausdrucksarme monosymptomatische Anamnese; Beschwerdeschilderung und äußere Gesamtsituation entbehren jeder Theatralik. Um so eindrucksvoller aber wird die innere Dramatik sich vermitteln.

Im Gegensatz hierzu drängt sich der **funktionell bedingte rhythmogene Herzanfall** meist als ein im äußeren Gebaren aufwendiges, ausdrucksreiches Geschehen auf, dessen dramatische Spannung jedoch ganz im Oberflächlichen verbleibt. Bildhafte Vergleiche in blumiger Sprache lenken schon bei der unaufgefordert von dem Patienten gelieferten Beschwerdeschilderung und Anamnese die ärztliche Überlegung in die funktionelle Richtung. Häufig wiederkehrende subjektive Symptome sind dabei Druck- und Engegefühl auf der Brust, das ähnlich dem bekannten Globusgefühl geschildert wird; Schüttelfrost ohne Fieber, Absterben oder Kälte in einzelnen Extremitäten oder Körperhälften, Atem-»Not«, Lufthunger, Erstickungsgefühl, Angstempfindung mit dem Gefühl des nahenden Endes, schließlich ausgeprägte psychische Veränderungen von hysteriformem Charakter. Oft bietet sich auch das Bild einer phobisch-verängstigten Lebenseinstellung.

Neben dieser subjektiven Symptomatik kommt der **visuellen Diagnostik** als erstem und unter Umständen zunächst auch einzigem diagnostischen Hinweis im Notfall eine wegweisende Bedeutung zu. Wie das Herz den Lautsprecher der Störungen darstellt, bildet hier das Gesicht das Projektionsfeld der inneren Verfassung. Diese visuelle Diagnostik wird sich uns sowohl bei den paroxysmalen Herzbeschleunigungen wie bei den paroxysmalen Herzverlangsamungen als wertvoll erweisen zur primären diagnostischen Entscheidung funktionell oder organisch sowie zu einer weitergehenden Differenzierung des organischen Anfalles nach Schweregrad und Prognose.

A. Anfallsweise Herzbeschleunigung (Paroxysmale Tachysystolie)

Die paroxysmale Tachysystolie der Kammern kann sowohl in der Form einer regelmäßigen Beschleunigung der Kammertätigkeit wie in einer Tachyarrhythmie auftreten.

1. Sympathikotone Tachykardie

Zunehmende Bedeutung wegen ihres häufigen Auftretens und um ihrer jetzt wirksamen Möglichkeit einer therapeutischen Beeinflussung willen erlangen die durch eine Steigerung des Sympathikotonus hervorgerufenen Herzrhythmusstörungen. Sie treten als geläufige Begleiterscheinung auf im Rahmen einer allgemeinen vegetativen Labilität, als hypertone Regulationsstörung beim hyperkinetischen Herzsyndrom, bei der labilen sympathikotonen Erregungshypertonie oder auch im Verlauf einer Hyperthyreose als Thyreokardiopathie. Subjektiv werden diese entweder anfallsweise oder permanent vorkommenden rhythmogenen Herzstörungen als lästige Herzunruhe oder Herzpalpitationen, als Herzklopfen u. ä. empfunden und von den meist ängstlichen Patienten oft bis zur rhythmogenen Herzneurose bzw. Anfalls-Erwartungsneurose überbewertet. Sie sind am häufigsten als tachykarde Rhythmusstörungen bei regelmäßiger Herzaktion bekannt unter dem Bilde einer anhaltend-anfallsweise auftretenden oder anhaltend fortdauernden Sinus- oder Knotentachykardie. Eine Sinustachykardie liegt vor, wenn die normale Sinusfrequenz, die zwischen 60 bis 100 in der Minute liegt, über 100 Schläge je Minute, selten mehr als 130 je min beträgt. Demgemäß besteht eine Sinusbradykardie bei einer Frequenz unter 60 min. Sinusarrhythmien sind aufzufassen als Frequenzmodulationen durch Impulse des vegetativen Nervensystems. Häufig treten daneben extrasystolische Herzrhythmusstörungen auf, die zu einer weiteren beträchtlichen subjektiven Belästigung des Patienten mit Angstgefühl bis zur Empfindung des herannahenden Endes führen können.

Im **Gesichtsbild** solcher Patienten zeigen sich häufig die Merkmale einer gespannten Erregung sowie durch Sympathikotonie bzw. Hyperthyreose bedingte Augenveränderungen in Form einer erweiterten Lidspalte, die dem Gesicht den Ausdruck der Ängstlichkeit aufprägt. Glanzaugen oder seltener auch einmal eine Protrusio bulbi sind weitere physiognomische Kennzeichen (vgl. Abb. 73).

Für die **objektive Diagnostik** im **Elektrokardiogramm** zeichnen sich diese sympathikotonen Tachykardien aus durch Muskelverzitterungen im Sinne eines Myogramms bei regelmäßig beschleunigtem Sinusrhythmus (vgl. Abb. 74a). Der Kurvenablauf ist im übrigen entweder nicht pathologisch verändert oder er bietet den Befund einer Sympathikotonie mit vertieftem Abgang und schrägem Anstieg der ST-Strecken sowie Abflachung der T-Zacken, vor allem in Ableitung II und III des Extremitäten-

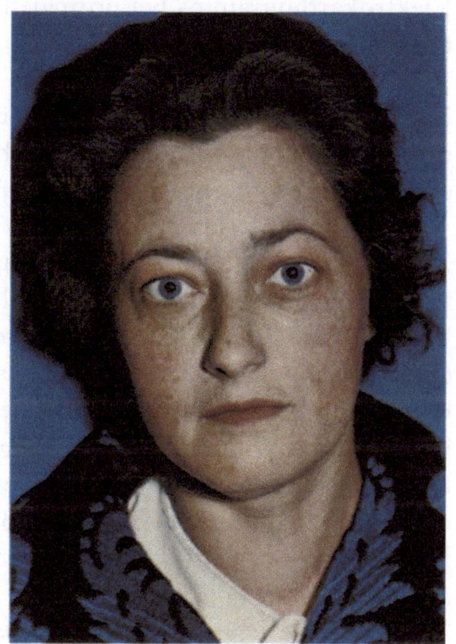

Abb. 73: Gesichtsbild bei sympathikotoner Physiognomie

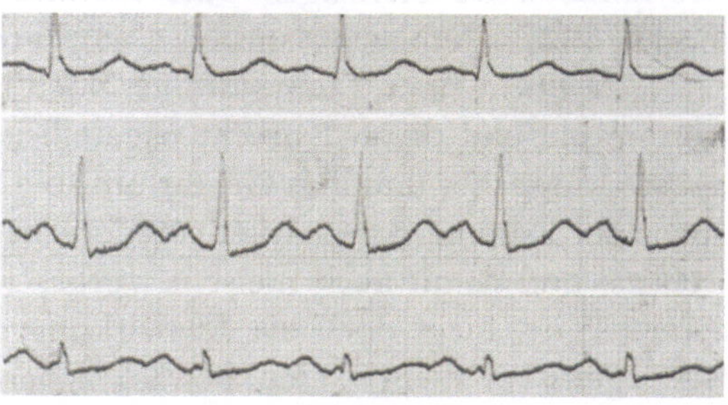

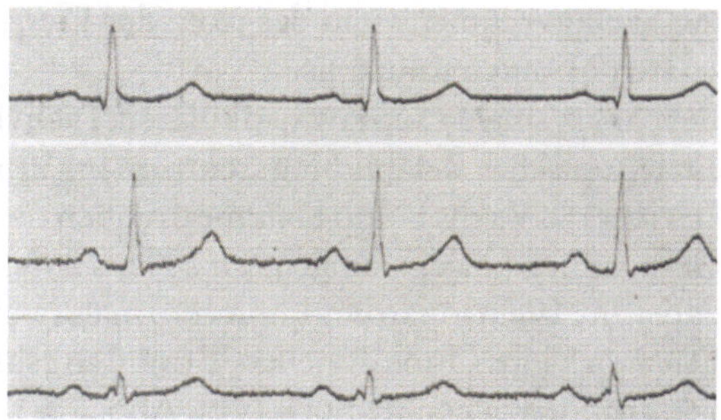

Abb. 74: Myogramm bei sympathikotoner Sinustachykardie mit vertieftem Verlauf und schrägem Anstieg der ST-Strecken
a) Extremitäten-Ableitungen vor DOCITON-Therapie
b) 5 Tage nach DOCITON-Therapie

Elektrokardiogramms bei normalem Kurvenablauf in den *Wilson*-Ableitungen (vgl. Abb. 74a).

Die spezifische **Therapie** bei diesen über längere Zeit bestehenden sympathikotonen Tachykardien besteht heute in der peroralen Anwendung eines Betarezeptorenblockers (vgl. Abb. 74b): DOCITON, 3mal täglich 40 mg für den 1. bis 3. Tag, ab 4. Tag 3mal 20 mg, ab 3. Woche 2mal 20 mg. Eine ähnlich günstige Wirkung haben APTIN sowie DOBEROL in der Dosierung 1. bis 3. Tag 3mal 50 mg, ab 4. Tag 2mal 50 mg, ab 3. Woche 1mal 10 mg. Bei anfallsweise auftretenden sympathikotonen Tachykardien gelingt eine rasche Verlangsamung der Herzschlagfolge und damit eine prompte Beseitigung der subjektiven Bedrohung durch die i.v. Injektion von ISOPTIN, 10 mg in schnellem Injektionstempo (»im Schuß«). Die i.v. Anwendung eines Betarezeptorenblockers ist wegen der damit verbundenen abrupten Blutdrucksenkung bei diesen ohnehin häufig hypotonen Patienten weniger geeignet.

2. Paroxysmale supraventrikuläre Tachykardie

Das anfallsweise Herzjagen oder Herzrasen infolge einer essentiellen supraventrikulären paroxysmalen Tachykardie bildet die geläufigste und häufigste Form einer Tachysystolie. Noch immer wird diese Rhythmusstörung hie und da zu Unrecht bagatellisiert. Dabei ist ihre Bedeutung um so dringlicher und ihre Gefahr um so größer, je höher die Schlagfrequenz der Kammern, je stärker die Vorschädigung des Herzens oder des Gehirns und damit auch meist je vorgeschrittener das Lebensalter des Patienten ist. Liegt doch die Auswirkung des anfallsweise auftretenden Herzjagens vor allem in einer beträchtlichen energetischen Belastung der Herzmuskulatur und in einer zunehmenden Mangeldurchblutung der Kreislaufperipherie durch Blutdruck-Erniedrigung infolge des verringerten Schlagvolumens und des trotz der Frequenzbeschleunigung herabgesetzten Minutenvolumens.

Bei paroxysmalen supraventrikulären Tachykardien, für deren Auslösung ein ektopisches Reizbildungszentrum im Vorhofgebiet verantwortlich ist, erreicht die Vorhof- und Kammerfrequenz 140 bis 250 Aktionen je Minute. Gewöhnlich bewegt sie sich um 180 bis 200/min. Der Kammerkomplex ist dabei im Elektrokardiogramm normalerweise nicht verbreitert, abgesehen von einem funktionellen Ermüdungsblock oder von einem vorher bestehenden Schenkelblock (vgl. Abb. 75a). Diese anfallsweise Tachykar-

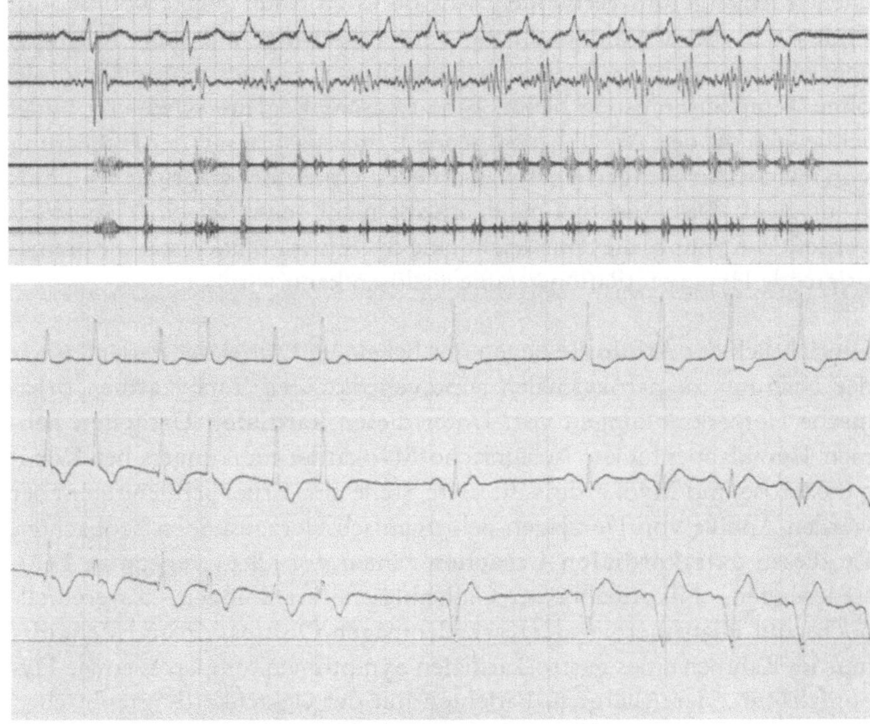

Abb. 75: Paroxysmale supraventrikuläre Tachykardie
a) Bei normalem Elektrokardiogramm, Typus BOUVERET-HOFFMANN
b) bei WPW-Syndrom

die wird bevorzugt bei vegetativ stigmatisierten Herzgesunden beobachtet. Dabei überwiegt das weibliche Geschlecht. Auch beim WPW-Syndrom lassen sich häufig supraventrikuläre paroxysmale Tachykardien mit einer solchen Häufigkeit nachweisen (vgl. Abb. 75b), daß in jedem Falle eines derartigen tachykarden Anfalls auf das etwaige Bestehen dieser Anomalie sorgfältig zu achten ist.

In der **klinischen Symptomatik** gilt als für die paroxysmale supraventrikuläre Tachykardie charakteristisch das völlig unvorbereitete Einsetzen und Endigen des Anfalles wie aus heiterem Himmel, das an das plötzliche Ablaufen eines Weckers erinnert. Es ist in der Regel mit einem ausgesprochenen Angstgefühl verbunden, »als ob es zu Ende gehen wollte«. Oft finden wir die Rhythmusstörung vergesellschaftet mit dem Auftreten sogenannter »Schüttelfröste«, bei denen der Körpertremor allerdings ohne Temperaturanstieg bleibt. Eine typische Begleiterscheinung bildet schließlich die den Anfall beendigende Urina spastica mit der Entleerung von reichlichen Mengen eines wasserhellen Urins oder wäßriger Stühle als Äquivalent. Das Angstgefühl veranlaßt nicht selten zu einer ängstlich vertieften Atmung, die dann leicht eine die Situation noch stärker dramatisierende Hyperventilationstetanie auslösen kann.

Hinsichtlich der **Ätiologie** liegen nur bei einem Drittel der Patienten mit der Neigung zu paroxysmalen supraventrikulären Tachykardien organische Herzerkrankungen vor. Unter diesen **kardialen Ursachen** nehmen Herzklappenfehler, ischämische Myokarderkrankungen bei Koronarsklerose und Myokarditis die erste Stelle ein. Erheblich häufiger aber werden Anfälle von Herzjagen bei organisch Herzgesunden beobachtet. Zu diesen **extrakardialen Ursachen** zählen vor allem vegetative Fehlsteuerungen, Nikotinabusus, Gallenblasenerkrankungen, Zwerchfellhochstand, Hiatushernie oder Kaskadenmagen, Obstipation und Meteorismus im Rahmen eines gastro-kardialen Symptomenkomplexes sowie Hypoglykämie oder Allergien. Patienten mit der elektrokardiographischen Besonderheit eines WPW-Syndroms (vgl. Abb. 75b) neigen erfahrungsgemäß besonders häufig zu solchen paroxysmalen Tachykardien. Nur ausnahmsweise wird es im Einzelfall gelingen, die oft geringfügige Ursache einer Anfallsauslösung zu ermitteln, die *Spang* treffend als »Drükker-Mechanismus« bezeichnet.

Unter den **klinischen Erscheinungen** beherrschen die **subjektiven Beschwerden** das Bild: Schwindel, Flimmern vor den Augen, Schweißausbruch, Herzklopfen und Herzjagen, Herzbeklemmung, Ohnmachtsneigung, selten auch einmal Bewußtseinstrübung bei besonders hochgradiger Frequenzbeschleunigung oder vorgeschädigten Zerebralgefäßen. Übelkeit und Unsicherheit führen zu einem mehr oder weniger ausgesprochenen Angstempfinden, das sich bis zu einer Unruhe, ja bis zur Todesangst steigern kann. Wie bei allen anderen Formen einer hochgradigen Tachykardie kann es, wenn auch selten, zu einer tachysystolisch-hyperdynamen Form eines *Adams-Stokes*-Anfalles kommen. Bei nächtlichem Auftreten der Anfälle, deren Auslösung vor allem durch die Bandspeicher-

Langzeitregistrierung nachweisbar wurde (vgl. Abb. 60), erwacht der Betroffene meist jäh mit einem Erschrecken.

Objektiv kommt es als Folge einer Vorhofpfropfung zu schleudernden, frequenten Pulsationen der Halsvenen. Fast stets sinkt als Folge der ungenügenden arteriellen Blutfüllung der systolische Blutdruck auf Werte bis 80/50 mm Hg ab. Die Blutdruckamplitude wird eng. Der frequente Puls ist klein und weich. Hämodynamisch erklärt sich diese kardiogene Hypotonie aus der erheblichen Herabsetzung des Herzschlagvolumens. Infolge der schnellen Kammerfrequenz ist die diastolische Pause so erheblich verkürzt, daß eine nur sehr ungenügende Ventrikelfüllung zustande kommt. Dementsprechend wird die Auswurfleistung des Herzens verringert. Störungen in der Sauerstoffversorgung wirken sich vor allem im Gehirn und in der Herzmuskulatur funktionell aus. Es kommt dann zu Blässe eher als zu Zyanose und Dyspnoe, da die Stauung vor dem rechten Herzen in den venösen Kreislauf hinein erfolgt (vgl. Abb. 76). Daher bilden sich als Erscheinung einer akuten Rechtsinsuffizienz bei langer Anfallsdauer gelegentlich schmerzhafte Leberstauung und Meteorismus aus.

Bei der **Auskultation des Herzens** fällt die Embryokardie mit einer sehr beschleunigten Folge der Herztöne auf, bei denen durch eine Verkürzung der diastolischen Pause und infolge der Tachykardie der I. und II. Herzton allenfalls an der Lautheit des I. Herztons voneinander zu unterscheiden sind. Die Dauer der Systole entspricht derjenigen der Diastole. Die im Phonokardiogramm oft vorhandene Spaltung des I. und II. Tones bleibt dem Ohr wegen der raschen Frequenz meist verborgen (vgl. Abb. 75a).

Bei einheitlicher klinischer Symptomatik lassen sich nach Einleitung und Ausklingen des Anfalles die folgenden **Formen** eines anfallsweisen Herzjagens unterscheiden:

Eine plötzliche Frequenzbeschleunigung, die ohne jede Vorbereitung einfällt, ist charakterisiert als Typus *Bouveret-Hoffmann* bzw. als **essentielle** supraventrikuläre paroxysmale Tachykardie. Dagegen finden sich beim Typus *Gallavardin* vor Beginn und nach Beendigung eines Anfalles von Herzjagen extrasystolische Rhythmusstörungen. Diese Form wird daher auch als **extrasystolische** paroxysmale Tachykardie bezeichnet.

Der Typus *Bouveret-Hoffmann* tritt bevorzugt bei jüngeren Patienten auf, die in der Regel über eine Vielzahl bereits vorangegangener Anfälle berichten. Hier muß im Elektrokardiogramm nach dem Vorliegen eines u. U. unvollständigen WPW-Syndroms sorgfältig gefahndet werden (vgl. Abb. 75b). Die Patienten erscheinen meist herzgesund, zeigen aber eine gesteigerte nervöse Erregbarkeit und allgemeine vegetative Labilität.

Bei der **elektrokardiographischen Untersuchung** (vgl. Abb. 75) kommt es bei den supraventrikulären Tachykardien unter plötzlich einsetzender, regelmäßiger Frequenzsteigerung auf 140 bis 250 Schläge je min oder nach vorangehender vorbereitender Extrasystolie zu einer Überlagerung der P-Zacken durch die nachfolgenden T-Zacken. In jedem Falle haben hier die Vorhofteile eine feste Beziehung zu den Kammerkomplexen. Bei Reizursprung im Sinus- und Vorhofbereich bleibt die P-Zacke positiv. Bei den früher als »Knoten«-Tachykardie bezeichneten Formen wird sie negativ. Bei längerer Anfallsdauer können die QRS-Gruppen infolge einer funktionellen Ermüdung der Leitungsbahnen verbreitert und deformiert werden. Der tachykarde Rhythmus ist durch Körperbelastung oder Respiration unbeeinflußbar.

Ventrikuläre Tachykardien finden sich vorherrschend bei dem Typus *Gallavardin* mit vorausgehenden und nachfolgenden Extrasystolen. Sie haben im allgemeinen eine geringere Frequenz. Zwischen der P-Zacke und den QRS-Gruppen besteht hier keine feste zeitliche Bindung. QRS zeigt bereits zu Anfallsbeginn eine schenkelblockartige Deformierung. Sehr hohe Frequenzen leiten über zu dem klinischen Bild des Kammerflatterns (vgl. Seite 242). Die **Ursachen** bei paroxysmaler Kammertachykardie liegen meist in einer organischen Herzerkrankung; am häufigsten sind Kardiosklerose, Herzinfarkt sowie infektiös-toxische oder entzündliche myokardiale Veränderungen.

Die vor allem für ältere Patienten nicht seltenen **Gefahren** des anfallsweise auftretenden Herzjagens von längerer Dauer werden vornehmlich als Tachykardie-Folge durch eine Erschöpfung der myokardialen Förderleistung sowie als Folge des herabgesetzten Herzzeitvolumens durch eine zerebrale Minderdurchblutung heraufbeschworen. Es kommt zu einer hämodynamisch-energetischen Stauungsinsuffizienz des Herzens oder zu

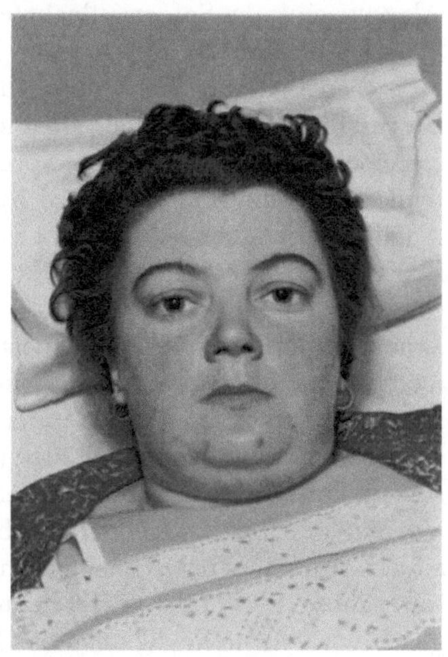

Abb. 76: Gesichtsbild bei paroxysmaler Tachykardie

einer kardio-zerebralen Durchblutungsstörung mit der Symptomatik einer zerebro-vaskulären Insuffizienz. Die Vorhofpfropfung führt zu einer Stauung im Pulmonalkreislauf. Die Hirnhypoxie kann, zumal bei durch Sklerose vorgeschädigtem Zerebralkreislauf, zum Auftreten *Adams-Stokes*scher Anfälle führen.

Therapie der supraventrikulären paroxysmalen Tachykardien

a) Anfallsbehandlung

Die nahezu unübersehbar große Zahl der im Schrifttum niedergelegten therapeutischen Vorschläge für diese Form eines rhythmogenen Herzanfalles zeigt, daß ein zuverlässiges therapeutisches Verfahren bis vor kurzem noch gefehlt hat. In jüngster Zeit sind jedoch bedeutsame Fortschritte erzielt worden, einerseits durch die Einführung neuartiger medikamentöser Möglichkeiten, andererseits durch die Entwicklung elektrotherapeutischer Maßnahmen.

Als erste einfache Sofortmaßnahme kommt die mechanisch-reflektorisch bewirkte maximale **Vagusreizung** in Betracht durch Karotisdruck, *Valsalva*schen Preßversuch, Bulbusdruck, durch Erregung des Würg- und Brechreflexes mittels Kitzeln am Rachen. Bewährt ist auch das Trinkenlassen eines Glases tief gekühlten Sprudelwassers. Das unwillkürlich auftretende und nicht unterdrückbare Aufstoßen unterbricht reflektorisch die Anfälle nicht selten sofort. Eine zusätzliche Hilfe bietet die Sedierung, z. B. mit VALIUM, 10 mg i.v.

Eine **medikamentöse Beeinflussung** soll erst nach dem Versagen der mechanischen Vagusreizungsversuche unternommen werden. Die neueste Erfahrung zeigt, daß unter den zahlreichen, hier zur Verfügung stehenden Stoffen dem ISOPTIN (Iproveratril) wegen seiner Zuverlässigkeit, Unschädlichkeit und Schnelligkeit im Wirkungseintritt heute der Vorrang gebührt. Es empfiehlt sich die Gabe von 10 mg = 2 Ampullen als i.v. Injektion bei schnellem Injektionstempo »im Schuß«. Da die intravenöse ISOPTIN-Verabreichung heute die gefahrloseste und zugleich wirksamste medikamentöse Maßnahme darstellt, erübrigt sich im allgemeinen der Versuch mit anderen Stoffen. Die Überlegenheit der ISOPTIN-Therapie gegenüber andersartigen medikamentösen Versuchen liegt zum einen in der prompten Anfallsunterbrechung, meist noch während der Injektion (vgl. Abb. 77), zum anderen in dem Ausbleiben unerwünschter und womöglich gefährlicher Nebenwirkungen, wie z. B. plötzlicher Blutdruckabfall oder negativ-dromotrope, vor allem aber negativ-inotrope Wirkung. Die ISOPTIN-Injektion kann ohne Bedenken bereits nach 10 min wiederholt werden.
Vor der Einführung der ISOPTIN-Therapie zur Anfallsunterbrechung bei paroxysmalen supraventrikulären Tachykardien war die Anwendung von AJMALIN in der Dosis von 10 ml zu insgesamt 50 mg als langsame intravenöse Injektion innerhalb von 5 min weit verbreitet. Hier ist jedoch eine laufende Elektrokardiogramm-Kontrolle empfehlenswert, da bei Überdosierung Blockierungen der Erregungsleitung bis zum Herzstillstand vorkommen können. Ein erstes Warnzeichen bildet die Verbreiterung der QRS-Gruppe um mehr als ein Drittel des Ausgangswertes. Diese Gefahr einer stärkeren negativ-dromotropen Wirkung, zusammen mit der Notwendigkeit einer laufenden Elektrokardiogramm-Registrierung, bildet Schwierigkeiten für die praktische Durchführung der Therapie mit Ajmalin (GILURYTMAL).

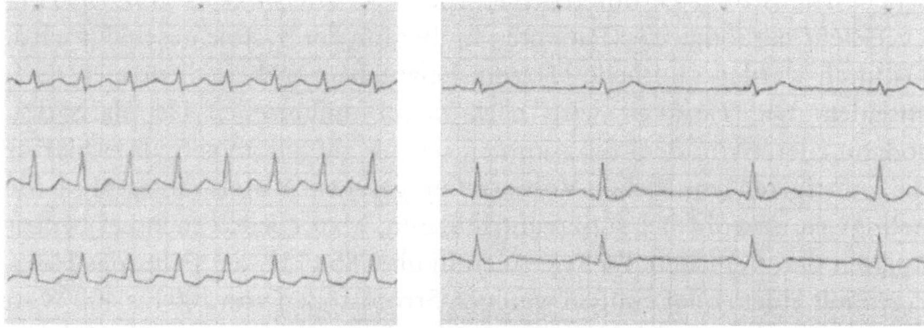

Abb. 77: Anfallsunterbrechung einer paroxysmalen Knoten-Tachykardie durch ISOPTIN
a) Im Anfall
b) 32 sec nach ISOPTIN, 10.0 ml i.v.

Bei **glykosidbedingten Formen** eines anfallsweisen Herzjagens führt die Kaliumsubstitution, z. B. durch TROPHICARD oder TROMCARDIN als i.v. Injektion, besser noch als i.v. Infusion, zu einer prompten Anfallunterbrechung.

Die früher empfohlene i.v. Anwendung von Betarezeptorenblockern (DOCITON, APTIN) als Anfallstherapie ist wegen der damit verbundenen gefährlichen Nebenwirkungen im Sinne einer abrupten Blutdrucksenkung oder einer negativ-inotropen Wirkung heute nicht mehr vertretbar. Ebenso ist der Versuch mit anderen Medikamenten wie Digitoxin, 0,5 bis 1,0 mg i.v., NOVOCAMID, 0,5 mg i.v., Chinidin als RHYTHMOCHIN i.v., SYMPATOL, 2 Amp. i.v. MESTINON, DORYL u. ä. nach Einführung der oben beschriebenen wesentlich zuverlässigeren medikamentösen Hilfen heute fast immer entbehrlich.

Bei ausnahmsweisem Versagen aller genannten medikamentösen Einwirkungen, die dann auch in rascher Aufeinanderfolge versucht werden können, kommt die Anwendung elektrotherapeutischer Maßnahmen beim anfallsweisen Herzjagen in Betracht. Ebenso sind sie das Mittel der Wahl bei akut gefährdeten Patienten, denen die Wartezeit bis zum Erfolgseintritt einer parenteralen oder gar peroralen Medikation nicht zugemutet werden kann. Diese Methode des **Elektroschocks** (elektrische Defibrillation, elektrische Kardioversion) besteht im Prinzip darin, daß ein elektrischer Gleichstromstoß durch den Körper des mittels EPONTOL (500 mg i.v.) leicht narkotisierten Patienten im Beginn der Systole geschickt wird. Dadurch werden sämtliche Herzmuskelanteile vorübergehend elektrisch entladen. Die Tätigkeit wird nach dieser universellen Depolarisation sodann zuerst von dem Sinusknoten wieder aufgenommen, da er hierfür die günstigsten natürlichen Voraussetzungen hat. Mittels dieser Methode gelingt es, sowohl bei supraventrikulären, aber ebenso auch bei ventrikulären paroxysmalen Tachykardien in über 85 v. H. der Fälle, das Herzjagen mit einem oder einigen wenigen Stromstößen von 100 bis 400 Watt zu unterbrechen und in einen normalen Sinusrhythmus zu überführen. Die elektrische Schockbehandlung sollte heute bei allen therapieresistenten Anfallsereignissen unter keinen Umständen versäumt werden.

b) **Anfallsprophylaxe**

Nach erfolgreicher Unterbrechung des Anfalles stellt sich bei jedem Kranken die Frage nach den Möglichkeiten einer Verhütung neuer Anfälle, denen die Patienten aus ihrer bisherigen Erfahrung mit einiger Bängnis entgegensehen. Eine prophylaktische Dauertherapie zur Unterdrückung bzw. Verhinderung von Anfallsrezidiven ist unvergleichlich schwieriger als die Anfallsunterbrechung. Besondere prophylaktische Maßnahmen können daher dann unterlassen werden, wenn die Anfälle nur in großen zeitlichen Abständen auftreten. Hier genügt es, die Patienten in den Möglichkeiten der mechanischen Vagusreizung zur selbsttätigen Anfallsunterbrechung zu unterrichten (vgl. Seite 220). Der Patient ist jedoch darauf hinzuweisen, daß der Einsatz dieser Maßnahmen zur mechanisch-reflektorischen Vagusreizung nur dann aussichtsreich sein kann, wenn er sofort nach Anfallsbeginn angewendet wird.

Die Bemühung um eine **Beseitigung auslösender Faktoren** im Sinne des »*Trigger*-Mechanismus« bildet die erste Aufgabe im Rahmen der prophylaktischen Dauertherapie. Ihre Möglichkeiten liegen nicht selten in der Aufdeckung und Einsichtsvermittlung psychosomatischer Zusammenhänge. Im übrigen sei auf die vielfältigen Möglichkeiten auslösender Ursachen in der oben gegebenen Zusammenstellung verwiesen (s. Seite 216).

Medikamentöse Maßnahmen zur Anfallsprophylaxe in Form einer Intervalltherapie haben nach Möglichkeit auf die Form des Anfalls bzw.

auf den Reizursprung der Tachykardie Bezug zu nehmen. So eignet sich zur Vorbeugung supraventrikulär-paroxysmaler Tachykardien ISOPTIN, 3mal 80 mg bis 3mal 160 mg täglich in Verbindung mit Chinidin (z. B. CHINIDIN-DURILES oder GALACTOQUIN, 3mal täglich 1 Tablette). Vielfach wird die prophylaktische Wirkung noch gesteigert durch die Kombination mit Digitoxin, 1mal täglich 0,15 mg als Dauertherapie. Es ist dies das einzige Indikationsgebiet für eine permanente Glykosidmedikation trotz gesundem Herzen. Bei Neigung zu anfallsweisem Herzjagen im Rahmen einer sympathikoton-vegetativen Labilität kommt die perorale Anwendung eines Betarezeptorenblockers in Betracht, z. B. DOCITON, 3mal täglich 20 bis 10 mg. Auch das von früher her bekannte Diphenylhydantoin ist in der Form von PHENHYDAN in der Dosierung 3mal täglich 1 bis 2 Tabl. zu je 100 mg als prophylaktische Hilfe möglich. Bei vegetativ-nervöser Labilität eignet sich eine Sedierung mit VALIUM, 2 bis 5 mg 1- bis 3mal täglich per os.

Sonderformen und Differentialdiagnose

Bei der **Vorhoftachykardie mittlerer Frequenz mit Neigung zum AV-Block** liegt die Frequenz der Vorhöfe um 200. Das Blockierungsverhältnis beträgt meist 2:1, gelegentlich auch 1:1. Diese Form trifft man selten bei Herzgesunden. Meist liegt eine organische Herzerkrankung zugrunde. Nicht selten findet sie sich bei **Digitalis-Überdosierung** und entsteht hier durch den intrazellulären Kaliumverlust innerhalb des Myokards. Einen Hinweis auf diese seltenere Form gibt der Umschlag einer vorher bestehenden Flimmerarrhythmie in eine plötzlich sehr schnelle und regelmäßige Herztätigkeit. **Therapeutisch** hat bei diesen digitalisbedingten Anfallsformen die Kaliumsubstitution den Vorrang (TROMCARDIN oder TROPHICARD als i.v. Infusion). Sie sollte jedoch stets unter Kontrolle des Kaliumspiegels erfolgen. Ersatzweise kann einen Anhalt für die Dosierung geben der Auslösungsgrad eines idiopathischen Muskelwulstes bei Perkussion des Bizeps- oder Pektoralis-Muskels (vgl. Abb. 78) sowie das Verhalten der typischen Elektrokardiogramm-Veränderungen bei Hypokaliämie (vgl. Abb. 79). Wirksam ist hier im Anfall ferner ISOPTIN, 10 mg als i.v. Injektion.

Bekannt und oben bereits berücksichtigt ist die Neigung zum Auftreten paroxysmaler Tachykardien bei dem elektrokardiographischen Befund eines WPW-Syndroms, von **W***olf*, **P***arkinson* und **W***hite* erstmals beschrie-

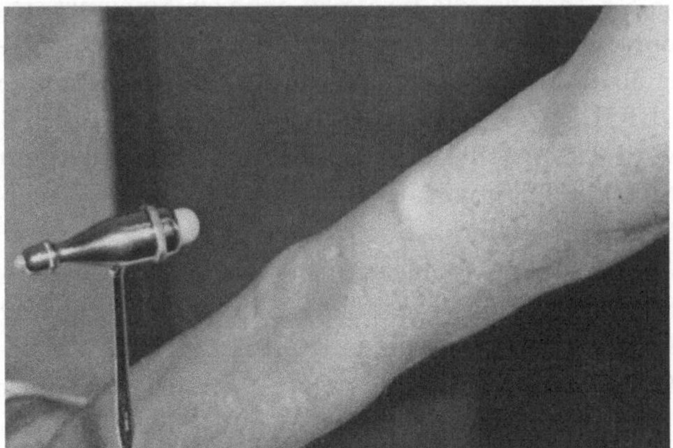

Abb. 78: Idiopathischer Muskelwulst bei durch Hypokaliämie ausgelöstem anfallsweisen Herzjagen

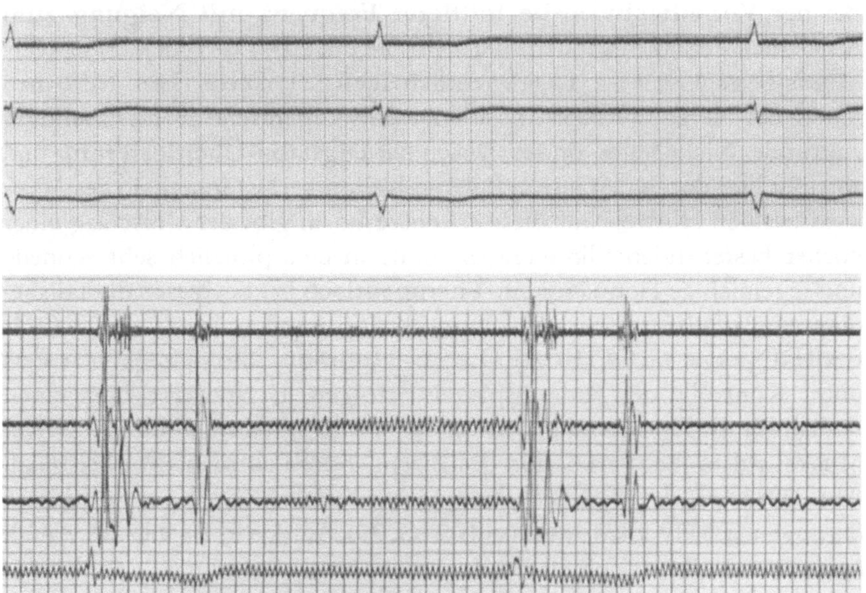

Abb. 79: Hypokaliämie-Diagnostik
a) Elektrokardiogramm bei Hypokaliämie
b) Phonokardiogramm bei Hypokaliämie mit auskultatorischem Spechtschlag-Phänomen

ben. Bei dieser Störung ist die Überleitung vom Vorhof in die Ventrikel verkürzt. Im Elektrokardiogramm kommt dies in einer abnormen Kürze der AV-Überleitungszeit zum Ausdruck bei gleichzeitiger Verbreiterung der QRS-Gruppen durch trägen Anstieg der R-Zacke (vgl. Abb. 75b). *Scherf* hat seinerzeit vermutet, daß die Ursache dieser Störung im Persistieren eines foetal angelegten Leitungsweges über das sogenannte *Kent*sche Bündel zu suchen ist. Dadurch wird auf einem kürzeren Wege die Verbindung vom Vorhof zu einer der beiden Kammern hergestellt, während die andere Kammer nur auf dem Normalweg erregt werden kann. **Therapeutisch** spricht diese Rhythmusstörung in einem hohen Prozentsatz besonders günstig auf Ajmalin an (GILURYTMAL bis 10 ml = 50 mg als langsame i.v. Injektion, 1,0 ml je min). Unter dem Einfluß dieses Stoffes wird die verkürzte Überleitung normal, und die verbreiterte QRS-Gruppe verschmälert sich. Allerdings dauert dieser Effekt nur so lange an, wie die Ajmalin-Wirkung am Myokard vorhält. Nach etwa 30 min stellt sich das ursprüngliche Bild im Elektrokardiogramm wieder her.

Differentialdiagnostisch sind von den paroxysmalen supraventrikulären Tachykardien die anfallsweise auftretenden **ventrikulären Tachykardien** mit Reizursprung im Kammergebiet zu unterscheiden (vgl. Abb. 89). Sie zeichnen sich aus durch eine pathologische Verbreiterung der QRS-Gruppen, ähnlich dem bei Kammerextrasystolen geläufigen Bild. Es ist jedoch hier zu bedenken, daß eine solche Verbreiterung der QRS-Gruppen auch funktionell auftreten kann bei Ermüdung der Leitungsbahnen im Verlauf einer länger anhaltenden supraventrikulären paroxysmalen Tachykardie.

Schließlich ist die anfallsweise auftretende Tachykardie bei **Phäochromozytom** durch den hier fast stets erhöhten Blutdruck zu unterscheiden. Anfallsweise auftretende Tachykardien beim **Dünndarmcarcinoid** weisen meist durch die als »flush« bekannte fliegende Gesichtsröte des Patienten auf diese besondere Ätiologie hin.

3. Paroxysmales Vorhofflattern

Vorhofflattern als Flatterarrhythmie oder regelmäßige Flattertachykardie ist bekannt als Dauerform meist bei organischen Herzerkrankungen wie diffuser Kardiosklerose, Mitralstenose, Thyreokardiopathie, Folge eines

Herzinfarktes, Hypertonie mit Druck-, später auch Volumenbelastung des linken Ventrikels, ferner Elektrolytverschiebungen (Hypokaliämie) und Digitalisintoxikation. Weniger geläufig ist die Tatsache, daß Flattertachykardien auch **anfallsweise** für die Dauer von Minuten, Stunden oder Tagen auftreten können. Hier liegt ebenfalls meist eine der obengenannten organischen Herzerkrankungen zugrunde. Häufig bilden die paroxysmalen Flattertachykardien den Übergang vom ursprünglichen Zustand eines regelmäßigen Sinusrhythmus in die später permanente Flimmerarrhythmie.

Vorhofflattern ist charakterisiert durch eine rhythmische Vorhofaktion von 200 bis 350 min, wobei die Überleitung auf die Kammern meist regelmäßig erfolgt, d. h. ohne klinische Manifestation einer Herz- bzw. Pulsunregelmäßigkeit. Die Kammerfrequenz wird um so höher, je niedriger die Blockierung ist, am höchsten also bei 1:1- bzw. 2:1-Blockierung (vgl. Abb. 80a–b). Wechselnde Blockierungsverhältnisse bedingen dagegen eine Unregelmäßigkeit der Kammerschlagfolge (vgl. Abb. 80c).

Im Rahmen der **klinischen Symptomatik** werden die Beschwerden meist in ähnlicher Form geschildert wie bei paroxysmalen Tachykardien. Das Herzrasen empfindet der Patient jedoch nicht als maschinengewehrähnliches regelmäßiges Herzklopfen, sondern als einfache Beschleunigung oder auch als unregelmäßiges Poltern, Stolpern und Überschlagen des Herzens. Ebenfalls fehlt die für eine paroxysmale supraventrikuläre Tachykardie bezeichnende Urina spastica am Ende des Anfalles beim paroxysmalen Vorhofflattern meist.

Im **Elektrokardiogramm** ist eine ruhige Null-Linie nirgends erkennbar. Statt der normal geformten P-Zacken finden sich in regelmäßiger Folge mit einer Frequenz von 250 bis 300/min wellenförmige, im einzelnen gut differenzierbare Erhebungen aus der Null-Linie mit steilem Anstieg und flacherem Abfall, die sich durch ihre größere Ausschlagshöhe von Vorhofzacken oder Flimmerwellen unterscheiden (vgl. Abb. 80b). Diese fortlaufend zwischen die Kammergruppen eingeschalteten Flatterwellen der Vorhöfe sind in den verschiedenen Ableitungen unterschiedlich hoch. Innerhalb der gleichen Ableitung besteht jedoch meist Welle für Welle eine übereinstimmende Form nach Höhe und Breite. Gelegentlich sind sie in den Extremitäten-Ableitungen weniger deutlich ausgebildet, kommen

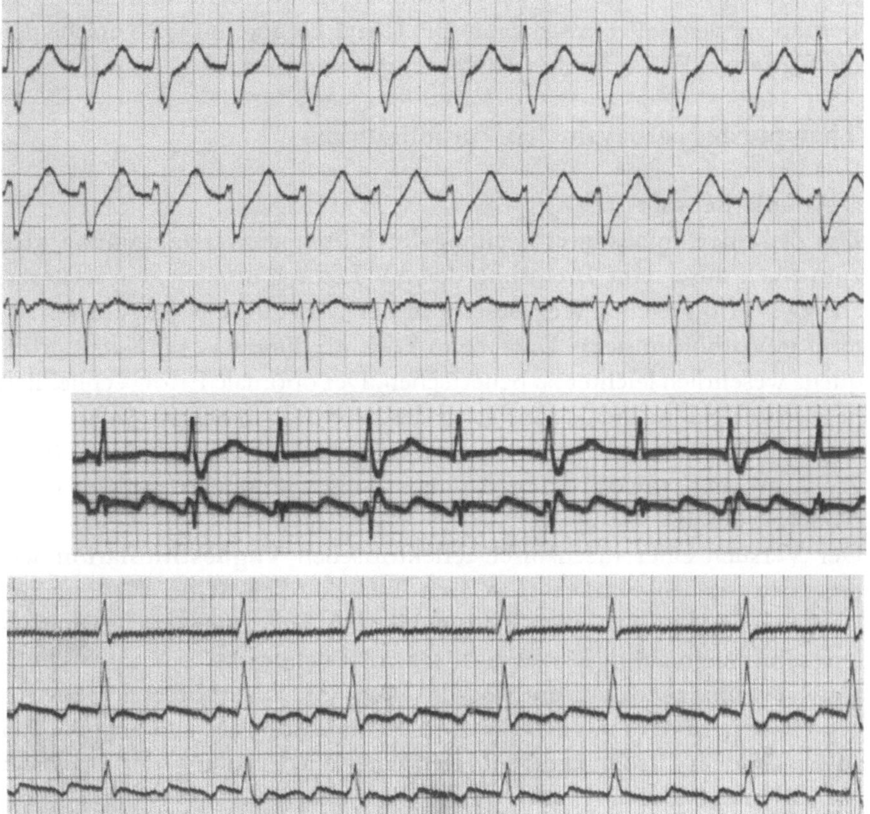

Abb. 80: Elektrokardiogramm bei Vorhofflattern
a) mit regelmäßiger Blockierung 1:1
b) mit regelmäßiger Blockierung 2:1, zugleich alternierende AV-Leistungsstörung
c) mit unregelmäßiger Blockierung

dann aber in den *Wilson*-Ableitungen $V_1 - V_2$ und vor allem im Ösophagus-Elektrokardiogramm deutlich zur Ausbildung.

Die Flatterwellen überlagern sich gewöhnlich mit QRS, ST oder T und verändern das Bild dieser Elektrokardiogramm-Abschnitte. So deformieren sie gelegentlich den absteigenden Schenkel von R in einer Weise, daß er ähnlich wie bei einem frischen Koronarinfarkt abfällt und mit diesem Befund verwechselt werden kann. Bei Überlagerung mit QRS erscheinen die Flatterwellen häufig mit Aussparungen versehen.

Therapie des paroxysmalen Vorhofflatterns

a. Anfallstherapie

Das Ziel einer Anfallsunterbrechung durch Frequenzverlangsamung wird zum einen durch eine Bremsung der AV-Leitung erreicht; ein weiterer, ebenfalls erfolgreicher Weg besteht in der Überführung des Vorhofflatterns in Vorhofflimmern. Denn beim Vorhofflimmern ist die Kammerfrequenz wesentlich leichter zu beherrschen. Der optimale Erfolg schließlich liegt in der gelungenen Beseitigung des heterotopen Schrittmachers und damit in der Wiederherstellung eines normalen Sinusrhythmus. Dieses Ziel kann heute sowohl auf medikamentösem wie auf elektrischem Wege erreicht werden.

Der Versuch einer mechanisch-reflektorischen **Vagusstimulation** wie bei paroxysmalen supraventrikulären Tachykardien ist bei Flattertachykardien zwecklos. Lediglich die Blockierung, nicht aber das Vorhofflattern selbst kann auf diesem Wege beeinflußt werden.

Das souveräne **medikamentöse** Mittel zur Anfallsunterbrechung besteht gegenwärtig in der i.v. Injektion von 10 mg ISOPTIN »im Schuß«. Bei ausbleibendem Erfolg empfiehlt sich eine Wiederholung der Injektion nach 10 min.

Die Therapie des Vorhofflatterns bildet heute bei Versagen des medikamentösen Konversionsversuches die Domäne der **elektrischen Kardioversion** (vgl. Seite 232). Sofern nicht eine akute Notfallsituation besteht, sollte zur Verbesserung der Erfolgsaussichten eine 4tägige Vorbehandlung mit CHINIDIN-DURILES oder GALACTOQUIN, 3mal 1 Tabl., zusammen mit ISOPTIN 80, 3mal 2 Tabl., erfolgen. Eine vorangehende Digitalis-Therapie muß wenigstens 3 Tage vor Durchführung der Kardioversion zur Vermeidung weiterer rhythmogener Zwischenfälle abgesetzt werden.

b. Anfallsprophylaxe

Für die Intervalltherapie hat sich zur Verhütung neuer Anfälle von Vorhofflattern eine konsequent durchgeführte medikamentöse Kombinationstherapie mit Digitoxin, täglich 0,15 mg oder ACETYL-DIGOXIN,

0,5 mg, oder mit einem anderen Herzglykosid in äquivalenter Erhaltungsdosis bewährt. Es wird zusammen mit ISOPTIN, 3mal 80 bis 160 mg und Chinidin als CHINIDIN-DURILES oder GALACTOQUIN, 3mal 1 Tablette gegeben.

Nach Regularisierung ist diese Dauertherapie mit CHINIDIN-ISOPTIN für mindestens 1 Jahr zur Erhaltung des Sinusrhythmus erforderlich. Wegen des kardio-depressiven Effektes von Chinidin empfiehlt sich, zumal bei Neigung zu einer Herzinsuffizienz, die Langzeit-Digitalisierung nach erfolgter Kardioversion.

4. Paroxysmales Vorhofflimmern

Vorhofflimmern bedeutet eine unkoordinierte Vorhoftätigkeit mit einer Frequenz zwischen 350 bis 600 je Minute. Da die Überleitung absolut unregelmäßig erfolgt, besteht stets eine perpetuelle absolute Arrhythmie. Paroxysmal auftretende Flimmerarrhythmien, u. U. von nur ganz kurzer Anfallsdauer (vgl. Abb. 81), stellen mithin die häufigste Form der anfallsweise auftretenden Tachyarrhythmien dar. Sie bilden meist den Vorläufer eines später permanent ausgebildeten Vorhofflimmerns bei organischen Herzerkrankungen; so vor allem bei fortgeschrittener Kardiosklerose und Koronarsklerose, bei Hypertonie, bei Mitralfehlern mit stark dilatiertem linken Vorhof sowie bei Hyperthyreose und Karditis. Das später permanente Vorhofflimmern beginnt in der Regel zunächst mit derartigen

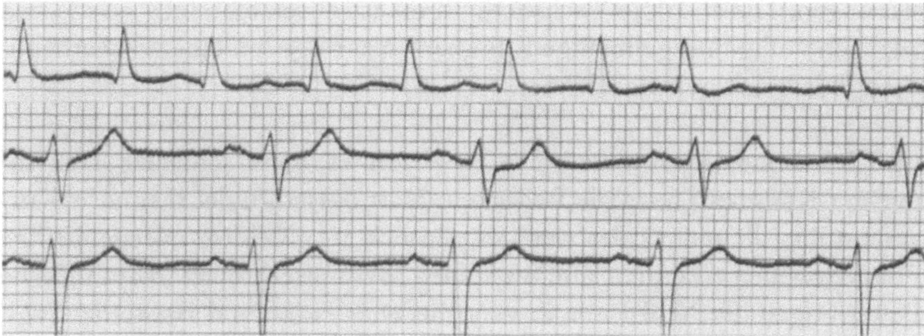

Abb. 81: Paroxysmales Vorhofflimmern von kurzer Anfallsdauer: Flimmerarrhythmie nur in Ableitung I, Regularisierung bereits wieder ab Ableitung II

kürzeren Episoden von anfallsartigem Charakter. Sie können diesem Monate bis Jahre vorausgehen. Vorübergehend und u. U. als ein nur einmaliges Ereignis kommt das paroxysmale Vorhofflimmern im akuten Stadium des Herzinfarktes als bedrohliche Komplikation vor. Aber es kann sich auch bei Herzgesunden und ohne ersichtliche Ursache über Jahre und Jahrzehnte als sogenannte **essentielle Form** gelegentlich wiederholen. Die leicht mögliche Verwechslung des paroxysmalen Vorhofflimmerns mit paroxysmalen regelmäßigen Tachykardien sollte wegen der andersartigen Therapie möglichst ausgeschlossen werden. Ein sicherer diagnostischer Weg liegt in der Objektivierung durch die elektrokardiographische Untersuchung. Daneben gibt der anamnestische Hinweis auf die als unregelmäßig empfundene Störung des beschleunigten Herzrhythmus gegenüber dem maschinengewehrartig regelmäßigen anfallsweisen Herzjagen einen Hinweis. Schließlich fehlt das beim anfallsweisen Herzrasen häufige Symptom einer Urina spastica.

Die **klinische Symptomatik** zeigt ein ähnliches Bild wie beim paroxysmalen Vorhofflattern. Allerdings ist die Kammeraktion hier mit einer Schlagzahl von 90 bis 170/min stets völlig unregelmäßig. Daher bildet das paroxysmale Vorhofflimmern subjektiv meist ein eindrucksvolleres Erlebnis. Es wird als schnelles und völlig unregelmäßiges Herzjagen geschildert. Bei der Auskultation fällt diese völlige Unregelmäßigkeit dadurch auf, daß die Herzaktionen mal in kurzem, mal in längerem Abstand ohne jede Regelmäßigkeit und Ordung einander folgen. Dies bedeutet auch das differentialdiagnostische Kriterium zur Unterscheidung von Extrasystolen oder andersartigen, scheinbar ähnlich sich anhörenden Rhythmusstörungen. Die absolute Tachyarrhythmie ist durch eine sehr rasche und zugleich völlig unregelmäßige Kammerschlagfolge mit einem oft erheblichen Pulsdefizit gekennzeichnet.

Im **Elektrokardiogramm** fehlen bei absoluter, meist schneller Arrhythmie der Kammern normale P-Zacken. Statt dessen findet man eine Kurvenunruhe, die mehr oder weniger deutlich ausgebildete unregelmäßige Flimmerwellen erkennen läßt. Sie stellen rhythmische oder arrhythmische Bewegungen der Null-Linie in verschiedener Höhe und Breite dar (vgl. Abb. 82a). Je nach der Ausschlagshöhe der Flimmerwellen unterscheiden wir das prognostisch ungünstigere feinschlägige von dem prognostisch günstigeren grobschlägigen Flimmern. Ebenso läßt sich eine **langsame**

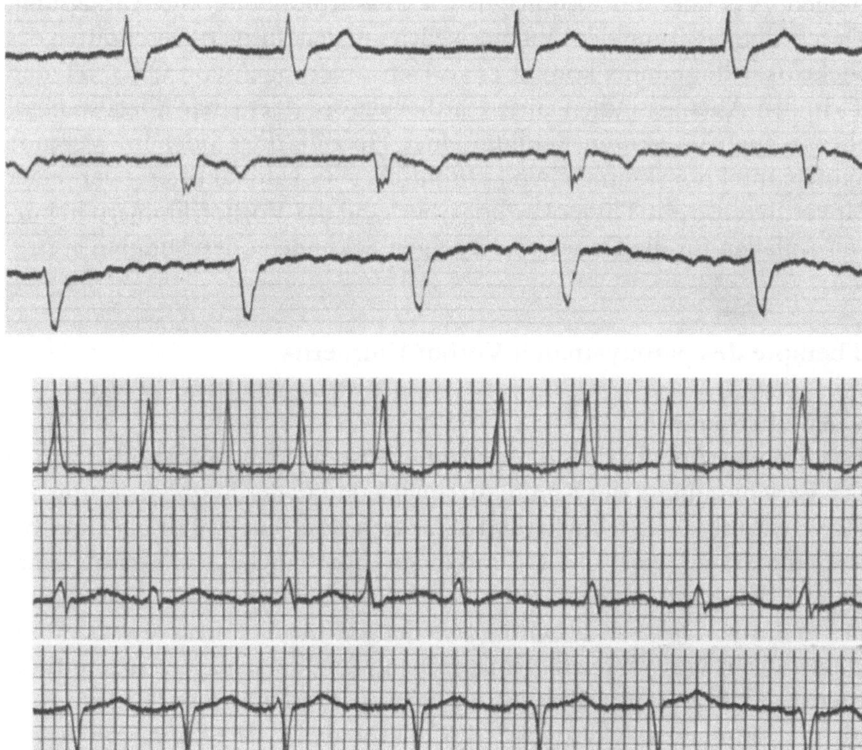

Abb. 82: Elektrokardiogramm bei absoluter Flimmerarrhythmie
a) Langsame Form der absoluten Kammerarrhythmie bei Vorhofflimmern
b) Schnelle Form der absoluten Kammerarrhythmie bei Vorhofflimmern

Form des anfallsweisen Vorhofflimmerns mit einer Kammerfrequenz unter 60 (vgl. Abb. 82a) von dem **schnellen Vorhofflimmern** mit einer Kammerfrequenz über 100 abgrenzen (vgl. Abb. 82b). Hier gilt die Regel, daß das Herz in seiner myokardialen Substanz um so stärker geschädigt und anatomisch verändert ist, je feiner die Flimmerwellen ausgebildet sind und je langsamer die Kammerfrequenz ist. Im allgemeinen finden sich die Flimmerwellen in den Ableitungen II und III des Extremitäten-Elektrokardiogramms am deutlichsten ausgebildet. In seltenen Fällen kann jedoch einmal die Ausbildung der Flimmerwellen in den Extremitäten-Ableitungen nicht erkennbar sein. Hier bringen zusätzliche *Wilson*-Ableitungen (V_1) oder ein Ösophagus-Elektrokardiogramm die Aufklärung. Durch Überlagerung der Flimmerwellen mit den übrigen Abschnitten des Elektrokardiogramms kommt es zu Deformierungen von QRS, ST und T. In den Anfangsstadien einer Kardiosklerose oder einer Mitralstenose, ebenso auch im akuten Stadium eines Herzinfarktes oder im Verlaufe akuter Infektionskrankheiten, chronischer Fokaltoxikosen oder einer Hpyerthyreose mit Thyreokardiopathie kann das Vorhofflimmern in kurzen Anfällen für die Dauer von wenigen Sekunden oder Minuten auftreten.

Therapie des paroxysmalen Vorhofflimmerns

a. **Anfallstherapie**

Das Ziel der Anfallsbehandlung liegt ebenso wie beim Vorhofflattern in der Verlangsamung der Kammerfrequenz und in der Regularisierung des Herzrhythmus. Die tachykarde Kammertätigkeit im Anfall bedeutet bei längerer Dauer eine unter Umständen bedrohliche energetisch-dynamische Belastung der Herzmuskulatur und eine hypoxische Schädigung des Gehirns. Dieses Ziel wird entweder auf medikamentösem oder auf elektrischem Wege erreicht. Entsprechend den Vorschlägen zur **medikamentösen Anfallsunterbrechung** beim Vorhofflattern stellt heute auch für die Flimmertachykardie das ISOPTIN als i.v. Injektion von 10 mg »im Schuß« das Mittel der Wahl dar. In jedem Fall bewirkt es eine rasche Frequenzsenkung, gelegentlich sogar eine Regularisierung zum Sinusrhythmus (vgl. Abb. 83).

Für den Versuch einer **medikamentösen Kardioversion** bei Dauerformen eines Vorhofflimmerns empfiehlt sich heute die kombinierte Anwendung von ISOPTIN, 3mal 160 mg mit CHINIDIN-DURILES oder GALACTOQUIN, 3mal 1 Tabl. täglich.

Bleibt dieser medikamentöse Versuch nach 10 Tagen erfolglos oder handelt es sich um eine rhythmogene Notfallsituation, so sollte alsbald eine **elektrische Kardioversion** versucht werden. Zur Normalisierung des Herzrhythmus durch Gleichstrom-Defibrillation werden Stromimpulse von 100 bis 400 Watt/sec verwandt. Ist der erste Elektroschock beim Vorhofflimmern unwirksam, so kann nach 1 min ein weiterer Stromstoß mit höherer Intensität wiederholt werden. Maximal sollten jedoch in derselben Sitzung nicht mehr als insgesamt 7 Schocks, davon 4 Schocks in der Höchstdosis von je 400 Watt, versucht werden. Sowohl für die

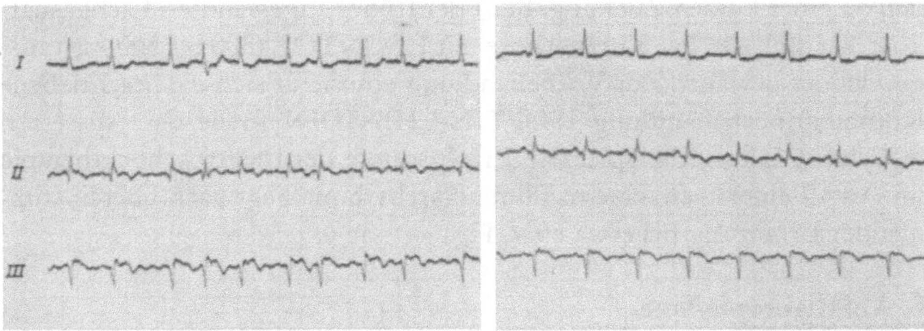

Abb. 83: Anfallsunterbrechung bei paroxysmalem Vorhofflimmern durch ISOPTIN (rechts: 3 min nach 5 mg ISOPTIN i. v.)

Notfalltherapie beim paroxysmalen Vorhofflimmern wie für die Beseitigung einer permanenten langsamen oder schnellen Form einer Flimmerarrhythmie hat sich der Elektroschock bei den medikamentös therapieresistenten Formen bewährt (vgl. Abb. 84). Die Länge des Dauererfolges ist allerdings von der Ursache der rhythmogenen Herzstörung abhängig. Die kurzfristige Applikation des Elektroschocks bleibt ohne Schmerzhaftigkeit. Innerhalb der quergestreiften Skelett-Muskulatur kommt es ledig-

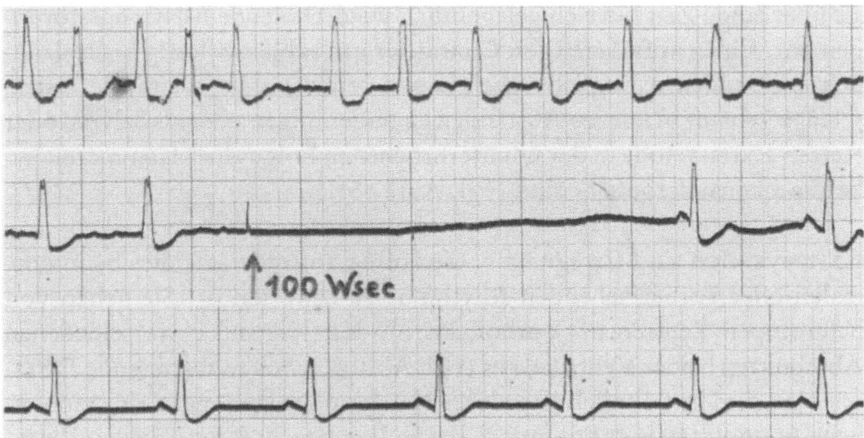

Abb. 84: Anfallsunterbrechung einer paroxysmalen Flimmertachykardie durch elektrische Kardioversion

lich zu einer kurzen Zuckung. Statt der früher angewandten Lachgasnarkose hat sich die i.v. Kurznarkose mit EPONTOL (300 bis 500 mg) ausgezeichnet bewährt. Zur Vorbehandlung empfiehlt sich die beschriebene Kombinationsbehandlung ISOPTIN-CHINIDIN sowie das Aussetzen jeglicher Glykosidtherapie. Die Erfolgsquote der Elektroschocktherapie im Anfall einer tachykarden Flimmerarrhythmie liegt nach übereinstimmender Erfahrung bei etwa 85 v. H.

b. **Anfallsprophylaxe**

Die Aufgabe der **Intervalltherapie** besteht in der Verhütung eines neuen Auftretens von Flimmertachykardie-Anfällen. Dies gelingt am zuverlässigsten einmal durch die Beseitigung der **Ursache**, wo dies möglich ist, wie z. B. bei der Beeinflussung einer Mitralstenose durch operative Kommissurotomie. Zum anderen ist eine Langzeitbehandlung mit Herzglykosiden nützlich. Als besonders zuverlässig hat sich dabei für die schnelle Form einer Flimmerarrhythmie die Medikation mit Digitoxin oder ACETYL-DIGOXIN in der individuellen täglichen Erhaltungsdosis nach vorangegangener Vollsättigung erwiesen. Diese Erhaltungsdosis liegt in der Regel für Digitoxin bei 0,15 mg täglich, für ACETYL-DIGOXIN bei 0,5 mg täglich.

5. Paroxysmale Extrasystolie

Extrasystolische heterotope Reizbildungsstörungen kommen in der Regel als über lange Zeit hin sich gelegentlich wiederholende Rhythmusstörungen vor. Einen **anfallsartigen Charakter** mit subjektiv lästig bis bedrohlich empfundenen Begleiterscheinungen erreichen sie, wenn die Extraschläge gehäuft in kurzen Abständen einander folgen oder als Salven- oder Ketten-Extrasystolie in der ununterbrochenen Folge einer Kammertachykardie aneinandergereiht sind (vgl. Abb. 85).

Extrasystolen sind Erregungen, die früher auftreten, als dies beim normalen oder vorherrschenden Rhythmus zu erwarten ist. Sie gehen von heterotopen Zentren im Vorhof, im AV-Knoten und in verschiedenen Abschnitten beider Ventrikel aus (vgl. Abb. 86). Selten auftretende Extrasystolen sind gewöhnlich harmloser Natur und zeigen meist eine einheitliche (monotope) Konfiguration. Besondere Beachtung verdienen Extrasystolen mit verschiedenen (polytopen) Ursprungszentren. Sie können elektrokardiographisch durch die unterschiedliche Morphologie unter-

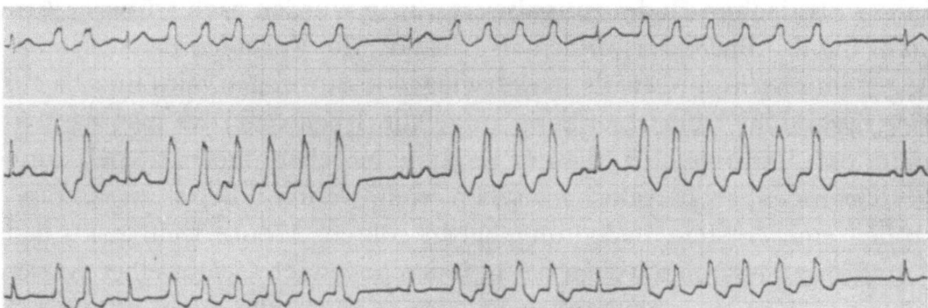

Abb. 85: Salvenartig auftretende ventrikuläre Exrtasystolen

schieden werden. Nicht selten treten Extrasystolen als gekoppelte Gruppen in Form einer Bigeminie, Trigeminie oder als 2:1-, 3:1- usw. Extrasystolie auf. Pathognostisch bedeutsam ist das Auftreten einer Extrasystolie bei entzündlichen und degenerativen Myokarderkrankungen, besonders auch bei frischem Myokardinfarkt als Zeichen der drohenden Gefahr von Kammerflattern und Kammerflimmern. Ferner bei Herzklappenfehlern, während Digitalisbehandlung sowie bei Elektrolytstörungen vorwiegend in Form einer Hypokaliämie.

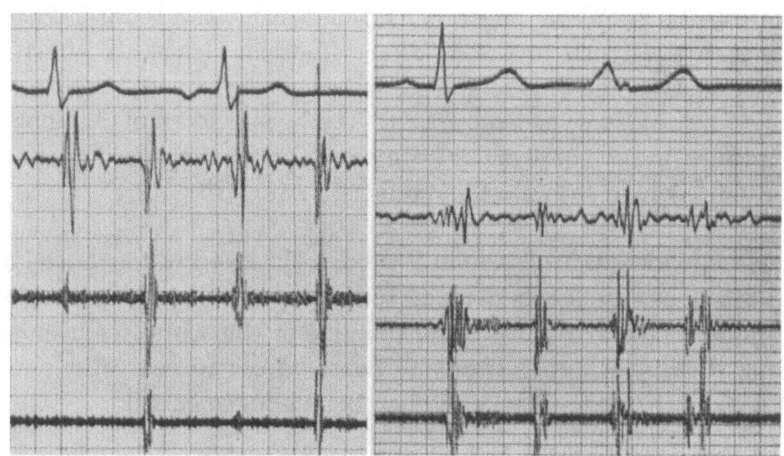

Abb. 86: Häufige Extrasystolen-Typen
a) Vorhof-Extrasystolie mit normalen Herztönen
b) Kammer-Extrasystole mit Doppelung des I. und II. Herztons

In der **klinischen Bedeutungsbeurteilung** wurden nach **früherer Ansicht** die Kammerextrasystolen als harmlos, die Vorhofextrasystolen dagegen unter Umständen als schwerwiegende Störungen mit Hinweis auf eine organische Herzerkrankung aufgefaßt. Ebenso vertrat man die Ansicht, daß Extrasystolen, die nur in Ruhe bestehen und nach Belastung verschwinden, als harmlos anzusehen seien, während Belastungsextrasystolien eine ernstere Bedeutung haben sollten. **Heute** weiß man, daß Kammerextrasystolen wegen der in ihnen liegenden Gefahr einer Auslösung von Kammertachykardien bis zum Kammerflimmern, etwa beim Herzinfarkt, eine ernste Bedeutung haben. Voraussetzung ist allerdings, daß diese Extrareize die sogenannte vulnerable Phase des Herzens treffen. Sie ist etwa mit dem ersten Drittel der T-Zacke des Elektrokardiogramms identisch. Dies ist gegeben bei **frühzeitig** einfallenden Extrasystolen, die sich mit der T-Zacke der vorangehenden Kammerendschwankung überlagern (vgl. Abb. 87a–c) und damit die Bedingung des sogenannten R-auf-T-Phänomens erfüllen. Einen exakten rechnerischen Hinweis gibt der von *Effert* als Vorzeitigkeitsindex bezeichnete Quotient, der sich in der folgenden Beziehung darstellt:

$$\frac{QN - QEs}{QN - TN}$$

Unbedenkliche Werte liegen bei 1,0 und mehr. Ein R-auf-T-Phänomen dagegen bildet sich aus, wenn dieser Quotient kleiner als 1,0 ist. Werte zwischen 0,85 und 0,60 zeigen besonders gefährliche Phasen an, in denen mit der Auslösung bedrohlicher rhythmogener Herzanfälle unmittelbar gerechnet werden muß in der Form von Kammertachykardien, Kammerflattern oder gar Kammerflimmern (vgl. Abb. 87b).

Ebenso kommt den **polytopen** sowie den in **Salven** auftretenden Extrasystolien eine besondere Bedeutung zu. Aus diesem Grunde sind die extrasystolischen Herzrhythmusstörungen mit dem klinischen Erscheinungsbild eines rhythmogenen Herzanfalles heute wieder in den Mittelpunkt der diagnostischen und therapeutischen Bemühungen gerückt.

Liegt eine organische Herzerkrankung den anfallsweise auftretenden **funktionellen Extrasystolien** nicht zugrunde, so sind dieselben auslösenden Faktoren in Betracht zu ziehen, wie dies bei den paroxysmalen

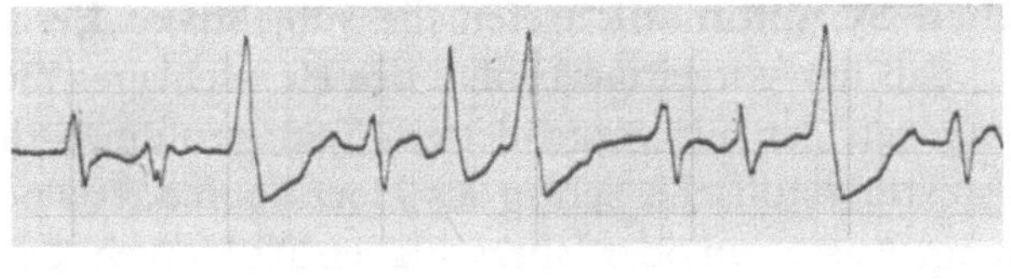

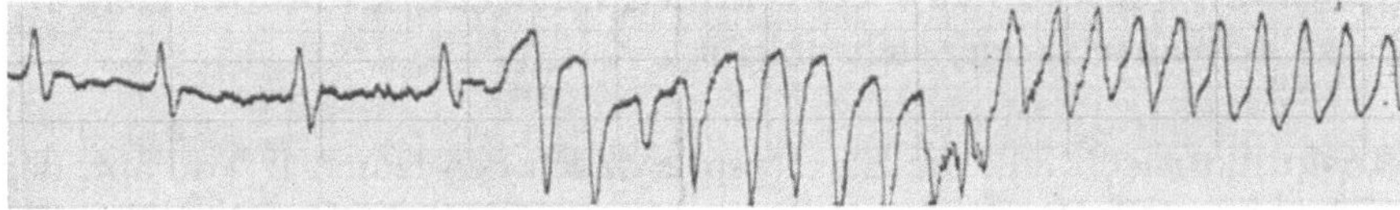

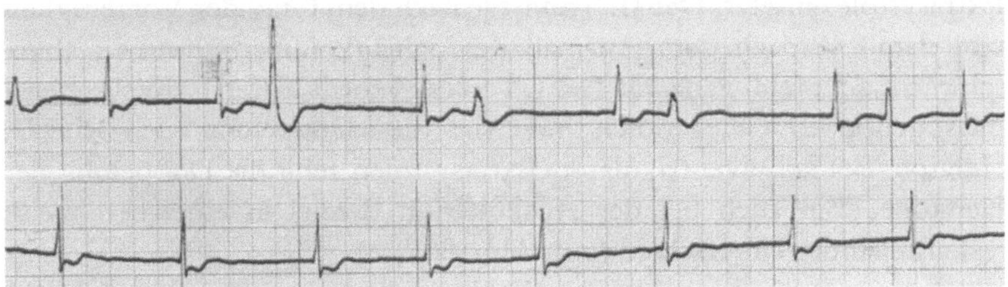

Abb. 87: R-auf-T-Phänomen

a) Frühzeitiger Einfall einer ventrikulären Extrasystole

b) Auslösung einer Kammertachykardie durch frühzeitig einfallende Extrasystole

c) Rhythmus-Normalisierung durch XYLOCAIN-Injektion (3. Reihe: vor XYLOCAIN; 4. Reihe: 20 min nach XYLOCAIN)

supraventrikulären Tachykardien geschildert ist. Paroxysmale Extrasystolien können aus akuter **organischer Ursache**, wie vor allem beim Herzinfarkt, auftreten, sowohl in der akuten Phase wie im Reparationsstadium. Hier finden sie sich bei etwa 80 v. H., wie neuerdings die fortlaufende bandgespeicherte Elektrokardiogramm-Registrierung aufgedeckt hat. Ferner stellen sie eine häufige Begleiterscheinung dar bei entzündlichen Herzerkrankungen vom Typus der Karditis. Bekannt ist auch das heute immer häufiger werdende Vorkommen paroxysmaler Extrasystolien im Verlauf einer Digitalistherapie als polytope ventrikuläre Extrasystolie in regelmäßiger Anordnung einer Bigeminie, aber auch mit unregelmäßigem Einfall. Schließlich die durch primäre oder sekundäre Herzstoffwechselstörungen, z. B. Elektrolytverschiebungen verursachten Formen.

In der **klinischen Symptomatik** treten die subjektiven Beschwerden dadurch hervor, daß der vorzeitige Einfall des Herzschlages nicht empfunden wird, dagegen der mit vergrößertem Schlagvolumen darauffolgende erste postextrasystolische Schlag als Herzklopfen, Stolpern, Poltern, Fehlzündung, Aussetzen oder Überschlagen am Herzen. Die längere postextrasystolische Pause erweckt den Eindruck, als ob das Herz für kurze Zeit aussetzt oder stehenbleibt.

Auskultatorisch fällt die Extrasystole durch den lauten I. Ton auf, der verfrüht einfällt. Er erscheint um so lauter und paukender, je früher die Extrasystole einsetzt. Der II. Ton ist je nach dem Grad der Vorzeitigkeit und damit je nach dem Ausmaß des Schlagvolumens normal, abgeschwächt oder fehlt gänzlich. Der I. Ton der ventrikulären Extrasystole ist meist gedoppelt. Gelegentlich findet sich diese Doppelung auch beim II. Herzton. Bei supraventrikulären Extrasystolen fehlt die Doppelung der Herztöne: Ein auch bei der Auskultation bereits in einfacher Weise festzustellender Unterschied (vgl. Abb. 86).

Im **Elektrokardiogramm** zeichnet sich die Vorhofextrasystole (vgl. Abb. 86a) durch eine verfrühte, oft abnorme P-Zacke aus, der nach gelegentlich leicht verlängerter PQ-Zeit ein normal konfigurierter, manchmal auch ein durch Übermüdung des Leitungssystems etwas verbreiteter Kammerkomplex folgt. An die Extrasystole schließt sich bei supraventrikulärem Reizursprung eine nicht vollkompensierende Pause an. **Ventrikuläre Extrasystolen** (vgl. Abb. 86b) sind im Elektrokardiogramm gekennzeichnet durch einen verfrüht einsetzenden und über 0,10 sec breiten, oft überhöhten Kammerkomplex mit meist diskordanter Nachschwankung ohne vorausgehende P-Zacke. Die P-Zacke liegt stets in dem schenkelblockartig deformierten Kammerkomplex. Entspricht die Konfiguration derjenigen beim Linksschenkelblock, so handelt es sich um eine rechtsventrikuläre Extrasystole. Gleicht sie einem Rechtsschenkelblock, dann kommt sie aus dem linken Ventrikel als Ursprungsort. An die Extrasystole schließt sich eine kompensierende Pause an. Die Unterscheidung der Extrasystolen nach ihrem Ursprungsort hat nicht nur theoretisches Interesse. Sie ist auch für eine differenzierte medikamentöse Therapie ausschlaggebend.

Therapie der paroxysmalen Extrasystolie

Vor Einleitung einer Therapie bei extrasystolisch bedingten Herzanfällen ist stets danach zu trachten, die **Grundkrankheit** aufzudecken. Am häufigsten begegnen wir den **funktionell-vegetativ bedingten Extrasystolen**, meist ventrikulären Ursprungs. Sie stellen sich ein bei psychischen Belastungen, bei Einwirkung von Nikotin und Koffein, bei vegetativer Labilität, bei Vagotonie unter dem Bild des *Roembeld*schen Symptomenkomplexes.

Organisch bedingte Extrasystolen dagegen bilden die häufige Begleiterscheinung einer Myokardhypoxie infolge Kardiosklerose. Sie können Begleit- oder Folgeerscheinung eines Herzinfarktes oder einer Karditis sein. Katecholamineinwirkung, Elektrolytverschiebungen (Hypokaliämie), Digitalis-Einfluß vermögen ebenso zu extrasystolischen Herzrhythmusstörungen mit anfallsweisem Auftreten zu führen. Wo möglich, soll in jedem Fall nach Klärung der Ursache versucht werden, diese zu beseitigen. Als Begleiterscheinungen **entzündlicher Myokarderkrankungen** auftretende Extrasystolen sind neben der symptomatischen Beeinflussung auch in ihrer Grundkrankheit anzugehen mit hochdosierten Penicillin-Infusionen (20 Millionen E täglich) und mit Cortison. Bei **digitalisbedingten Extrasystolen** hat sich neben Unterbrechung der Glykosidtherapie in den letzten Jahren Phenylhydantoin (PHENHYDAN), 3mal 100 mg per os, sowie DOCITON, 3mal 40 mg, als wirksam erwiesen. Initial empfiehlt sich die i.v. Injektion von 100 mg PHENHYDAN, bei Ausbleiben einer ausreichenden Wirkung kann diese Dosis unbedenklich auf 250 mg erhöht werden, Injektionstempo 10 min. Eine Tagesdosis von 1000 mg sollte nicht überschritten werden, da bei hoher Dosierung eine Kumulierung erfolgt und damit ein kardio-depressiver Effekt hervorgerufen werden kann. Stets ist bei digitalisbedingter Herzrhythmusstörung eine Hypokaliämie durch Nachweis des Muskelwulstes am Oberarm auszuschließen (vgl. Abb. 78) und ggf. durch Kaliumsubstitution mit KALINOR, TROMCARDIN, TROPHICARD o. ä. anzugehen.

Im Gefolge eines frischen **Myokardinfarktes** auftretende Extrasystolen, die in die sogenannte vulnerable Phase des R-auf-T-Phänomens fallen, sind wegen der Gefahr des Kammerflimmerns stets als alarmierend zu betrachten. Für ihre Behandlung bietet sich neben PHENHYDAN in erster Linie LIDOCAIN mit einer Sofortdosis von 200 mg XYLOCAIN i.v. an. Nach Ansprechen sollte eine Dauertropfinfusion mit etwa 200 mg je Stunde angeschlossen werden. Nebenwirkungen der intravenösen XYLOCAIN-Injektion können sich bemerkbar machen als Hörminderung, Paraesthesien, Euphorie, Doppeltsehen und Sprachstörungen. Diese Erscheinungen sind ausnahmslos noch während der Therapie nach weniger als 5 min vollständig reversibel. Ernste Zwischenfälle sind nicht zu befürchten.

Stets wird jedoch eine **symptomatische Beeinflussung** der extrasystolischen Herzrhythmusstörung zusätzlich zu der ätiologischen Therapie notwendig sein. Hier eignen sich aus der großen Zahl der Pharmaka vor allem die folgenden Präparate: CHINIDIN-DURILES als wasserlösliches Chinidinsulfat in einem PVC-Gerüst, 3mal 2 bis 3mal 1 Tabl. täglich, GALACTOQUIN, ein Chinidinpolygalacturonat (3mal 2 bis 3mal 1 Tabl. täglich), Procainamid als NOVOCAMID (0,5 g), das als i.m. oder i.v. Injektion bzw. Infusion wesentlich wirksamer ist als bei peroraler Medikation. Dies gilt ebenso von dem Ajmalin-Präparat GILURYTMAL. Auch hier ist die orale Anwendung weit weniger effektiv als die i.v. Injektion (50 bis 100 mg in 5 bis 10 min). Dagegen ist die Form des Ajmalin-Bitartrat auch oral wirksam (NEO-GILURYTMAL 2mal 1 bis 3mal 1 Tabl. täglich).

Eine wertvolle Bereicherung für die Soforttherapie bei einer jeden durch Extrasystolie bedingten rhythmogenen Notfallsituation, nicht etwa nur im Verlauf eines Herzinfarktes, stellt die Einführung des bereits erwähnten XYLOCAIN (LIDOCAIN) (vgl. Abb. 87c) dar. 10,0 ml einer 2%igen XYLOCAIN-Lösung werden als i.m.-Injektion oder 2,0 ml als i.v. Injektion oder XYLOCAIN als Infusionstherapie bei ventrikulären Extrasystolen angewandt. Zur Prophylaxe erneuter Extrasystolen-Anfälle empfiehlt sich die i.m. XYLOCAIN-Therapie in der oben angegebenen Dosierung, auch zur Transportvorbereitung des Patienten in die Klinik.

Für die **Langzeit-Prophylaxe** kommt in Betracht eine Dauertherapie mit Chinidin (CHINIDIN-DURILES, GALACTOQUIN), 3mal täglich 1 Tabl. oder PHENHYDAN, 3mal täglich 100 bis 200 mg peroral.

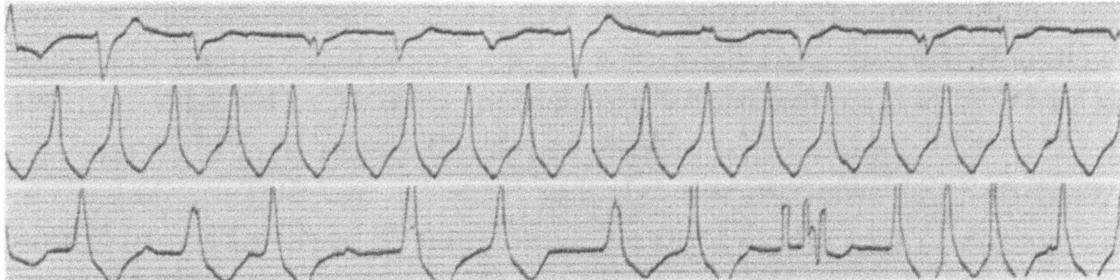

Abb. 88: Elektrokardiogramm bei paroxysmaler Kammertachykardie

6. Paroxysmale Kammertachykardie

Bei der paroxysmalen Kammertachykardie besteht neben einer ventrikulären Frequenzsteigerung auf 150 bis 250 je Minute im Elektrokardiogramm eine schenkelblockartige Verbreiterung des Kammerkomplexes (vgl. Abb. 88). Die Unterscheidung von einer supraventrikulären paroxysmalen Tachykardie mit Ermüdungsblock oder schon zuvor bestehendem Schenkelblock ist oft schwierig (s. Seite 252). Ein erster Versuch mit ISOPTIN, 10 mg als i.v. Schnellinjektion, kann hier häufig Aufschluß geben. Selten wird der Anfall einer Kammertachykardie durch diese Maßnahme verschwinden, die eine paroxysmale supraventrikuläre Tachykardie dagegen ziemlich sicher zu unterbrechen vermag. Die paroxysmale Kammertachykardie ist stets ernst zu bewerten, da sie fast nur bei organisch schwer geschädigtem Herzen zu finden ist.

Die **klinische Symptomatik** ist um so ausgeprägter, je höher die Schlagzahl der Kammern liegt. Sie entspricht im wesentlichen dem bei paroxysmaler Vorhoftachykardie und hochgradiger Tachyarrhythmie gezeichneten Bild (s. Seite 211). Bei sehr schneller Frequenz kommt es zum Auftreten tachysystolischer *Adams-Stokes*-Anfälle (s. Seite 242). Häufige Vorboten sind akute Herzinsuffizienz sowie akute zerebro-vaskuläre Insuffizienz. Der Blutdruck liegt infolge des ungenügenden Schlagvolumens meist systolisch unter 100 mm Hg. Der periphere Puls ist kaum noch tastbar. Auskultatorisch findet sich lediglich das für hochgradige Tachykardie typische Tick-Tack-Phänomen.

Anfallstherapie

Die paroxysmale ventrikuläre Tachykardie wird medikamentös am günstigsten durch LIDOCAIN (XYLOCAIN) beeinflußt. Beginn mit einer i.v. verabreichten Anflutungsdosis von 200 mg. Je nach Ansprechen und weiterem Verlauf wird dann eine mehr oder weniger lange fortgesetzte XYLOCAIN-Tropfinfusion erforderlich sein. XYLOCAIN (LIDOCAIN), 100 mg als Anfangsdosis intrakardial oder in 2 bis 4 min i.v.; Wiederholung nach 20 min als i.v. Infusion mit 500 mg auf 50 ml 5%ige LAEVULOSE; Tropfgeschwindigkeit 20 bis 40 bis 80 pro Minute = 1 bis 2 bis 4 mg je Minute. XYLOCAIN ist heute auch bei Myokardinfarkt mit Kammertachykardien das Mittel der Wahl, da keine nennenswerte Hypotension zu befürchten ist. Auch Procainamid und Ajmalin bringen in der Soforttherapie oft gute Erfolge. Ajmalin (GILURYTMAL): 1 Amp. zu 10 ml = 50 mg innerhalb 5 min als langsame i.v. Injektion. Als i.v. Infusion 30 mg auf 10 kg Körpergewicht in 250 ml physiologischer Kochsalzlösung, 5%iger GLUKOSE- oder LAEVULOSE-Lösung; Tropfgeschwindigkeit 30/min. NOVOCAMID: bis 2,0 g i.v. in fraktionierten Dosen von 100 mg alle 4 min. Anschließend 0,5 g verdünnt in 200 ml GLUKOSE als i.v. Infusion im Verlauf einer halben Stunde. Die am schnellsten wirksame Maßnahme bildet die **elektrische Kardioversion** (vgl. Abb. 89). Als letzte und sehr wirksame Möglichkeit bei hartnäckigen Fällen wird in der Literatur die gekoppelte Elektrostimulation empfohlen.

7. Paroxysmales Kammerflattern

Beim Kammerflattern – ebenso auch beim Kammerflimmern – handelt es sich um frustrane Kontraktionen der Kammermuskulatur. Dabei sind die Flatterwellen relativ regelmäßig mit einer Frequenz von 180 bis 250 je Minute, die Flimmerwellen hingegen unregelmäßig mit einer Frequenz von 250 bis 500 min nachweisbar (vgl. Abb. 90a–c). In beiden Fällen ist eine Unterscheidung von Kammeranfangs- und Endschwankung im Elektrokardiogramm nicht möglich. Selten ist Kammerflattern spontan reversibel. Meist führt es, wie das Kammerflimmern, zum Tode. Hauptursache sind gehäufte, frühzeitg einfallende Extrasystolen ventrikulären Ursprungsortes im Sinne des R-auf-T-Phänomens (vgl. Abb. 87a). Der Herzinfarkt nimmt in der Genese dieser extrasystolischen Herzrhythmusstörung von bedrohlicher Bedeutung eine führende Stellung ein.

Die **klinische Symptomatik** ist geprägt durch das anfallsweise Auftreten kurzdauernder zerebraler Störungen mit Bewußtseinsverlust mit oder ohne epileptiformen Krämpfen. Sie sind als *Adams-Stokes*sche-Anfälle

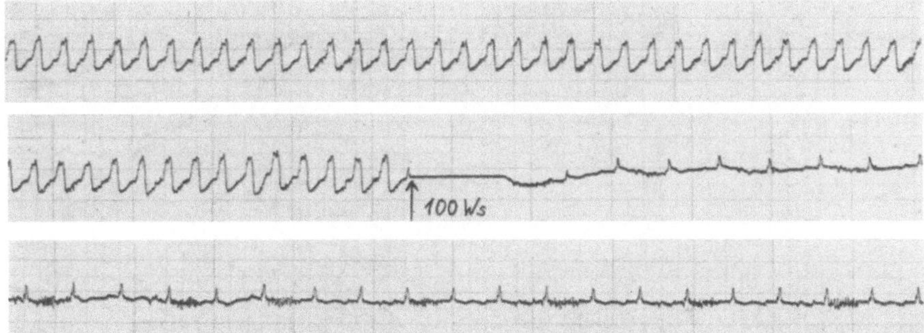

Abb. 89: Anfallsunterbrechung einer paroxysmalen Kammertachykardie durch elektrische Kardioversion

bekannt. Das klinische Erscheinungsbild dieser kardio-zerebralen Bewußtlosigkeitsanfälle von dramatischem Charakter wird nicht von kardialen, sondern von zerebralen Symptomen beherrscht.

Die weitgehende Ähnlichkeit dieser durch eine Störung des Herzrhythmus ausgelösten, akut bedrohlichen Herzanfälle mit den zerebralen Anfallskrankheiten war schon ihrem Erstbeschreiber *Morgagni* 1761 bewußt. In seinem bekannten Werk »De sedibus et causis morborum« stellt er diese Störungen als eine Verbindung dar von epileptischen Anfällen mit auffallenden Pulsveränderungen. Auch die beiden irischen Ärzte *R. Adams* (1827) und *W. Stokes* (1846) sprachen trotz der erstmals richtigen Erkennung der kardiogenen Natur von »apoplektischen Anfällen«.

Dem *Morgagni-Adams-Stokes*schen Syndrom liegen stets Rhythmusstörungen des Herzens zugrunde, in unserem Fall die tachysystolische Form einer hochgradig beschleunigten Kammeraktion. Das völlig übereinstimmende klinische Bild kann aber ebenso durch eine asystolische Lähmungsform des Herzens mit Kammerstillstand hervorgerufen werden.

Schon *Morgagni* beschreibt, daß der Ablauf der Anfallssymptomatik sich stets in einer gesetzmäßigen Reihenfolge vollzieht: Zuerst erfolgt eine Veränderung des Pulses, dann treten Schwindel oder Ohnmacht ein, schließlich kommt es zu einem Zucken der Extremitäten wie im epileptischen Anfall.

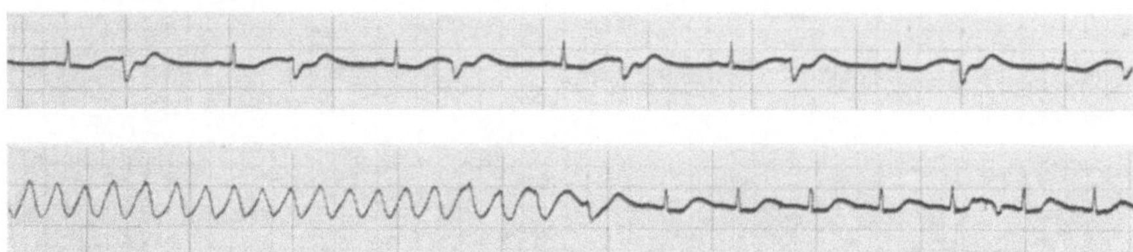

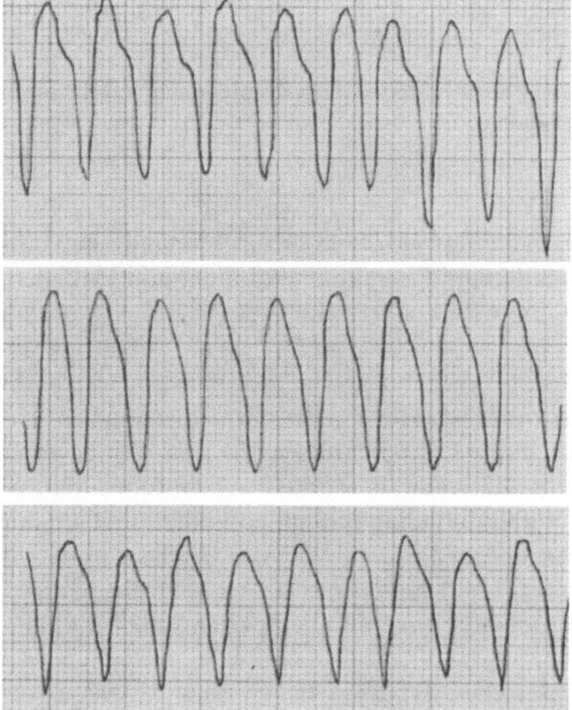

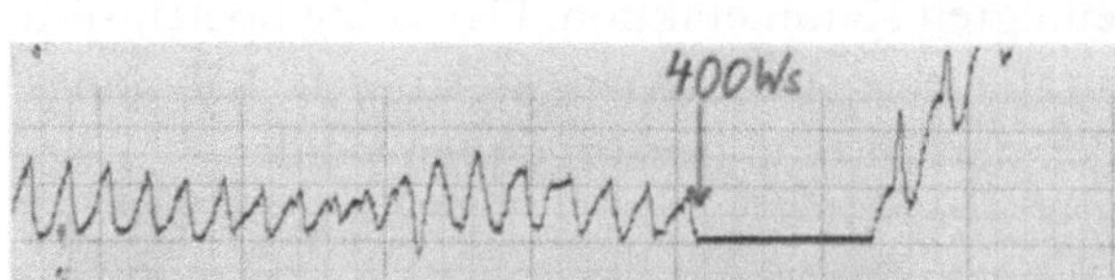

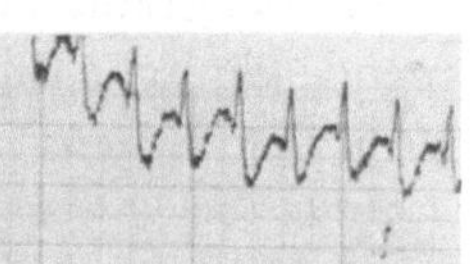

Abb. 90: Elektrokardiogramm bei Kammerflattern

a) Intermittierend paroxysmales Kammerflattern

b) Permanentes paroxysmales Kammerflattern

c) Unterbrechung des Kammerflatterns durch elektrische Defibrillation

Der **Anfallsablauf** wird von der Dauer der zerebralen Zirkulationsunterbrechung und von dem Zustand der Blutversorgung des Gehirns vor dem Anfall im Sinne einer Vorschädigung bestimmt. Beschränkt sich bei abortiven Verlaufsformen die Hirnhopoxie auf 8 bis 10 sec, so äußert sich dies höchstens in einem flüchtigen Abblassen des Gesichts (vgl. Abb. 91a). Der Blick richtet sich, ähnlich wie bei Absencen, merkwürdig und unmotiviert ins Leere. Es kommt zu einer Unterbrechung in der Abfolge der Gedanken und zu einer Störung der Konzentration. Mit dem plötzlichen Wegbleiben der Gedanken legt sich ein Schleier über die Augen; ein dumpfes Druckgefühl im Kopf, Schwindel und Schwarzwerden vor den Augen oder Farbensehen treten auf. Öfter wird von der Empfindung einer vom Bauch zur Brust aufsteigenden Druckwelle berichtet. Bei gehäuftem Auftreten dieser kleinen, an Absencen erinnernden Anfälle kann der Patient in die Phase einer anhaltenden leichten Bewußtseinstrübung geraten, ähnlich dem epileptischen Dämmerzustand, ja in eine permanent sich wiederholende Ohnmachtsneigung.
Zum Unterschied von diesen abortiven Formen fällt bei längerer Unterbrechung einer geordneten Herztätigkeit, d. h. bei länger andauerndem Kammerflattern, das Blutstromvolumen unter die kritische Grenze ab, deren Innehaltung für eine ausreichende O_2-Versorgung des Gehirns notwendig ist. Das klinische Erscheinungsbild dieser kardiogenen Anfälle von dramatischem Charakter wird wiederum nicht von kardialen, sondern von **zerebralen Symptomen** geprägt:

Nach etwa **10 sec** plötzliches Auftreten einer zunehmenden Gesichtsblässe und einer rasch eintretenden Bewußtlosigkeit mit späterer retrograder Amnesie, weiten Pupillen, im weiteren Verlauf mit Ausbildung einer fleckigen Zyanose (vgl. Abb. 91a).

Nach **20 bis 30 sec** Einsetzen eines Atemstillstandes. Jetzt Auftreten tonisch-klonischer Muskelzuckungen von epileptiformem Charakter (vgl. Abb. 91b). Sie stellen teils kortikale, teils subkortikale Reizerscheinungen dar infolge Hirnanoxie. Selten erfolgt auch unwillkürlicher Abgang von Stuhl und Urin. Die Krampferscheinungen bilden sich zunächst so gut wie immer generalisiert doppelseitig aus. Herderscheinungen mit halbseitiger Lokalisation – wie bei einer *Jackson*schen Fokalepilepsie – treten erst bei häufiger Anfallswiederholung auf. Sie sind dann als Zeichen einer nunmehr durchweg irreversiblen fokalen Schädigung in zuvor meist

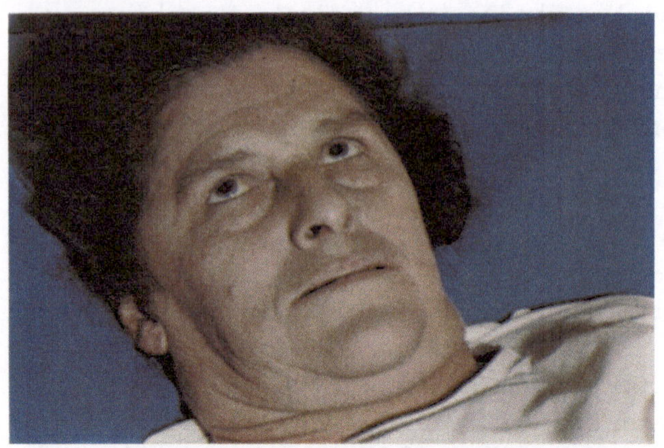

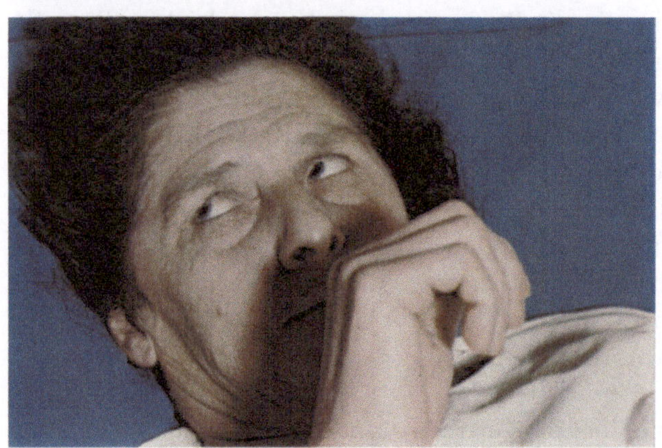

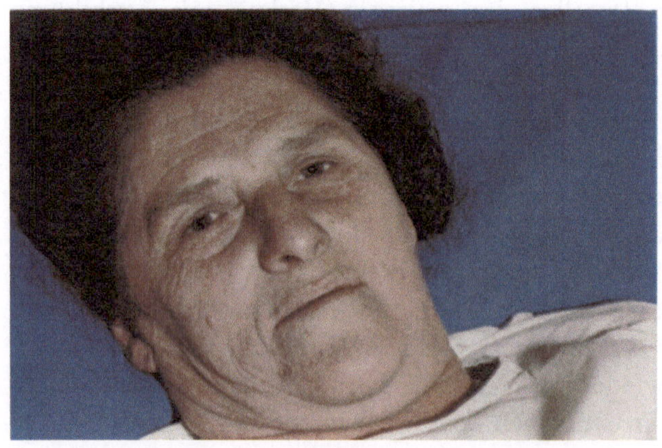

sklerotisch-enzephalomalazisch schwer veränderten Gehirngebieten aufzufassen.

Nach **3 min** beginnt die fast stets irreversible Schädigung des Gehirns mit tödlichem Ausgang. Die weiteste Grenze der funktionellen Wiederbelebungszeit für das Gehirn liegt je nach der zerebralen Vorschädigung bei etwa 5 bis 9 min.

Die in jedem Augenblick mögliche **spontane Unterbrechung** des Anfalles durch die erste wirksame Kammersystole ist eindrucksvoll zu erkennen an der ersten Blutwelle, die in die durch Dilatation jetzt hypervolämischen Gefäße des sich rötenden Gesichtes einschießt (vgl. Abb. 91c).

Bei der **Tachykardieform des MAS-Syndroms** führt die akut einsetzende und außerordentlich schnelle Folge der Kammerkontraktion mit einer Minutenfrequenz von über 200 Schlägen durch die hochgradige Verkürzung der diastolischen Füllungsphase mit Absinken des Schlagvolumens zu einem jähen Abfall des Minutenvolumens und zur Ausbildung eines kardiogenen Schocks. Dieser Vorgang bedingt die zerebrale Kreislaufunterbrechung. Je nach der zerebralen Vorschädigung reicht unter Umständen auch schon eine niedrigere Minutenfrequenz von 150 bis 170 min, wie sie bei Vorhoftachykardien oder schnellen Flatter- und Flimmerarrhythmien vorkommt, hin zur Ausbildung einer höhergradigen Hirnhypoxie und damit zum Auftreten der beschriebenen epileptiformen Anfälle im Sinne des MAS-Syndroms. Vielfach ist die Kreislaufunterbrechung beim Kammerflattern allerdings nicht vollständig, weil noch eine – wenn auch sehr geringe – Blutmenge als Restkreislauf durch den Körper bewegt wird.
Unter den möglichen Formen einer ventrikulären Tachykardie führt neben dem Kammerflattern vor allem das Kammerflimmern zu MAS-Anfällen. Bei paroxysmalen Tachykardien (Vorhof-, Knoten- oder Kammer-Tachykardien), bei Vorhofflattern mit konstanter 1:1-Blockierung, bei sehr tachykardem Vorhofflimmern sowie bei extrasystolischen Salven

Abb. 91: Gesichtsbilder zum Ablauf eines MORGAGNI-ADAMS-STOKESschen Syndroms
a) Absence-Stadium nach 10 sec
b) Tonisch-klonisches Krampfstadium nach 30 sec
c) Anfallsende

kommt es weniger häufig zu der Ausbildung des Syndroms; auch hier jedoch wieder in Abhängigkeit von dem Ausmaß der zerebralen Vorschädigung.

Die **Ursache** der zu *Adams-Stokes*-Anfällen führenden Herzrhythmusstörungen liegt, zumal bei älteren Patienten, überwiegend in degenerativen Veränderungen des Herzens. Sie haben im Rahmen einer Koronarsklerose oder einer allgemeinen Kardiosklerose auf das spezifische Leitungsgewebe übergegriffen. Als Komplikation beim frischen Herzinfarkt kann es zu reversiblen Anfällen durch Ausbildung einer die Leitungsbahnen mechanisch beeinträchtigenden Blutung oder eines Ödems kommen. MAS-Anfälle im Verlaufe einer toxischen Myokarditis, vor allem bei der heute in unseren Breiten selten gewordenen Diphtherie, haben eine besonders schlechte Prognose. Entzündliche Myokarderkrankungen anderer Genese, z. B. die rheumatische oder septische Myokarditis sowie massive Elektrolytverschiebungen (Hypokaliämie) und Arzneistoffe (Digitalis-Glykoside, Adrenalin, Procain, Chinin, Ajmalin) vermögen ebenso wie elektrische Unfälle und eine Commotio bzw. Contusio cordis solche Anfälle auszulösen.

Die **Prognose** des *Adams-Stokes*-Syndroms muß stets als ernst angesehen werden. Entscheidend für den weiteren Verlauf ist neben der Dauer des akuten Anfalls und der Möglichkeit zu einer umgehenden erfolgreichen Unterbrechung vor allem der präsynkopale Hirnzustand. Treten bei der Lähmungsform die Kammern mit ihrem Eigenrhythmus nicht rechtzeitig ein und fördern somit wieder Blut zu den lebenswichtigen Zentren, vor allem in den Hirnkreislauf, dann erfolgt der Tod sehr rasch im Anfall. Die mit dem Leben noch vereinbare Anfallsdauer liegt bei dem völligen Stillstand der Zirkulation zwischen 4 und 9 min. Da bei der Tachykardieform der Kreislauf nicht vollständig unterbrochen ist, kann hier trotz einer bedeutend längeren Anfallsdauer das Leben noch erhalten bleiben. Häufige Wiederholungen solcher Anfälle führen infolge der schlechten Sauerstoffversorgung im Gehirn zu Erweichungsherden, im Herzen zu Myokardnekrosen.

Die **Diagnose** des Kammerflatterns wird zutreffend im Elektrokardiogramm bzw. Oszilloskop gestellt. Ein geordneter Kurvenablauf fehlt hier vollständig. Statt dessen finden sich ziemlich gleichmäßige, sehr frequente

Schwingungen mit einer Schlagzahl von 200 bis 300 je Minute, bei denen eine Haupt- und Nachschwankung nicht unterschieden werden kann (vgl. Abb. 90).

In der **klinischen Symptomatik** ist neben einer bekannten Grundkrankheit und der einmal erlebten Dramatik im Ablauf des *Adams-Stokes*-Anfalles das Fehlen eines palpablen Pulses bei hochgradig tachykarden, regelmäßig sich folgenden Herzaktionen von geringer akustischer Intensität charakteristisch.

Therapie des paroxysmalen Kammerflatterns

Als **mechanische Sofortmaßnahmen** ohne jegliche Verzögerung kommen in Betracht: Der Schlag mit der Handkante auf die Herzgegend, die äußere Herzmassage nach *Kouwenhoven* (vgl. Seite 302) sowie die künstliche Beatmung (vgl. Seite 302) nach Entfernung von Zahnprothesen und Reinigung des Mundes von Erbrochenem oder Schleim sowie nach Linksdrehung und Hyperextension des Kopfes bei Lagerung des Patienten auf einer harten Unterlage.

Die **medikamentöse Soforttherapie** besteht in der intrakardialen Injektion von 200 mg XYLOCAIN. Wegen der durch die Tachysystolie bedingten Zirkulationsunterbrechung muß im *Adams-Stokes*-Anfall jede i.v. Applikation über die Armvenen wirkungslos bleiben. Allein die intrakardiale Injektion hat hier neben dem Zugang über die Vena anonyma oder die Vena subclavia eine Erfolgsaussicht (s. Seite 298). Außer XYLOCAIN kommen in Betracht: NOVOCAMID, 1,0 g: GILURYTMAL, 100 mg; ISOPTIN, 10 mg; oder Digitoxin, 0,5 mg als intrakardiale Injektion. Wegen des meist gleichzeitig bestehenden intrazellulären Kaliumverlustes im Myokard, der die Flatterbereitschaft des Herzens erhöht, empfiehlt sich die zusätzliche hochdosierte Gabe von Kalium als Kalium-Magnesium-Aspartat (TROMCARDIN oder TROPHICARD als intrakardiale Injektion mit anschließender Infusion).

Wo technisch durchführbar, stellt heute die **elektrische Defibrillation** die Methode der Wahl zur Anfallsunterbrechung beim Kammerflattern dar (s. Abb. 90c). Damit ist die bisherige medikamentöse Therapie für alle Fälle überholt, in denen innerhalb der notwendigen Frist von 3 min die elektrische Defibrillation vorgenommen werden kann. Sie hat hier lediglich als Überbrückungsmaßnahme während der Vorbereitung zur Defibrillation noch eine Berechtigung.

Für das Vorgehen in der **außerklinischen Praxis** dagegen ist entscheidend, daß bei einem derart bedingten Zusammenbruch der Herz-Kreislauffunktion externe Herzmassage und künstliche Beatmung ohne Unterbrechung und ausreichend intensiv solange durchgeführt werden, bis der Patient in der Klinik weiterversorgt wird. Herrscht diagnostische Unklarheit, ob ein *Adams-Stokes*-Anfall durch eine tachysystolische oder aber durch eine asystolische Herzrhythmusstörung verursacht ist, oder kommen die beiden Formen im Wechsel nebeneinander vor, dann ist ohne Risiko ALUPENT (Isopropylarterenol) intrakardial, 1,0 ml = 0,5 mg, zu injizieren. Nach erfolgreicher Rhythmisierung Anlegen eines i.v. Dauertropfes mit 10,0 ml = 5,0 mg ALUPENT in 250 ml physiologischer Kochsalzlösung, oder in 5%iger GLUKOSE. Einstellen der Tropfenzahl nach dem Verhalten der Herzfrequenz.

8. Paroxysmales Kammerflimmern

Diese äußerst ernste Störung mit schlechter Prognose erfordert ebenso rasches wie entschlossenes therapeutisches Eingreifen, da nur innerhalb der ersten 4 min durch Wiederherstellung einer ausreichenden Hirndurchblutung ein lebensrettender Erfolg zu erzielen ist.

Die **klinische Symptomatik** entspricht dem oben geschilderten Bild des *Adams-Stokes*schen-Anfalls.

Das **Elektrokardiogramm** zeigt unregelmäßige, sehr frequente Schwingungen, die in Form und Amplitude ständig wechseln. Die Ausschläge sind nur wenig größer als bei Vorhofflimmerwellen (vgl. Abb. 92).

Die **Therapie** entpricht den beim paroxysmalen Kammerflattern gültigen Maßnahmen.

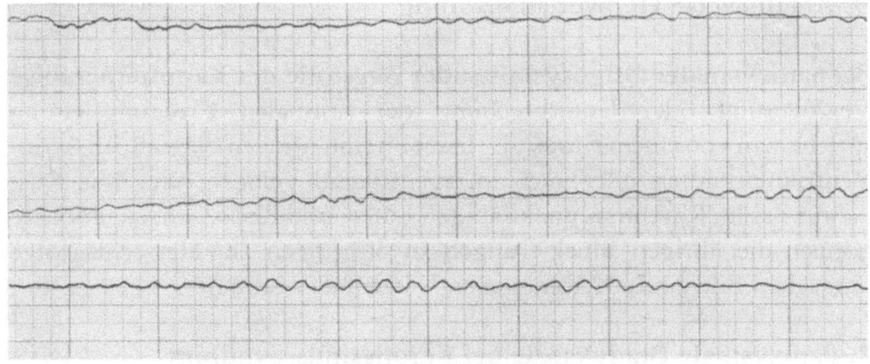

Abb. 92: Elektrokardiogramm bei Kammerflimmern

B. Anfallsweise Herzverlangsamung

Bei **paroxysmaler Oligosystolie oder Asystolie der Kammern** infolge Verzögerung oder Unterbrechung der normalen Erregungsleitung spricht man von einem **Block**. Er kann im sinu-atrialen Bereich, im Atrio-Ventrikularknoten oder auch intraventrikulär gelegen sein. Mit Ausnahme des im Rhythmus unauffälligen Links- und Rechtsschenkelblockes können die übrigen Blockierungen zu Störungen der Herzschlagfolge unter dem Bild eines rhythmogenen Herzanfalles führen.

1. Paroxysmale Bradykardie bei Karotissinus-Syndrom

Im klinischen Bild hat das Karotissinus-Syndrom Ähnlichkeit mit den oben beschriebenen *Adams-Stokes*-Anfällen. Diese Störung führt entweder ohne jede äußere Ursache oder durch mechanischen Druck auf die Karotisgabel des Halses bei hierfür disponierten Personen zu reflektorisch ausgelösten Bewußtlosigkeitszuständen. Sie sind bewirkt durch einen kurzdauernden Herzstillstand. Im ersten Fall handelt es sich um das spontan auftretende, autochthone Karotissinus-Syndrom, im zweiten Fall um den hyperaktiven oder hypersensiblen Karotissinus-Reflex. Aus extrakardialer Veranlassung kommt es bei beiden Formen in der gleichen Weise zu einem auskultatorisch und elektrokardiographisch registrierbaren kurzdauernden Herzstillstand (vgl. Abb. 62). Weitaus am häufigsten begegnen wir dabei dem Störungsbild des hyperaktiven Karotissinus-Reflexes *(H. Franke)*, das eingehend bereits auf Seite 175 dargestellt worden ist.

Bei den Anfällen des **spontanen Karotissinus-Syndroms** führen schon allein Eigenbewegungen des Kopfes bei bestimmten Anlässen, z. B. beim Rasieren oder beim ruckartigen Rückwärtsschauen während des Autofahrens, infolge einer Kompression durch den Hemdkragen oder durch Zerrung des *Hering*schen Blutdruckzüglersystems zur Ohnmacht. Für die Formen des **übersensiblen Karotissinus-Reflexes** bedarf es dagegen eines mehr oder weniger leichten Druckes auf den Sinus caroticus, um beim vagal-kardialen Typ auf dem Wege einer völligen Unterbrechung der sa- oder av-Leitung einen kurzdauernden Stillstand der Herzkammern herbeizuführen.

Eine **Anfallstherapie** erübrigt sich, da stets innerhalb weniger Sekunden eine regelmäßige und normale Herztätigkeit spontan im Sinusrhythmus wieder einsetzt (vgl. Abb. 62).

Zur **Anfallsprophylaxe** empfiehlt sich die kombinierte Anwendung von LUMINAL und Belladonna, z. B. als BELLADENAL RETARD, 2mal täglich 1 Tabl., oder von Atropinum Sulfuricum, $\frac{1}{2}$ mg 2- bis 3mal täglich 1 Tabl. bis zum Auftreten einer Mundtrockenheit. Zur Beeinflussung des blutdrucksenkenden depressorischen Typus sind sympathikomimetische Mittel angebracht, wie AKRINOR, NOVADRAL, EFFORTIL, PERIPHERIN o. ä. Ebenso sind positivchronotrope Substanzen geeignet, wie ALUPENT-DEPOT, 80 mg (1- bis 2mal täglich 1 Tabl.).

2. Paroxysmaler partieller Sinus-Vorhof-Block

Beim Sinus-Atrialblock fallen Vorhof- und Kammererregungen in regelmäßigen oder unregelmäßigen Intervallen aus. Der die Pause enthaltende R-R-Abstand entspricht dem doppelten oder mehrfachen Intervall des gewöhnlichen Sinusrhythmus. Dieser seltenere Typ einer intraaurikulären Störung der Erregungsleitung kann bei akuter Karditis, beim Herzinfarkt in der akuten Phase sowie im Reparationsstadium, aber auch bei Kardiosklerose sowie bei der selteneren Myokardiopathie vorkommen. Er führt bei gehäuftem anfallsweisen Auftreten zu klinischen Erscheinungen, die dem Bild des Karotissinus-Syndroms ähnlich sind. Auch hier tritt im Anfall ein auf einer akuten kardio-zerebralen Durchblutungsstörung beruhender Schwindel oder ein Ohnmachtsgefühl, gelegentlich mit Synkopen, auf. Die Störung wird nicht selten auch bei Digitalisüberdosierung sowie bei sonstigen Intoxikationen – z. B. mit Chinidin – oder auch bei Hypokaliämie (Diuretika!, Abführmittel!) angetroffen. Beim Fehlen derartiger Grundkrankheiten kann sie auch einmal die funktionelle Folge eines Vagusüberwiegens sein. Körperbelastung bringt diese Blockform sogleich zum Verschwinden.

Die **Diagnose** der zugrunde liegenden Rhythmusstörung gelingt schon durch die Herzauskultation. Am Herzen, ebenso wie am peripheren Puls, fällt gleichermaßen ein ganzer Herzschlag unvermittelt aus. Bei regelmäßiger Wiederkehr der Leitungsunterbrechung nach je einer normalen Überleitung geht die Herz- und Pulsfrequenz für kürzere oder längere Zeit während dieses Anfalles plötzlich auf die Hälfte herunter. Bei diesem **Halbrhythmus**, welcher bei der Herzauskultation wie eine hochgradige

Sinusbradykardie imponiert, ist jede zweite Sinuserregung blockiert. Schließlich können Perioden mit halbierter und normaler Frequenz miteinander dauernd abwechseln. Bei höheren Graden eines Sinusblockes kann jede Herztätigkeit für Sekunden ausfallen, bis ein untergeordnetes Zentrum ersatzweise einspringt und den Kreislauf vor dem Herzstillstand rettet (vgl. Abb. 94).

Ganz allgemein geht bei Ausfall oder Frequenzabfall eines in Führung liegenden Reizbildungszentrums – in diesem Falle des Sinusknotens – die Schrittmacherfunktion auf ein tiefergelegenes Zentrum über. Ein solcher **Ersatzrhythmus** kann seinen Ursprung im Knoten oder in den Ventrikeln haben.

Beim **atrio-ventrikulären Ersatzrhythmus** liegt die Frequenz zwischen 60 bis 70 je Minute, die Kammerkomplexe sind im Elektrokardiogramm normal breit. Je tiefer das Reizbildungszentrum liegt, desto niedriger ist seine Eigenfrequenz. Sie erreicht im Bereich des oberen *His*schen Bündels 50 bis 40 Ersatzschläge je Minute, nahe der Bifurkation und im *Purkinje*schen Fasernetz jedoch nur noch 30 bis 20 Ersatzschläge je Minute (vgl. Abb. 94b).

Führt das Einspringen eines Ersatzrhythmus zum Symptom der leichten Benommenheit bis zu ausgeprägten *Adams-Stokes*schen-Anfällen, dann ist eine **Behandlung** mit ALUPENT, 1,0 ml = 0,5 mg i.v., oder Atropin, 1,0 mg i.v., angezeigt. Bei entzündlicher Genese im Verlauf einer Karditis empfiehlt sich die zusätzliche Gabe von Cortison (URBASON SOLUBILE 80 mg i.v.). Bei therapierefraktären Formen wird eine Schrittmacher-Implantation notwendig.

Die sichere objektive Erkennung der jeweiligen Art des partiellen Sinus-Vorhof-Blockes gelingt bei fortlaufender Elektrokardiogramm-Registrierung, bei der oszillographischen Elektrokardiogramm-Kontrolle sowie mit Hilfe des Elektrokardiogramm-Bandspeicherverfahrens.

Während die übrigen Formen des sinus-aurikulären Blockes bei nicht allzu dichter Aufeinanderfolge im allgemeinen keine subjektiven Beschwerden machen, kann es bei den höheren Graden zu den Erscheinungen der kardio-zerebral verursachten Hirnhypoxie mit Schwindel und Bewußtlosigkeit, schließlich mit *Adams-Stokes*schen-Anfällen kommen.

Im **Elektrokardiogramm** findet diese Form einer rhythmogenen Herzstörung ihren Niederschlag in einem regellosen oder regelmäßigen kompletten Ausfall einer Gesamtsystole mit Vorhof- und Kammeranteil bei sonst normalen Intervallen genau an der Stelle, an der normalerweise ein Sinusreiz zu einer Normalerregung führen müßte. Daß hierbei im Elektrokardiogramm ein elektrisches Null entsteht, ist aus der Tatsache zu erklären, daß der Sinusknoten keine im Elektrokardiogramm faßbaren Potentiale aussendet, und daß Vorhof- sowie Kammerkomplexe nicht dargestellt werden, da die Überleitung zwischen Sinusknoten und Vorhof blockiert ist. Innerhalb eines regelmäßigen Sinusrhythmus treten längere Pausen auf, die annähernd das Doppelte oder Mehrfache eines normalen Abstandes von P nach P betragen (vgl. Abb. 93).

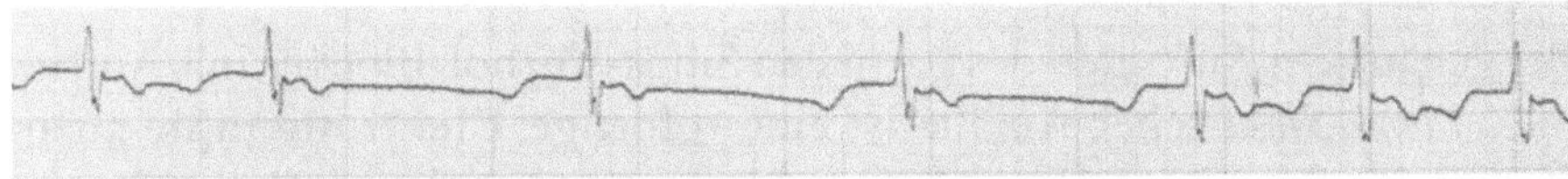

Abb. 93: Elektrokardiogramm bei paroxysmalem sa-Block

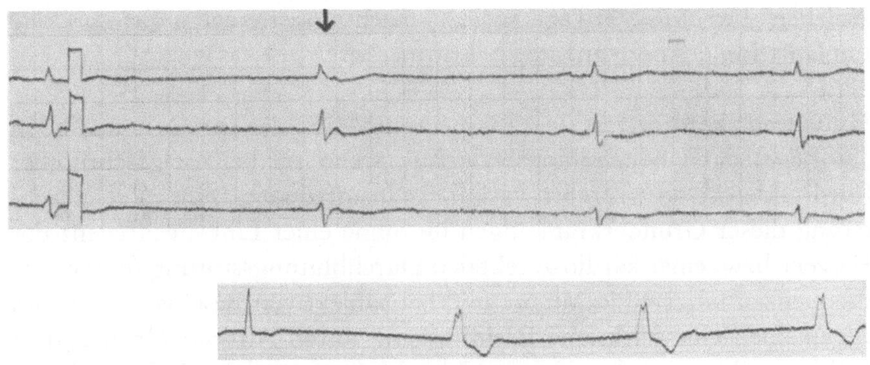

Abb. 94: Elektrokardiogramm bei Ersatzrhythmen
a) Knoten-Ersatzschlag
b) Ventrikulärer Ersatzrhythmus

Anfallstherapie des paroxysmalen partiellen Sinus-Vorhof-Blockes

ALUPENT: 1 Amp. zu 1,0 ml = 0,5 mg als i.v. Injektion. Bei gehäuftem Auftreten der Anfälle empfiehlt sich die Anwendung als Dauertropfinfusion: 5,0 mg = 10 Amp. zu je 0,5 mg oder 1 Amp. zu 10,0 ml = 5,0 mg ALUPENT auf 250 ml *Ringer*lösung o. ä. Einstellung der Tropfenzahl je nach dem Eintreten des leitungssteigernden Effektes. In der Regel liegt die Einstellung zwischen 30 bis 60 Tropfen/min.

Atropin: 1,0 mg als subkutane oder intravenöse Injektion.

ALUPENT: in peroraler Medikation als Tabletten zu 20 mg. Individuelle Dosierung, im Durchschnitt 3- bis 6- bis 12mal ½ bis 1 Tabl. täglich oder DEPOT-ALUPENT (80 mg), 1- bis 2mal täglich 1 Tabl.

Digitalis-Glykoside sind wegen ihrer leitungsverzögernden Wirkung, die unter Umständen die Ursache der vorliegenden Leitungsstörung darstellt, streng zu vermeiden.

Bei gehäuftem Auftreten des partiellen Sinus-Vorhof-Blockes mit Auftreten *Adams-Stokes*scher-Anfälle ist eine sofortige **Elektrotherapie** anzustreben im Sinne einer zunächst vorübergehenden elektrischen Stimulation durch externe Anlegung der Elektroden eines elektrischen Schrittmachers. Unter klinischen Bedingungen ist der transitorische Schrittmacher mit transvenöser Herzstimulation vom rechten Ventrikel aus heute vorzuziehen. Ihm folgt 3 Tage später – nach eingetretenem Erfolg – die Implantation des permanenten Schrittmachers.

Sinusbradykardien mit einer Frequenz um 40 Schläge pro Minute sind in der Regel dann behandlungsbedürftig, wenn sie bei fortgeschrittener Kardiosklerose oder zerebro-vaskulärer Insuffizienz zu einer Verschlechterung dieser Grunderkrankungen im Sinne einer Linksinsuffizienz des Herzens bzw. einer kardio-zerebralen Durchblutungsstörung führen. Bei Frequenzen unter 40 je Minute und bei subjektiven Beschwerden ist im allgemeinen eine wirksame Beeinflussung durch Atropin (3mal täglich 1 Tabl. zu 0,5 mg) oder ALUPENT 3- bis 9mal täglich 1 Tabl. zu 20 mg oder DEPOT-ALUPENT, 2mal 1 Tabl. zu je 80 mg, zu erreichen. Zur Erzielung eines befriedigenden Erfolges müssen die bekannten Nebenwirkungen des Atropins, wie Akkommodationsstörungen und Mundtrockenheit, hingenommen werden. Als Soforttherapie ist Atropin, 0,5 bis 1,0 mg als i.v. Injektion in einer Gesamtdosis bis 3,0 mg pro Tag zu geben; ALUPENT in der Dosierung bis 0,5 mg i.v. bzw. 5,0 mg als i.v. Infusion. Auch hier sollte die Implantation eines elektrischen Schrittmachers erwogen werden.

3. Vorhof-Kammerblock I. Grades (einfache AV-Leitungsverzögerung)

Der atrio-ventrikuläre Block I. Grades besteht in einer einfachen Verlängerung der Überleitungszeit zwischen Vorhof und Kammer.

Die einfache Verzögerung der Vorhof-Kammer-Überleitung in Form des AV-Blockes I. Grades mit einer PQ-Zeit über 0,20 sec führt nicht zu rhythmogenen Herzanfällen und sei daher hier nur der Vollständigkeit wegen erwähnt. Sie ist klinisch allenfalls an dem Hörbarwerden des Vorhoftones als präsystolischer Galopprhythmus erkennbar. Unter den mannigfachen Ursachen sind neben den funktionellen, unter Belastung sich normalisierenden Formen (vgl. Abb. 95a) besonders hervorzuheben die glykosidbedingten Formen im Sinne einer Digitalisimprägnation (vgl. Abb. 95b). Daneben ist sie das Frühzeichen einer rheumatischen oder toxischen Karditis (vgl. Abb. 95c). Sie findet sich aber ebenso bei kardiosklerotischen Erkrankungen ischämischer Natur. Da diese einfachen AV-Überleitungsstörungen nicht selten die Vorboten später folgender höhergradiger AV-Blockierungen bilden, empfiehlt sich eine wiederholte Elektrokardiogramm-Verlaufskontrolle. **Therapeutisch** haben sich neben auf die Grundkrankheit abzielenden kausalen Behandlungsmaßnahmen, einschließlich Kaliumsubstitution mit KALINOR, TROMCARDIN oder THROPHICARD bei digitalisbedingten Formen, vor allem ALUPENT und Atropin in der oben angegebenen Dosierung bewährt (s. Seite 256).

Wegen der Gefahr einer höhergradigen Blockierung ist bei notwendiger **Digitalisierung** Vorsicht insofern geboten, als Herzglykoside mit einer raschen Abklingquote zu bevorzugen sind, wie z. B. TALUSIN oder ALVONAL MR. Das gleiche gilt auch für die AV-Blockierung II. Grades. In Ausnahmefällen kann eine **Schrittmacher-Implantation** dann erforderlich sein, wenn es zu kardio-zerebralen Durchblutungsstörungen oder zu der Ausbildung einer Linksinsuffizienz des Herzens infolge Er-

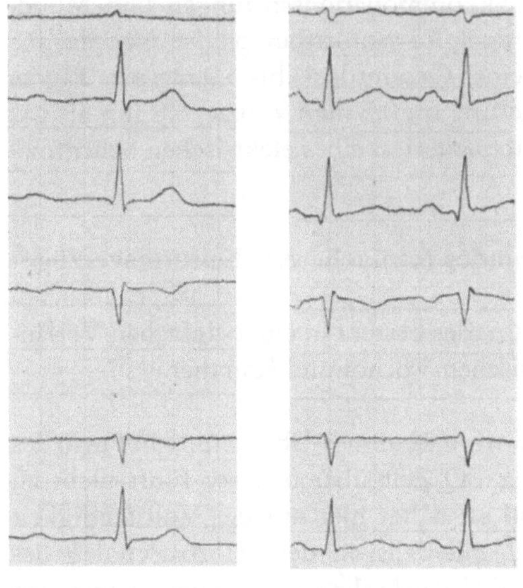

a) Funktionelle PQ-Verlängerung mit Normalisierung der PQ-Zeit nach Belastung

b) Organisch-pathologische PQ-Verlängerung bei Digitalis-Imprägnation

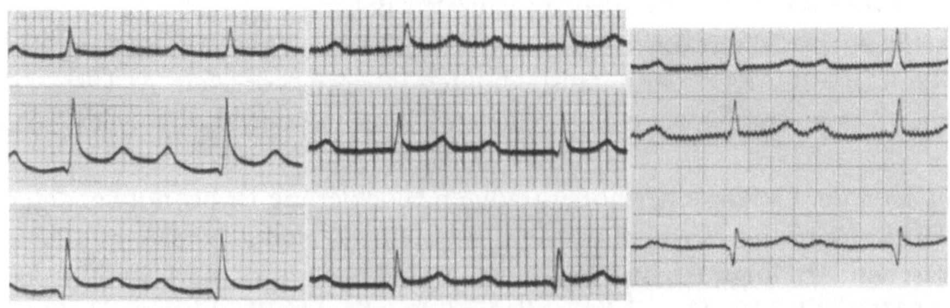

c) Organisch-pathologische PQ-Verlängerung bei rheumatischer Myokarditis mit zunehmender PQ-Zeit (links: 1. Tag; Mitte: 4. Tag; rechts: 9. Tag)

Abb. 95: Elektrokardiogramm bei AV-Block I. Grades

niedrigung des Herzminutenvolumens bei höhergradiger Kammerbradykardie kommt.

4. Paroxysmaler partieller Vorhof-Kammerblock II. Grades

Diese keineswegs seltene Form eines rhythmogenen Herzanfalles infolge paroxysmaler Herzverlangsamung läßt nach *Mobitz* bereits aus dem klinischen Befund und im elektrokardiographischen Bild **zwei Typen** unterscheiden. Beim AV-Block II. Grades ist entweder eine graduelle Zunahme der Blockierung im Sinne der *Wenckebach*schen Periodik möglich mit regelmäßigem Ausfall einer Kammeraktion, etwa nach dem 3. oder 4. Schlag = Typ I (vgl. Abb. 96a), oder es kann zu einem ein- oder mehrmaligen Leitungs- und damit Kammersystolen-Ausfall kommen = Typ II (vgl. Abb. 96b).

Typ I (Wenckebachsche Periodik):

Am Radialpuls fällt periodisch nach einer zunehmenden Verzögerung in der Pulsschlagfolge in regelmäßigen Abständen eine Herzaktion aus. Durch diese Ausfälle wird die Herzfrequenz bradykard. Zum Unterschied von Extrasystolen fehlt während dieser Pause auch am Herzen der I. und II. Ton. Die Vorhofwellen bleiben während der Pause am Halsvenenpuls jedoch weiter sichtbar. Gelegentlich ist auch der Vorhofton der blockierten Herzerregung als dumpfer Nachschlag nach dem II. Ton des vorangehenden Normalschlages hörbar.

Im **Elektrokardiogramm** (vgl. Abb. 96a) erfährt die Überleitungszeit PQ eine von Schlag zu Schlag zunehmende Verlängerung bis zum Auftreten einer isolierten P-Zacke ohne nachfolgende Kammergruppe, worauf die Periode von neuem beginnt. Die PQ-Verlängerung erfolgt dabei von Schlag zu Schlag nicht in dem gleichen Intervall. Vielmehr erfährt die PQ-Dauer des II. Schlages die stärkste Verzögerung, während das PQ der nachfolgenden Schläge dann nur noch einen geringen weiteren Zuwachs erhält. Erklärt wird diese Rhythmusstörung mit einer zunehmenden Ermüdung des vorgeschädigten Leitungsgewebes, die bis zur völligen Blockierung der Erregungsleitung für einen Schlag geht. Dann erholt sich die Erregungsleitungsfähigkeit wieder, so daß die nächste Überleitung sogar normal abläuft.

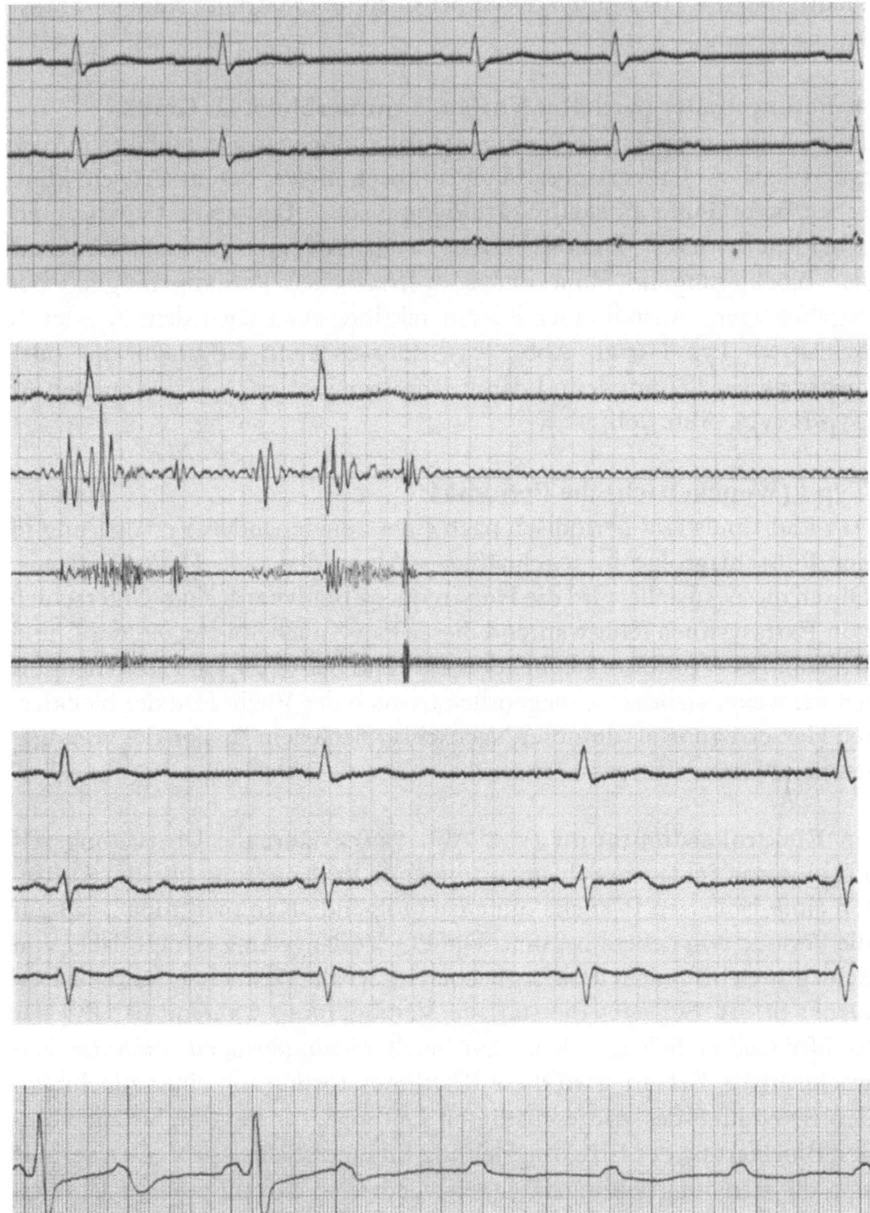

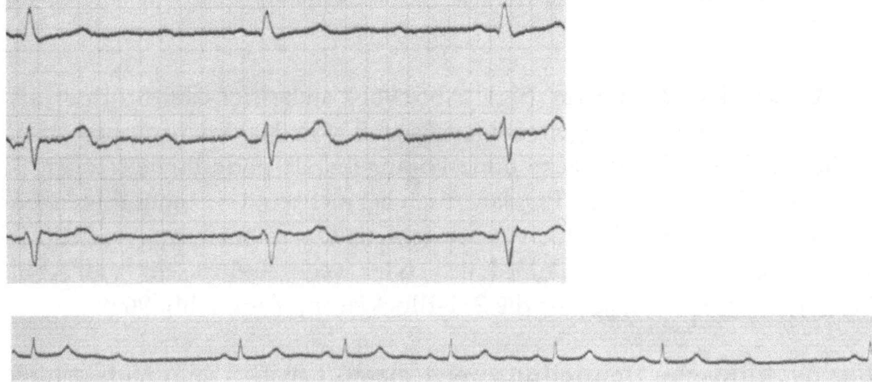

Abb. 96: Elektrokardiogramm bei AV-Block II. Grades
a) Typ I, WENCKEBACHsche Periodik
b) Typ I mit Pan-Asystolie des Herzens
c) Typ II mit 2:1-Blockierung
d) Typ II mit Kammerasystolie
e) Typ II mit 3:1-Blockierung
f) Typ II ohne festes Blockierungsverhältnis

*Wenckebach*sche Periodenbildung des Typs I findet sich heute nicht selten bei Glykosidmedikation, ferner bei sonstigen toxischen Myokardveränderungen, bei Infektionskrankheiten, rheumatischer Karditis, Herzinfarkt, Kardiosklerose und Myokardiopathie. Sehr selten einmal kann sie bei einer vagotonen Reaktionslage des vegetativen Nervensystems sogar rein funktionell bedingt sein. In diesen Fällen setzt nach körperlicher Belastung oder nach Atropin-Injektion in der Regel sogleich ein normaler Sinusrhythmus ein, wenn auch die Überleitungszeit PQ meist noch – nunmehr allerdings gleichbleibend – verlängert ist.

Typ II:

Ohne vorausgehende Verzögerung im Pulsschlag treten in regelmäßigen oder unregelmäßigen Abständen Pausen auf, die das Doppelte eines Normalrhythmus betragen. Während der Pause fehlt im Gegensatz zu Extrasystolen auch am Herzen auskultatorisch der I. und II. Ton. Jedoch ist oft ein Vorhofton hörbar. An den Halsvenen wird eine Pulswelle sichtbar.

Im **Elektrokardiogramm** (vgl. Abb. 96b) stellt sich die Störung als regelmäßiger oder unregelmäßiger Ausfall von Kammergruppen nach isoliert auftretender P-Zacke ohne vorangehende periodische Verlängerung der Überleitungszeit PQ dar. Auch bei mehreren einander folgenden P-Zacken kann die Kammergruppe fehlen. Das Blockierungsverhältnis vermag dabei fest (z. B. 2:1, 3:1, 4:1) oder wechselnd zu sein (vgl. Abb. 96a–e); am verbreitetsten ist die 2:1-Blockierung (vgl. Abb. 96c).

Für die **klinische Beurteilung** zeigt dieser Typ II – zum Unterschied vom Typ I – stets eine umschriebene, im AV-Knoten gelegene organische Herzschädigung an. Er wird niemals durch eine funktionelle Störung ausgelöst, wie etwa durch eine Vagotonie. Am häufigsten tritt diese Störung beim Hinterwandinfarkt des Herzens, im Verlauf von Infektionskrankheiten oder bei Kardiosklerose auf. Im **subjektiven Beschwerdebild** wird diese Form eines rhythmogenen Herzanfalles bewußt als eine mit Angstgefühl einhergehende Empfindung eines zeitweiligen Aussetzens des Herzschlages beschrieben. Schwerere klinische Erscheinungen fehlen.

Anfallstherapie des paroxysmalen partiellen Vorhof-Kammer-Blockes

ALUPENT: 0,5 bis 1,0 ml als i.v.-Injektion. Evtl. ALUPENT-Infusion, 5 mg = 10 Ampullen zu je 0,5 mg auf 250 mg *Ringer*lösung. Einstellung der Tropfenzahl, je nach dem Eintreten des leitungsbeschleunigenden Effektes, 30 bis 60 Tropfen/min.

Atropin: 1,0 mg als subkutane oder intravenöse Injektion.

Kortikosteroide (URBASON SOLUBILE, SOLUTANE-DECORTIN-H o. ä.) bei entzündlich oder allergisch bedingten Blockformen sowie beim Herzinfarkt: 80 mg als i.v. Injektion.

Für die **Intervalltherapie** kommen sympathikomimetische Mittel mit überwiegender Wirkung auf die Betarezeptoren im Sinne einer positiv-chrono-, ino- und dromotropen Wirkung zur Anwendung.

ALUPENT: 10 bis 20 mg mehrmals, im allgemeinen 4- bis 6mal täglich per os als Tabl. (1 Tabl. = 20 mg); neuerdings auch ALUPENT-DEPOT, 2mal täglich 1 Tabl. zu je 80 mg.

Atropinum sulfuricum: 0,5 mg 3mal täglich 1 Tabl. bis zur Mundtrockenheit.

5. Kompletter Vorhof-Kammerblock III. Grades

Der vollständige AV-Block III. Grades ist durch das völlige und andauernde Fehlen von Vorhof-Kammer-Überleitungen gekennzeichnet. Vorhöfe und Kammern schlagen unabhängig voneinander in ihrem regelmäßigen Eigenrhythmus. Dabei wird die kardiale Schrittmacherfunktion übernommen entweder vom AV-Knoten mit einer Frequenz von 40 bis 60/min oder – bei dessen Ausfall – von tertiären Reizbildungszentren im Kammerbereich mit einer Minutenfrequenz von weniger als 40 Schlägen.

Ursache dieser häufigsten Form einer ventrikulären Oligosystolie als einer permanenten Störung des normalen Herzrhythmus ist in der weitaus überwiegenden Zahl der Fälle eine Koronarsklerose. Erst in zweiter Linie sind entzündlich-infektiöse Herzerkrankungen oder deren postkarditische Narben, Hinterwandinfarkt, toxische Schädigungen, rheumatische Septumerkrankungen sowie toxische Glykosid-Medikation und selten einmal auch rein vagotone Einflüsse als Ursachen des kompletten Herzblockes zu nennen.

Akut bedrohliche Zwischenfälle im Sinne eines bedrohlichen Anfallsgeschehens treten nicht selten bei der erstmaligen Ausbildung des Blockes bis zu seiner Stabilisierung unter dem klinischen Bild von *Adams-Stokes*schen-Anfällen in Erscheinung. Eine ebenso gefährliche Störung bildet neben dem noch nicht stabilen Einspringen das zeitweilige Aussetzen der Kammerautomatie bei komplettem AV-Block. Sofortiges Eingreifen noch im Anfall ist notwendig, da sich nicht voraussehen läßt, innerhalb eines welchen Zeitraumes der Blockierungs- bzw. Deblockierungsvorgang spontan zum Abschluß kommen wird.

In der **klinischen Symptomatik** führen als Leitsymptom, sowohl bei dem Blockierungsvorgang selbst wie auch bei der permanenten AV-Blockierung mit hochgradiger Kammerbradykardie, Bewußtlosigkeitszustände vom Typ der *Adams-Stokes*schen-Anfälle (vgl. Seite 242). Weitere Hinweise auf die zugrunde liegende Störung gibt die auffallend langsame Pulsfrequenz von 50 bis 20 Schlägen je Minute bei übereinstimmend langsamer Herzfrequenz. Zum Unterschied von einer einfachen Sinusbradykardie bleibt die Frequenz durch Atmung, Körperbelastung und ähnliche äußere Einwirkungen unbeeinflußbar. Einen wertvollen weiteren diagnostischen Hinweis bei der unmittelbaren Krankenuntersuchung bietet der typische **Auskultationsbefund** beim kompletten AV-Block. Es ist dies neben dem gelegentlichen Hörbarwerden der Vorhoftöne und der hochgradig bradykarden Frequenz vor allem das Auftreten der sogenannten Kanonentöne (vgl. Abb. 97a). Durch Verschiebung des Einfalles von Vorhof- und Kammeraktion kommt es bei zeitlich sehr benachbarter Systole dieser beiden Herzabschnitte infolge einer besonderen Stellung der AV-Klappen in dieser Situation zu der Ausbildung eines gelegentlich besonders lauten I. Herztons. Bei aufmerksamer Herzauskultation ist diese Erscheinung nicht zu überhören, zumal die übrigen ersten Töne meist besonders leise zu sein pflegen.

Der stabilisierte, d. h. permanent vorhandene totale Block verursacht erstaunlicherweise auch bei älteren Patienten, wenn sie nicht körperlichen Belastungen ausgesetzt sind, zunächst oft nur relativ geringe subjektive Beschwerden in Form von Herzklopfen oder Herzpalpitationen. Ernster aufzufassen sind die Zeichen einer latenten oder gar manifesten Herzinsuffizienz, die sich infolge der hämodynamisch und energetisch ungünstigen Situation der hochgradigen Kammerbradykardie als rhythmogene Herzinsuffizienz entwickeln kann, wie das Beispiel der Abb. 99a–b vor und nach Schrittmacher-Therapie zeigt. Von wesentlicher Bedeutung sowohl für das weitere Schicksal des Patienten mit komplettem AV-Block wie für die therapeutischen Konsequenzen ist ferner die durch die Minderung des Herzzeitvolumens sich zunehmend ausbildende zerebrale Durchblutungsstörung mit Zuständen einer transitorischen zerebro-vaskulären Insuffizienz. Stärkere stenokardische Beschwerden sind die Folge der durch das massiv erhöhte Schlagvolumen bedingten Herzhypertrophie in Kombination mit der meist vorhandenen koronaren Grundkrankheit des Herzens.

Weit gefährlicher noch ist die **anfallsweise Form des kompletten AV-Blockes**, wenn plötzlich die frequenteren sinu-atrialen Reizbildungszen-

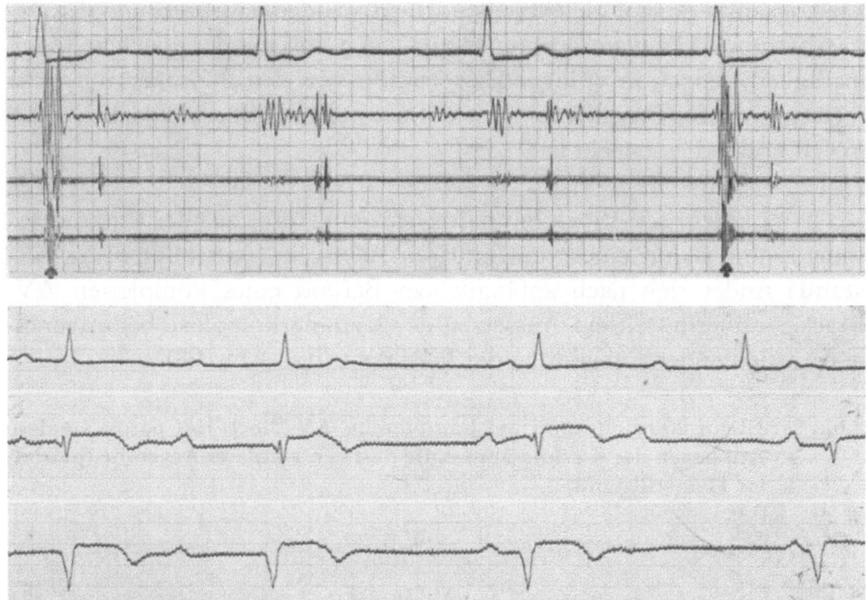

Abb. 97: Elektrokardiogramm und Phonokardiogramm bei komplettem AV-Block III. Grades
a) Phonokardiogramm mit Kanonentönen
b) Elektrokardiogramm bei frischem Hinterwandinfarkt

tren ausfallen und unvermittelt der Übergang zum totalen AV-Block erfolgt. Die schlagartige Erniedrigung des Herzzeitvolumens führt zu einem plötzlichen Blutdruckabfall, in dessen Gefolge eine zerebrale und kardiale Ischämie sich ausbilden kann. Dieser Vorgang wird begleitet von der Auslösung der hypodynamen Form eines *Adams-Stokes*schen-Anfalles mit Bewußtlosigkeit und Krämpfen. Häufige Wiederholungen von *Adams-Stokes*schen-Anfällen führen zu sich summierenden erheblichen zerebralen Schädigungen im Sinne einer Enzephalomalazie.

Das **Elektrokardiogramm** (vgl. Abb. 97b) läßt beim kompletten AV-Block die normale klare zeitliche Abhängigkeit zwischen Vorhof- und Kammererregungen vermissen. Vorhöfe und Kammern schlagen völlig regelmäßig, jedoch voneinander vollkommen unabhängig. Dementsprechend folgen die P-Zacken einander regelmäßig mit im ganzen Elektrokardiogramm-Ablauf gleichbleibenden Abständen, entsprechend dem Sinusrhythmus. Die Kammergruppen dagegen sind mit der gleichen Regelmäßigkeit, jedoch in völliger Dissoziation von den P-Zacken mit einer meist geringeren Frequenz eingestreut. Zuweilen trifft es sich dabei, daß P in QRS oder T versteckt liegt.

Bei komplettem AV-Block mit paroxysmalem Aussetzen der Kammerautomatie und damit einer ventrikulären Asystolie **(partieller Herzstillstand)** findet sich nach anfänglichem Befund eines kompletten AV-Blockes unvermittelt ein Aussetzen der Kammerkomplexe bei unverändert fortlaufender Ausbildung der P-Zacken (vgl. Abb. 98).

Abb. 98: Elektrokardiogramm bei komplettem AV-Block mit paroxysmalem Aussetzen der Kammerautomatie und ventrikulärer Asystolie (partieller Herzstillstand)

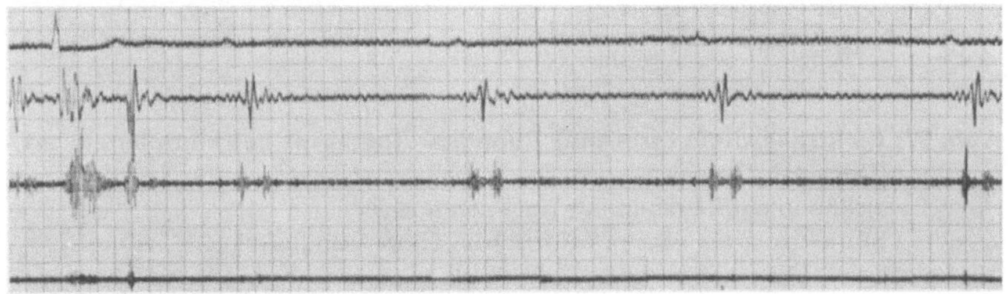

Anfalltherapie beim kompletten Vorhof-Kammerblock (Adams-Stokesscher Anfall)

a. **Soforttherapie**

Die Soforttherapie im Vollbild des *Adams-Stokes*schen Anfalles sowie bei dramatischem Verlauf mit kurzfristig sich wiederholenden Synkopen bei nicht stabilisiertem kompletten AV-Block besteht in den 4 Grundmaßnahmen:

1. Externe **Herzmassage** (s. Seite 302)
2. Künstliche **Beatmung** (s. Seite 302)
3. **Elektrotherapie:** Sofortige Stimulation des Herzens, zunächst durch externen Schrittmacher oder sogleich mittels Anlegung eines transitorischen, später eines permanenten elektrischen Schrittmachers bei transvenöser Elektrodenführung (vgl. Abb. 99b).

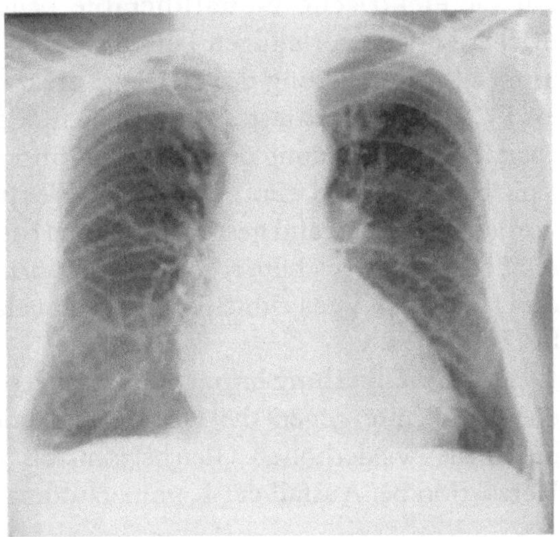

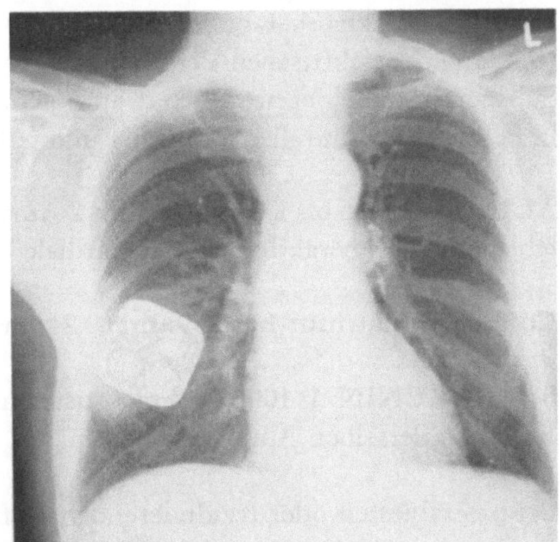

Abb. 99: Röntgenbefund bei komplettem AV-Block

a) Rhythmogene Linksinsuffizienz des Herzens infolge hochgradiger Bradykardie bei komplettem AV-Block vor Schrittmacher-Therapie

b) Röntgenaufnahme desselben Patienten nach elektrischer Schrittmacher-Therapie bei transvenöser Elektrodenführung. Rekompensation der Linksinsuffizienz

Für die **elektrische Notfalltherapie** benutzte man als externe Schrittmachertherapie vor einigen Jahren eine u. a. von *Friese* entwickelte transthorakale Stimulierung des Herzens. Dazu wird die vordere Thoraxwand im IV. ICR links parasternal mit einem kleinlumigen Trokar durchstochen. Nach Entfernung des Mandrins führt man eine Elektrode bis an das Epi- bzw. Perikard ein. Eine zweite Elektrode wird unter die Haut der vorderen Thoraxwand gestochen. Heute hat sich jedoch weithin durchgesetzt die schon erwähnte sofortige Einführung einer bipolaren i.v. Sonde durch die linke Vena cubitalis. Sie erlaubt eine intrakardiale Verweildauer bis 2 Wochen.
4. Als **Notmaßnahme** bringt gelegentlich schon der einmalige Schlag mit der Handkante gegen die Herzgegend oder aber ein einmaliger bzw. mehrmals wiederholter Gleichstromstoß durch den Defibrillator die Herzaktion bei Ausfall der Kammerautomatie wieder in Gang.

b. Als **Überbrückungstherapie** kommt beim Fehlen einer Möglichkeit zur sofortigen Elektrotherapie sowie während des Transportes bis zur Anwendung der elektrischen Verfahren die medikamentöse Applikation von Substanzen mit einer positiven dromo-, chrono- und inotropen Wirkung in Betracht. Es sind dies wahlweise und u. U. nacheinander:

ALUPENT: 0,5 bis 1,0 mg (= 1 bis 2 Amp. zu je 1,0 ml) als i.v. oder bei fehlender Kammeraktion als intrakardiale Injektion;

Coffeinum natrium-benzoicum: 0,2 g in derselben Applikationsform;

SUPRARENIN 1:1000: 0,3 ml, zusammen mit **NOVOCAIN** 1%ig, 1,0 ml, in derselben Applikationsform.

Bei protrahierten oder rezidivierenden Anfällen in größeren Zeitabständen ist, ebenso wie während der Überführung des Patienten in die internistische Intensivstation einer zur Elektrotherapie bereiten Klinik, eine **Dauertropfinfusion** anzulegen. Zur Infusion eignen sich die folgenden Stoffe:

ALUPENT: 1 Amp. zu 10,0 ml mit 5,0 mg auf 250,0 ml *Ringer*- oder physiologischer NaCl-Lösung. Einstellung der Tropfenzahl, je nach Eintreten und Erhaltenbleiben des die Kammertätigkeit des Herzens beschleunigenden Effektes, auf 30 bis 60 bis 90 Tropfen in der Minute. Wenn ALUPENT allein keine ausreichende Wirkung erzielt, kombinierte sympathikomimetische Infusion: In 250,0 ml *Ringer*- oder physiologischer NaCl-Lösung 1 Amp. ALUPENT zu 10,0 ml = 5,0 mg, zusammen mit PERIPHERIN: 2 Amp. zu je 1,0 ml, oder AKRINOR, 2 Amp. zu je 1,0 ml; sowie NOVADRAL: 1 bis 5 Amp. zu je 50 mg in 250 ml mit einer Tropfgeschwindigkeit von 30 bis 60 bis 90/min; **Adrenalin**-Infusionen sind wegen der Gefahr des Kammerflimmerns unbedingt zu vermeiden.

Zur Bekämpfung der beim Herzstillstand sofort einsetzenden Azidose sind **Natrium-Lactat-Dauertropfinfusionen** notwendig: 1-molare Lösung = 11,2%ige Natrium-Lactat-Lösung mit einer Infusionsgeschwindigkeit von 10,0 ml je Minute i.v. = 120 Tropfen je Minute; Gesamtmenge 500 ml. Häufig erweist sich eine Kombination von Natrium-Lactat mit Sympathikomimetika (AKRINOR, NOVADRAL, PERIPHERIN, ALUPENT usw.) als günstig, weil infolge der durch Natrium-Lactat erzielten Alkalisierung die Ansprechbarkeit für Sympathikomimetika zunimmt. Das gleiche gilt für die Kombination mit ACTH (40 IE als i.m. Injektion). Statt Natrium-Lactat kann auch 8,4%ige Natrium-bicarbonat-Lösung (300,0 ml) verwandt werden.

Bei einer durch **Hypokaliämie**, etwa im Rahmen einer Digitalis-Medikation, verursachten kompletten AV-Leitungsstörung bewährt sich in der Anfallstherapie die Infusion mit TROMCARDIN, 250,0 ml der Infusionszubereitung. Zur Erzielung eines Soforterfolges ist mit der langsamen i.v. Injektion von 10,0 ml TROMCARDIN innerhalb von 10 min zu beginnen. Ebenso geeignet ist die Infusion mit TROPHICARD in einer Dosierung 2- bis 4mal 250 ml innerhalb 24 Stunden. Die Einlaufzeit soll pro 250 ml nicht unter 3 Stunden liegen.

Tritt im Verlauf eines **frischen Herzinfarktes** eine höhergradige AV-Blockierung auf, so ist auch hier die Anwendung eines transitorischen, u. U. später eines *Demand*-Schrittmachers zweckmäßig bei zusätzlicher Gabe von Cortison.

6. Intervalltherapie

Die medikamentöse Anfallsverhütung ist heute durch die in jedem Falle unbedingt anzustrebende Anwendung der elektrischen Schrittmacher-Behandlung stark in den Hintergrund getreten. Wo diese ausnahmsweise einmal nicht indiziert oder aus sonstigen Gründen nicht möglich ist, kommt ALUPENT in Betracht als ALUPENT-DEPOT, 2mal 1 Tabl. zu je 80 mg oder als ALUPENT, 3- bis 12mal täglich 1 Tabl. zu je 20 mg, im Durchschnitt 4stündlich 1 Tablette.

Die souveräne, weil lebensbedrohliche kardiale Risiken und zerebrale Komplikationen vermeidende **Dauertherapie** bei komplettem Vorhofkammerblock besteht heute in der künstlichen Stimulierung des Herzens durch einen **elektrischen Schrittmacher.** Die **Indikation** für die Implantation eines Schrittmachers liegt in den folgenden Gegebenheiten: Auftreten *Adams-Stokes*scher-Anfälle, wobei bereits der einmalige Anfall ein hinreichend eindringliches Warnsymptom darstellt. Unabhängig von etwaigem Auftreten *Adams-Stokes*scher-Anfälle oder kardio-zerebral bedingter Schwindelanfälle sollte auch bei einer hochgradigen Kammerbradykardie mit einer Minutenfrequenz unter 40 Schlägen die Indikation zur Schrittmachertherapie als gegeben angesehen werden. Die Begründung liegt zum einen in der durch die hochgradige Bradykardie mit dem daraus sich ergebenden starken Absinken des Herzzeitvolumens bedingten Minderdurchblutung des Gehirns. Sie gibt besonders bei älteren Patienten die Erklärung für die oft zu beobachtende erhebliche Einschränkung in der zerebral-psychischen wie allgemein physischen Leistungsfähigkeit. Zum anderen begründet die Gefahr der Ausbildung einer latenten oder gar manifesten hämodynamischen Herzinsuffizienz als Folge der Bradykardie den Entschluß zur Schrittmacher-Implantation.

Es sei noch einmal betont, daß nach heutiger allgemeiner Erfahrung sowohl der Internisten wie der Chirurgen eine weiterreichende Indikationsstellung zur Schrittmacher-Therapie vorgenommen werden sollte als dies in den Anfangsjahren dieser bahnbrechenden Neuerung der Fall war. Auch solche Erkrankungen sind für die Anwendung einzubeziehen, bei denen die Anfälle in großen zeitlichen Abständen und wegen ihrer kurzen Dauer mit einem verhältnismäßig gutartigen Verlauf auftreten – ist doch in keinem Falle vorauszusagen, ob der nächste Anfall nicht bereits einen tödlichen Ausgang nimmt.

Zur **Intervalltherapie** benutzt man heute Implantationsschrittmacher mit volltransistorierten Mikroimpulsgebern. Die Trockenbatterie dieser Geräte hat eine Lebensdauer von etwa 2 Jahren. Bei atomgetriebenen Typen soll sie sogar bis zu 10 Jahren betragen. Sie sind ausgerüstet mit einer variablen Stimulationsamplitude und einer variablen Frequenzeinstellung. Die letzte Neuerung auf diesem Gebiet brachte als wertvollen Fortschritt ein P-wellengesteuertes Gerät, das die spontane Vorhoftätigkeit auf die Ventrikelmuskulatur überträgt (vgl. Abb. 100). Weitere Entwicklungen sind der *Demand*-Schrittmacher sowie der Typ des Standby-Schrittmachers. Schließlich benutzt man heute Verweilsonden zur intrakardialen Stimulation mit bipolaren Katheterelektroden, die auf transvenösem Wege durch die Vena jugularis externa unter Vermeidung einer Thorakotomie in den rechten Ventrikel eingeführt werden. Die Implantation des Schrittmachers wird im allgemeinen in Lachgasnarkose vorgenommen. Bei besonderer Hinfälligkeit des Patienten oder im Notfall kann sie auch in Lokalanästhesie durchgeführt werden. Zur Sicherstellung des erwarteten Erfolges kann man für die Dauer von einigen Tagen auch zunächst einen **transitorischen externen Schrittmacher** versuchen.

In der **Nachbehandlung** der Schrittmacher-Patienten ist die regelmäßige hausärztliche Kontrolle der Pulsfrequenz und des Herzrhythmus notwendig. Schon eine geringe **Frequenzminderung** um 4 bis 8 Schläge je Minute oder aber ein Frequenzanstieg sollte zu einer klinischen Überprüfung durch das Schrittmacher-Zentrum führen. Seitens des Schrittmacher-Zentrums sind regelmäßige Überprüfungen, zunächst in größeren Abständen von 2 bis 6 Monaten, bei länger bestehendem Schrittmacher dann in immer kürzer werdenden Intervallen bis zu 4 Wochen mit Bestimmung der Impulsdauer usw. nötig. Neben der Überwachung der Pulsfrequenz ist die Beobachtung etwa auftretender **Rhythmusstörungen** eine wichtige Aufgabe für die hausärztliche Nachbehandlung eines Schrittmacher-Patienten. Die am häufigsten auftretende Form einer solchen Störung begegnet uns hier in der Form einer Parasystolie (vgl. Abb. 100c). Pathophysiologisch beruht sie auf einer permanenten gleichzeitigen Kammererregung von 2 verschiedenen Zentren aus, die miteinander wetteifern. Der parasystolische Schrittmacher ist gewöhnlich in den Ventrikeln gelegen, ausnahmsweise auch in den Vorhöfen. Im Gegensatz zu Extrasystolen haben Parasystolen stets wechselnde Abstände zum vorangehenden Normalschlag im Sinne einer gleitenden Kupplung. Dabei ist die Impuls-

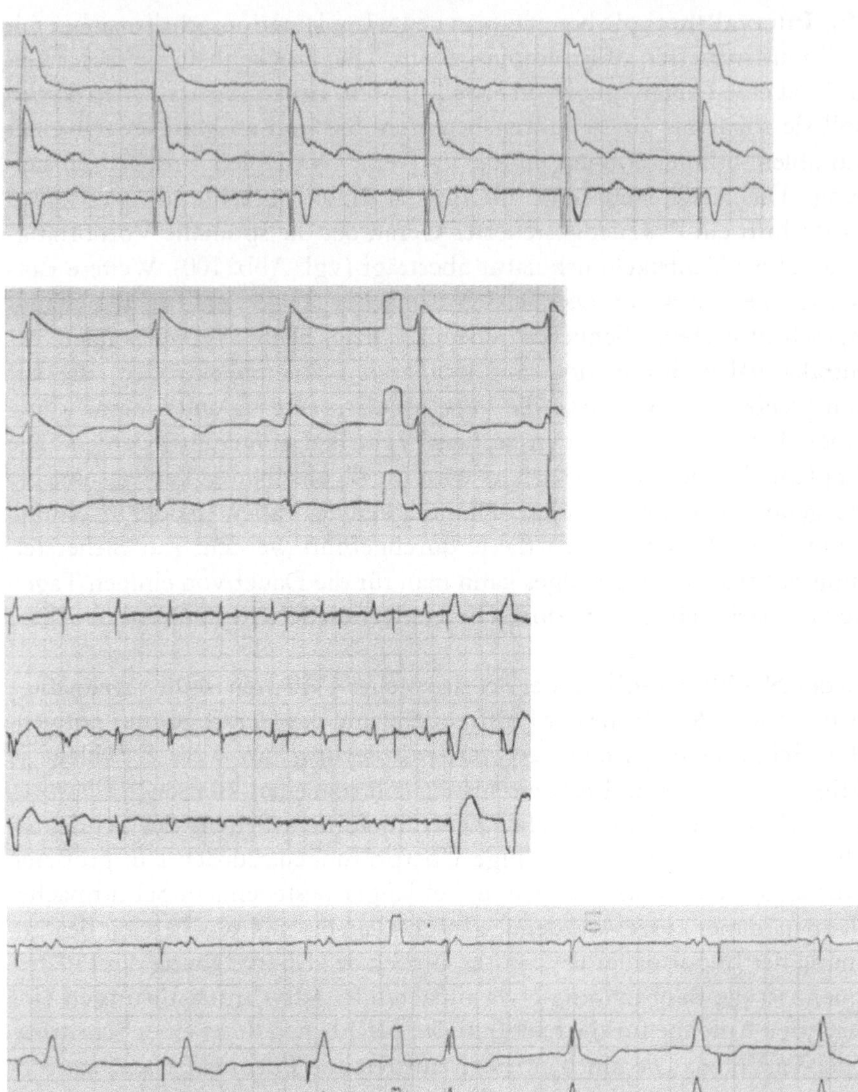

Abb. 100: Elektrokardiogramm bei elektrischem Herzschrittmacher
a) DEMAND-Schrittmachertyp
b) STAND-BY-Schrittmachertyp
c) Herzrhythmusstörung bei Schrittmacher-Therapie
d) Eigenrhythmus des Herzens bei fehlendem Elektrodenkontakt des Schrittmachers

bildung im Parasystolie-Zentrum ausnahmslos regelmäßig. Parasystolien wurden bislang ausschließlich bei schweren Myokarderkrankungen entzündlicher oder degenerativer Natur beobachtet. Seit der Einführung der elektrischen Schrittmachertherapie sieht man diese Rhythmusstörung nicht selten als Folge eines Nebeneinanders von Sinusknoten und Stimulator-Tätigkeit. Von ebenso großer Bedeutung ist die frühzeitige Ermittlung eines inzwischen verlorengegangenen **Elektrodenkontaktes** mit dem Endokard (vgl. Abb. 100d).

Nachlässigkeiten in der Schrittmacherüberwachung können zu lebensbedrohlichen rhythmogenen Herzanfällen führen. Sie lassen sich durch regelmäßige **Kontrollen** vermeiden mit dem folgenden, von *Irnich* und *Effert* angegebenen Untersuchungsschema:
1. Elektrokardiogramm-Kontrolle zur Überprüfung der Spontanaktivität sowie der Schrittmacherimpuls-Beantwortung.
2. Messung der Periodendauer mit einem fünfstelligen elektronischen Zähler durch Ausdrucken von etwa 100 Periodendauerwerten und Errechnung der Streuung um den Mittelwert.
3. Oszilloskopaufnahme von Form und Amplitude des Impulses und Ausmessung der Impulsbreite.

Zur raschen Orientierung in der Notfallsituation eines rhythmogenen Herzanfalles sind die heute gültigen **Indikationen und Therapiemaßnahmen** noch einmal als **synoptische Übersicht** in den Tabellen 2 bis 4 zusammengefaßt wiedergegeben.

Tab. 2: Therapie bei rhythmogenen Herzstörungen (nach HARDEWIG, A., et al.)

Form der Rhythmusstörung	Therapeutische Möglichkeiten
höhergradige Sinusbradykardie	Atropin, evtl. Schrittmacher
Bradykardie bei AV-Block III. Grades	Orciprenalin Schrittmacher
Vorhofflimmern Vorhofflattern	Digitalis Verapamil Elektrokonversion
Vorhofflimmern Vorhofflattern durch Digitalis nicht ausreichend beeinflußt	Digitalis plus Chinidin plus Verapamil β-Rezeptorenblocker Elektrokonversion
supraventrikuläre Tachykardie	Karotismassage Verapamil Digitalis Ajmalin Diphenylhydantoin β-Rezeptorenblocker Elektrokonversion
Prophylaxe	Chinidin plus Verapamil Diphenylhydantoin β-Rezeptorenblocker, Antazolin, Ajmalin-bitrartrat
Digitalis-Intoxikation; Vorhoftachykardie mit und ohne Block Knotentachykardie	Kaliumchlorid β-Rezeptorenblocker Diphenylhydantoin Chinidin oder Procainamid

supraventrikuläre und ventrikuläre Extrasystolen ohne schwerwiegende Krankheitszeichen	Procainamid oder Chinidin Diphenylhydantoin β-Rezeptorenblocker
Kammerextrasystolen bei schwerer Herzerkrankung ohne bisherige Behandlung	Digitalis mit Lidocain Procainamid Diphenylhydantoin
Digitalis-Intoxikation mit ventrikulären Extrasystolen ohne wesentliche Krankheitserscheinungen	Kaliumchlorid mit Procainamid oder Chinidin Diphenylhydantoin β-Rezeptorenblocker
Digitalis-Intoxikation: gehäufte Extrasystolen Kammertachykardie schwere Krankheitserscheinungen	Kaliumchlorid mit Lidocain Diphenylhydantoin Procainamid β-Rezeptorenblocker
Kammertachykardie bei Herzinfarkt, während chirurgischer Eingriffe usw.	Lidocain Diphenylhydantoin Elektrokonversion
Prophylaxe	Procainamid Diphenylhydantoin β-Rezeptorenblocker
Kammerflattern Kammerflimmern	Elektrokonversion mit Lidocain Diphenylhydantoin β-Rezeptorenblocker

Tab. 3: Antiarrhythmika bei Reizbildungsstörungen
(nach HARDEWIG, A. sowie MAHRINGER et al.)

Präparat	**Klinische Indikationen**
Chinidin (Chinidinum purum MBK®) (Chinidin-Duriles®) (Galactoquil®)	Behandlung und Prophylaxe von **supraventrikulären Tachykardien** **Extrasystolie** – supraventrikuläre, ventrikuläre Vorhofflattern – **nie** ohne vorherige Digitalisierung medikamentöse Konversion von Vorhofflimmern und Vorhofflattern **Prophylaxe** von ventrikulären Tachykardien
Procainamid (Novocamid®)	**Kammerextrasystolie** **Kammertachykardie** supraventrikuläre Arrhythmie (Prophylaxe bei Chinidinunverträglichkeit nach Elektrokonversion)
Iproveratril (Isoptin®)	Behandlung und Prophylaxe von **paroxysmalen supraventrikulären Tachykardien** schnelle Kammerfrequenz bei **Vorhofflimmern und -flattern** mit und ohne Digitalis
Ajmalin (Gilurytmal®)	Paroxysmale Tachykardien supraventrikulären und ventrikulären Reizursprunges
Ajmalin-bitartrat (Neo-Gilurytmal®)	Ventrikuläre und supraventrikuläre Extrasystolen

Lidocain (Xylocain®)	Ventrikuläre Arrhythmie verschiedener Genese: während der Herzkatheterisierung während operativer Eingriffe in der postoperativen Phase; das Medikament der Wahl beim akuten Herzinfarkt spezifische Indikation: Kammertachykardie ventrikuläre Extrasystolen, wenn mehr als 5/min oder Einfall in die vulnerable Phase (R-auf-T-Phänomen)
Beta-Rezeptorenblocker Propranolol (Dociton®) (Aptin®) (Trasicor®) (Doberol®)	Sinustachykardien, besonders bei Sympathikotonie supraventrikuläre Tachykardien ventrikuläre Tachyarrhythmien bei Vorhofflimmern mit und ohne Digitalis (ventrikuläre Tachykardie) Extrasystolie – supraventrikulär und ventrikulär
Diphenylhydantoin (Phenhydan®) (Zentropil®) (Epanutin®)	Extrasystolie – supraventrikulär und ventrikulär Vorhoftachykardie Knotentachykardie Kammertachykardie **besonders digitalisbedingte Arrhythmien**
Antazolin (Antistin®)	Extrasystolie
Kaliumchlorid (Kalinor®) **K-Mg-Aspartat** (Tromcardin®)	Hypokaliämie-bedingte Reizbildungsstörungen, insbesondere bei Digitalis-Intoxikation

Dosierung	Kontraindikation	Nebenwirkungen und Gefahren
0,2–0,4 g alle 6 Std. oral 0,25–0,5 g alle 6–12 Std. oral 0,5 g 2–3× tgl.	**absolute Kontraindikation:** Chinidinüberempfindlichkeit **relative Kontraindikation:** schwere Herzinsuffizienz akute Myokarditis intraventrikuläre Leitungsstörungen stärkeren Grades und AV-Leitungsstörungen, sofern sie nicht als stabil bekannt sind, Vorhofflattern ohne vorherige Digitalisierung Hyperkaliämie	Übelkeit, Schwindel, Durchfall, Sehstörungen, Thrombozytopenien, Erregungsleitungsblockierung Synkope Antidot: Na-bikarbonat Na-laktat
0,25–0,5 g alle 4–6 Std. oral, i.v. nicht mehr als 0,1 g/min unter EKG- und RR-Kontrolle, 500 mg i.m., 4–6× tgl.	intraventrikuläre Leitungsstörungen stärkeren Grades, AV-Leitungsstörungen, sofern sie nicht als stabil bekannt sind, kardiogener Schock	**vorwiegend bei intravenöser Injektion:** QRS-Verbreiterung, Kammerflimmern, AV-Leitungsstörungen, T-Abflachung, Blutdruckabfall, **selten:** Magen-Darm-Beschwerden, Agranulozytose
5–10 mg i.v. „im Schuß“, Wiederholung nach 20minütigen Pausen möglich oral 40–80 mg alle 6–8 Std.	Nicht rhythmogener Schock	nur in hohen Dosen AV-Leitungsstörungen, Blutdruckabfall
bis 50 mg in 15 min i.v. per os unwirksam	AV-Leitungsstörungen, sofern sie nicht als stabil bekannt sind, Vorsicht bei Schenkelblock, kardiogener Schock	QRS-Verbreiterung, AV-Blockierungen bis Asystolie, Blutdruckabfall, Erbrechen, Diarrhoe
3× tgl. 100–200 mg per os		

100 mg als Anfangsdosis i.v., dann stündlich bis 100 mg im Tropf, 10 ml 2% i.m.	AV-Leitungsstörungen, sofern sie nicht als stabil bekannt sind, Vorsicht bei Schenkelblock, Leberinsuffizienz, kardiogenem Schock und Hypovolämie	QRS-Verbreiterung, Parästhesien, Sprachstörungen, Blutdruckabfall, Krampfgefahr bei mehr als 2 g/die, Sehstörungen
10–40 mg oral alle 4–8 Std., maximal 160 mg/die i.v. 3–10 mg 25–50 mg 3× tgl.	Herzinsuffizienz, kardiogener Schock, Asthma bronchiale Aptin auch bei Asthma bronchiale möglich	Entwicklung einer Herzinsuffizienz, AV-Leitungsstörungen
1–3× 100–200 mg pro die oral, i.v. 200 mg bis zu 3× in 15minütigen Abständen	kardiogener Schock	Erbrechen, Ataxie, Blutdruckabfall; bei rascher Injektion Gefahr der Apnoe, Asystolie und Kammerflimmern, Gingiva-Hyperplasie
400–600 mg in 30 min i.v., zur Rezidivprophylaxe 400–800 mg täglich im Dauertropf	Vorsicht bei Neigung zu zerebralen Krampfanfällen	Übelkeit, Brechreiz, Hitzegefühl, zerebrale Krampfanfälle
per os 3× tgl. 1–2 Drag. i.v. Infusion 5 Amp. auf 500 ml Infusionslösung oder 1 Infusionsflasche i.v. Injektion weniger geeignet		

Tab.: 4 Antiarrhythmika bei Erregungsleitungsstörungen

Präparat	Klinische Indikationen	Dosierung	
Orciprenalin (Alupent®) (Alupent-Depot®)	Sinusbradykardien AV-Leitungsstörungen 1.–3. Grades Asystolie	per os i.v.	3–6–12 × 10–20 mg 2 × 50 mg Infusion 20 mg in 500 ml Glukose
Atropin (Atropin. sulfur. 1/2 mg Compretten MBK)	Bradykardie AV-Leitungsstörungen 1.–3. Grades	per os i.v.	3–6 × 1/2 mg bis Mundtrockenheit 0,5–3,0 mg
Belladonna (Belladenal ret.®)	Karotissinussyndrom	per os	3 × tgl. 1 Tabl.

Kontraindikationen	Nebenwirkungen und Gefahren
Ventrikuläre Extrasystolie, besonders bei Digitalisintoxikation	Unruhe, Schweißausbruch, Magenbeschwerden, Diarrhoe, Extrasystolie, Tachykardie
Glaukom	Mundtrockenheit Akkommodationsstörungen
Glaukom	Mundtrockenheit

C. Funktionelle rhythmogene Herzstörungen

Die weite Verbreitung funktioneller Herzanfälle infolge rhythmogener Störungen ohne organisch-kardiale Ursache läßt es gerechtfertigt erscheinen, diese Anfallsgruppe in einer gedrängten Übersicht gesondert zu berücksichtigen. Überschneidungen mit bereits in den vorangehenden Abschnitten Dargestelltem wurden durch die Vermeidung von weitläufigen Wiederholungen zu umgehen versucht. Die **klinische Symptomatik** dieser Störungen bietet meist ein buntes Bild subjektiver Beschwerden bei im allgemeinen nur spärlich faßbaren objektiven Befunden. Da durchgängig Herzrhythmusstörungen die führenden subjektiven Mißempfindungen und objektivierbaren Veränderungen bilden, erschien die Einordnung in diesen Rahmen der rhythmogenen Herzanfälle naheliegend. Als häufigste Formen dieser Gruppe begegnen uns weniger in der Klinik als in der Praxis des niedergelassenen Arztes vor allem die folgenden Störungsbilder.

1. Hypersympathikotone Herz-Kreislauf-Störungen

Erhöhter Sympathikotonus führt bei diesen funktionellen Herzanfällen zu **Sinustachykardien** mit den subjektiv als bedrohlich empfundenen Mißempfindungen in Form von Herzklopfen, Angstzuständen, Schwindel, Unruhe, Schlaflosigkeit und Schweißausbrüchen. Besonders unter körperlicher oder psychischer Belastung wirken sich unökonomisch überschießende Puls- und Blutdrucksteigerungen als Störungsfaktoren aus.

Eine wirkungsvolle Behandlung der hypersympathikotonen Herz-Kreislauf-Störungen ist heute durch die perorale Anwendung eines Betarezeptorenblockers möglich. Das Betaadrenolytikum normalisiert die Herzfrequenz und verhindert überschießende Belastungstachykardien. Weiterhin senkt diese Therapie unter Belastung auftretende überschießende Blutdruckreaktionen. Schließlich führt sie zu einer Ökonomisierung der Herz-Kreislauf-Funktion. Subjektiv werden dadurch die Symptome des Herzklopfens, des Angst- und Spannungsgefühls sowie der Herzsensationen bei psychischer Erregung und körperlicher Belastung gebessert. Auch Unruhe und Schweißneigung lassen sich günstig beeinflussen.

Dosierung:
DOCITON, 3mal täglich 20 mg,
DOBEROL, 3mal täglich 10 mg.

2. Hypertone Regulationsstörungen, sympathikotone Erregungshypertonie und labile juvenile Hypertonie

Hypertone Regulationsstörungen sind heute weit verbreitet. Dabei stellen sie weniger eine eigenständige Erkrankung als vielmehr ein Symptom dar, das ebenso einer exakten Differentialdiagnose mit dem Ausschluß anderer organischer Hochdruckursachen bedarf, wie einer sorgfältigen und wirksamen Therapie. Gehen doch 25 v. H. aller hypertonen Regulationsstörungen, wenn sie unbehandelt bleiben, in einen Dauerhochdruck über. Als Ursachen des Symptoms einer hypertonen Regulationsstörung kommen in Betracht hormonelle Dysfunktionen sowie neurovegetative Gleichgewichtsstörungen. Hier bereitet die Feststellung der Ursache dann Schwierigkeiten, wenn seelische Konflikte eine maßgebliche Rolle spielen.

Nach Ausschluß einer organischen Hochdruckursache sowie einer essentiellen Hypertonie ist bei diesen funktionellen Hochdruckformen eine Therapie nur dann wirkungsvoll, wenn sie das Gefäßsystem sowie das Herz vor überschießenden sympathikotonen Reizen bewahrt. Dabei soll die Leistungsfähigkeit des Patienten nicht beeinträchtigt, sondern normalisiert werden.

Betarezeptorenblocker normalisieren den überhöhten Blutdruck. Auch unter psychischer und physischer Belastung bleiben unter dieser Therapie unphysiologische Blutdruck- und Pulsanstiege aus. Ebenso kommt es nicht zur Ausbildung orthostatischer Regulationsstörungen.

Therapie: DOCITON, 40 mg, 3mal täglich ½ Tablette, APTIN, 50 mg, 3mal täglich 1 Tabl., DOBEROL, 10 mg, 3mal täglich 1 bis 2 Tabletten.

3. Hyperkinetisches Herzsyndrom (vaso-regulative Asthenie)

Das hyperkinetische Herzsyndrom ist in seiner klinischen Symptomatik gekennzeichnet durch Tachykardie und vermehrtes Herzminutenvolumen in Ruhe, überhöhten Anstieg der Herzfrequenz und des systolischen Blutdruckes bei Belastung, vermehrte und beschleunigte periphere Durchblutung sowie verminderte arteriovenöse O_2-Differenz. Aus dieser durch die Wirkungen verstärkter betaadrenerger Stimulation des Herzens hervorgerufener unökonomischer Herz-Kreislauf-Funktion resultiert eine am Ergometer meßbare Einschränkung der körperlichen Leistungsfähigkeit. Sie äußert sich in Dyspnoe und Schwäche schon bei geringer Belastung und beeinträchtigt erheblich das subjektive Befinden sowie die objektive Leistungsfähigkeit der meist jugendlichen Patienten.

Durch die **Therapie** mit Betarezeptorenblockern gelingt es, die beim hyperkinetischen Herzsyndrom erhöhte Pulsfrequenz in Ruhe und unter Belastung, die von dem Patienten als beträchtliche Belästigung empfunden wird, auf normale Werte zu senken. Ferner läßt sich auf diesem Wege der Blutdruck stabilisieren, und überschießende Blutdruckanstiege bei Belastungen werden vermieden. Darüber hinaus werden die Herzarbeit ökonomisiert und die eingeschränkte Leistungsfähigkeit normalisiert.

Dosierung: Zu Beginn erhöhte Dosen, später Verringerung der Tagesdosis. Z. B. DOCITON, 1. Woche 3mal täglich 40 mg, 2. bis 3. Woche 3mal täglich 20 mg, ab 4. Woche 3mal täglich 10 mg. In der gleichen abfallenden Dosierung APTIN, DOBEROL, BETADRENOL.

4. Funktionell-hormonell bedingte rhythmogene Herzstörungen im Klimakterium

Beim Nachlassen der Ovarialfunktion kommt es zu einer Störung des normalen neurovegetativ-hormonalen Gleichgewichtszustandes zwischen parasympathikotropen Östrogenen und sympathikotropen Gestagenen. Diese Verschiebung in der Relation von Östrogen zu Gestagenen und später das Versiegen der gesamten Hormonproduktion führt zu entsprechenden funktionell-vegetativen Störungen am Herz-Kreislauf-System. In der Menopause erlischt die Östrogenbildung, worauf das Hypophysenvorderlappen-Zwischenhirn-System mit einer Überfunktion während der hypergonadotropen Phase reagiert. Die Folge ist eine **Hypersympathikotonie** mit vor allem im vasomotorischen Bereich sich manifestierenden Sensationen. Hierzu gehören Tachykardien, Extrasystolien, Tachypnoe, Hitzewallungen, Schweißausbrüche sowie Blutdrucklabilität mit hypertonen Blutdruckkrisen.

Die **Therapie** dieser nicht selten **anfallsartig** auftretenden funktionellen Störungen besteht zum einen in einer Hormonsubstitution (z. B. PRESOMEN, zunächst 1,25 mg, 1mal täglich, später 0,3 mg, 1mal täglich oder als Injektionstherapie: KLIMANOSID-DEPOT u. ä. in 4wöchentlichen

Abständen je 1 Amp. i. m.). Die allein durch die Hormontherapie meist nur ungenügend beeinflußten Herz-Kreislauf-Symptome lassen sich durch eine betaadrenolytische Therapie rasch und nachhaltig beeinflussen und führen zu einer Verhinderung im weiteren Auftreten derartiger rhythmogener Herzanfälle. Die Betarezeptorenblocker-Therapie senkt die überhöhte Herzfrequenz und normalisiert die gesteigerten Blutdruckwerte sowie die überschießenden Blutdruck-Reaktionen. Ebenso werden Angst- und Unruhezustände behoben.

Dosierung: DOCITON, 3mal täglich 20 mg, DOBEROL, 3mal täglich 10 bis 20 mg, BETADRENOL, 3mal täglich 1 Tabl. zu 50 mg.

5. Rhythmogene Herzanfälle und kardio-vaskuläre Störungen bei Hyperthyreose (Thyreokardiopathie)

Zu einer nicht selten anfallsartig auftretenden Beeinträchtigung des Herz-Kreislauf-Systems kommt es bei Hyperthyreose durch die direkte Wirkung des Schilddrüsenhormons auf den Herzmuskel mit Stoffwechselsteigerung und gleichzeitiger Vergrößerung des myokardialen Sauerstoffbedarfes. Darüber hinaus bewirkt die Thyroxin-Wirkung eine übermäßig gesteigerte Sympathiko-Nebennierenreizung mit gleichzeitiger Sensibilisierung des sympathischen Nervensystems gegenüber Katecholamin-Einwirkung.

Im **klinischen Bild** sind diese Patienten gezeichnet durch die bekannte physiognomische Aspekt-Symptomatik (vgl. Abb. 73): Weite Lidspalte, Glanzaugen bis zur Protrusio bulbi oder dem Exophthalmus prägen zusammen mit einem echauffiert-erregten und gespannt wirkenden Gesichtsausdruck den ersten Eindruck. Charakteristisch sind auch die warmen, trockenen Hände mit einer weichen, samtartig sich anfühlenden Haut.

In der **objektiven Symptomatik** dieser kardio-vaskulären Thyroxin-Wirkung sind neben den ausgeprägten sympathikotonen Veränderungen im Elektrokardiogramm (vgl. Abb. 101a) bei Sinustachykardie oder auch bei schneller Flimmerarrhythmie von führender Bedeutung die Steigerung des Herzminutenvolumens ohne obligate Steigerung des Herzschlagvolumens. Ferner besteht eine Steigerung des venösen Rückflusses aus der Peripherie zum Herzen infolge arteriovenöser Shunts durch Dila-

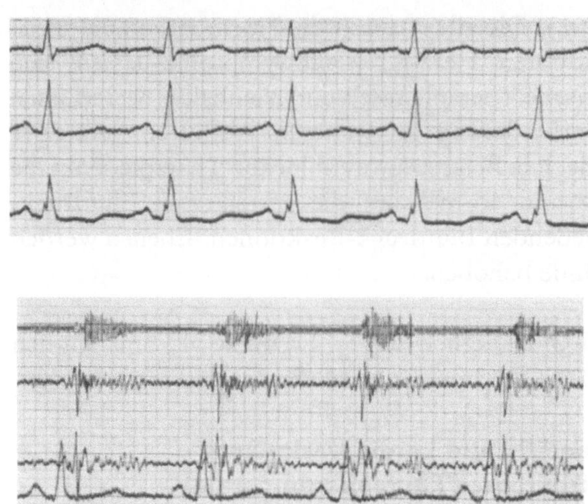

Abb. 101: Elektrokardiogramm-Veränderungen und Hyperthyreose-Geräusch bei Thyreokardiopathie
a) Sinustachykardie im Elektrokardiogramm
b) Transsystolisches Strumageräusch

tation kleiner peripherer Gefäße. Schließlich findet sich eine Verkürzung der Kreislaufzeit im Durchschnitt um 30 bis 70% bei gleichzeitiger Vermehrung des aktiven Blutvolumens im Durchschnitt um 10%. Diese Auswirkungen der Hyperthyreose bedeuten Belastungen des Herzens, welche die physiologischen Grenzen erheblich überschreiten. **Auskultatorisch** fällt über der hyperthyreotischen Struma häufig ein kontinuierliches systolisch-diastolisches Strumageräusch auf, das auch palpatorisch als Strumaschwirren nachweisbar ist (vgl. Abb. 101b).

Die **Therapie** dieser vor allem in anfallsweise auftretenden oder permanenten Tachykardien sich bemerkbar machenden Störungen liegt zum einen in einer kausalen Behandlung der Hyperthyreose mit Thyreostatika wie IRENAT, FAVISTAN o. ä, Radio-Jod-Therapie oder Strumektomie. Meist ist es notwendig, die Symptome der Thyreokardiopathie, insbesondere bei tachykarden und arrhythmischen Formen, durch eine betaadrenolytische Zusatztherapie zu unterstützen. Sie führt zu einer Senkung der überhöhten Pulsfrequenz und Beseitigung der subjektiv

lästigen und objektiv das Herz belastenden Tachykardien und ökonomisiert die unphysiologisch gesteigerte Herzarbeit. Ebenso werden die anfallsartigen Rhythmusstörungen in Form von paroxysmalen supraventrikulären Tachykardien, paroxysmalen Flimmertachykardien sowie extrasystolischen Herzrhythmusstörungen beseitigt. Die subjektiven Belästigungen durch Herzpalpitationen, innere Unruhe, Fingertremor, Schwitzen und Gewichtsabnahme lassen sich ebenfalls günstig beeinflussen. Dagegen bleiben O_2-Verbrauch, Grundumsatz und Radio-Jod-Test unverändert.
Dosierung: DOCITON 40, 3mal täglich 20 mg, DOBEROL, 3mal täglich 10 bis 20 mg.

6. Funktionelle tachykarde Herzrhythmusstörungen bei Sympathikotonie

Hierzu zählen im Rahmen der funktionellen Herzanfälle vor allem die paroxysmal auftretende oder auch permanent bestehende Sinustachykardie sowie paroxysmale supraventrikuläre Tachykardie. Ferner gehören hierher ventrikuläre Extrasystolien und anfallsweise auftretende absolute Tachyarrhythmien bei Vorhofflimmern oder Vorhofflattern. Diese Rhythmusstörungen führen durch unökonomische Herzarbeit infolge des ungenügenden Schlag- und des damit unzureichenden Minutenvolumens zu vorübergehenden Störungen in der Blutversorgung des Gesamtorganismus. Hierbei wird vor allem die zerebrale und die koronare Strombahn betroffen.

Die **Therapie** besteht auch hier heute wirkungsvoll in der Behandlung mit Betarezeptorenblockern, die eine rasche Senkung der pathologisch erhöhten Herzfrequenz in den Normalbereich bewirken und damit zu einer Verlängerung der Diastolenzeit führen. Dadurch kommt es zu einer besseren Kammerfüllung und damit zu einer Ökonomisierung der Herzarbeit. Auf diesem Wege werden nicht nur die bestehenden Rhythmusstörungen behoben, sondern bei Fortsetzung der Behandlung im Sinne einer Dauertherapie auch Wiederholungen derartiger rhythmogener Herzanfälle vermieden. Dies gilt vor allem für das paroxysmale Vorhofflimmern und die anfallsweise auftretenden extrasystolischen Herzrhythmusstörungen sowie für die permanenten Sinustachykardien.
Dosierung: DOCITON, 3mal täglich 40 mg, später 3mal täglich 20 mg. DOBEROL, 3mal täglich 50 mg, später 3mal täglich 10 mg.

KAPITEL VI **Lebensrettende therapeutische Eingriffe beim Herzanfall**

Es ist das Ziel jeder kardiogenen Notfalltherapie, durch Erhaltung, Anregung oder Verbesserung der bedrohten Herz-, Kreislauf- und Atemfunktion das erlöschende Leben zu retten. Die Wege zu diesem Ziel liegen in den folgenden **Sofortmaßnahmen:**

A. Entlastung von Stauung und Überdruck durch Aderlaß oder Punktion von Körperhöhlen.

B. Einbringung von Medikamenten in rasch wirkender Form durch Injektion oder Infusion.

Volumensubstitution bei Hypovolämie mittels Infusion oder Transfusion.

C. Herzmassage und Beatmung.

Eine für alle Formen gemeinsame Vorbereitungsaufgabe liegt in der **Instrumentensterilisation.** Sie ist den Möglichkeiten der gegebenen Situation entsprechend zu handhaben gemäß dem von *C. Henchen* vertretenen Grundsatz: »Besser ein infizierter Lebender als ein nichtinfizierter Leichnam.« Bei erlöschendem Leben wird man, sofern keine vorbereiteten Instrumente zur Verfügung stehen, mit Rücksicht auf die Notwendigkeit des sofortigen Handelns auch einmal auf jede Instrumentensterilisation verzichten müssen. Im übrigen ist dieses früher wesentliche Problem heute weithin gegenstandslos geworden durch die Einführung des gebrauchsfertigen keimfreien Einmal-Zubehörs für Injektionen und Infusionen.

A. Entlastungspunktion bei Stauung

1. Aderlaß

Die heute noch gültigen Indikationen zur Vornahme eines Aderlasses in der Notfalltherapie bilden vor allem die verschiedenen Formen der **Herzinsuffizienz:** die **Linksinsuffizienz** mit dem Leitsymptom der kardiogenen Dyspnoe in der Form der Orthopnoe, eines Asthma kardiale oder Lungenödems oder einer nächtlichen paroxysmalen Dyspnoe bei kardiogener Lungenstauung. Zum anderen die **Rechtsinsuffizienz** mit dem Leitsymptom der Halsvenen- und Leberstauung und der Ausbildung eines Pleuratranssudates oder einer kardiogenen Ödematose bis zur Anasarka-Bildung. Schließlich die **Doppelinsuffizienz** des Herzens.

M. Hochrein hat bereits mit Nachdruck darauf hingewiesen, daß der Aderlaß bei der Herzinsuffizienz nicht wahllos angewendet werden soll. Vermag er doch auch hier bei Außerachtlassung bestimmter Vorsichtsmaßnahmen eine verhängnisvolle Wirkung auszuüben. Dies gilt vor allem für den Endzustand der Dekompensation mit hochgradiger Zyanose, zentralisiertem Spannungskollaps, Tachypnoe und kalten, blaufleckigen Extremitäten. Der periphere Puls ist hier nicht mehr fühlbar, der Blutdruck kaum meßbar. Die Herzinsuffizienz ist trocken oder nur mäßig feucht-ödematös. In dieser Lage hat das schwer geschädigte Herz zu seiner Entlastung, entsprechend den Vorstellungen von *Wollheim*, das Blutvolumen durch Ableitung in die Stauungsorgane verkleinert und die Blutzirkulation durch Zentralisation im Gefäßenge-Kollaps eingeengt (vgl. Seite 126). Zu diesen Kompensationsversuchen gesellt sich weiterhin eine symptomatische **Polyglobulie** mit Werten von über 110% Hb und Erythrozytenzahlen von über 6 Millionen bei einem Hämatokritwert von 50 bis 60% (normal 35%). In Extremfällen erreicht die Bluteindickung solche Ausmaße, daß auch unter erheblicher Blutdrucksteigerung die Herzkraft nicht mehr ausreicht, um diesen Viskositätszuwachs zu bewältigen und die Kontinuität des Kreislaufs zu gewährleisten. In einem solchen Zustand vermag der bloße Entlastungsversuch mittels Aderlaß das Bild eher zu verschlimmern als zu bessern. Durch die Entnahme eines Teiles der zirkulierenden Blutmenge erfährt die hämodynamische Situation eine rasche Verschlechterung, und dem irreparablen Zusammenbruch wird Vorschub geleistet. Das Mittel der Wahl in dieser Situation ist die **Kombination des Aderlasses mit einer Infusion.** Für das praktische Vorgehen empfiehlt es sich, bei einer Blutmenge von insgesamt etwa 500 ml bereits nach einer Entnahme der ersten 200 ml mit der gleichzeitigen Infusion von *Ringer*- oder physiologischer Kochsalzlösung in der gleichen Menge zu beginnen, um Blutdruck und Blutvolumen zu heben. Auf diese Weise wird die Peripherie langsam wieder in die Zirkulation eingeschaltet, und der Gefäßengekollaps bzw. die dekompensierte Zentralisation werden unterbrochen.

Weitere Indikationen für den Aderlaß sind die schweren Anfallsformen eines **Asthma bronchiale** oder des Status asthmaticus mit dem Leitsymptom der **repiratorisch-pulmogenen Dyspnoe** und der akuten Rechtsinsuffizienz des Herzens. Schließlich die hochgradige **Hypertension** mit Werten von systolisch über 270 und dem klinischen Bild der Hochdruckstauung bzw. einer anfallsartigen hypertonischen Krise.

So segensreich der Aderlaß bei den genannten Indikationen als Notfalltherapie wirken kann, so wichtig ist die Beachtung der folgenden **Kontraindikationen:**
Zustandsbilder mit ausgeprägtem **Blutdruckabfall,** d. h. beim Normotoniker unter 100 systolisch, beim Hypertoniker unter 120 systolisch. Dies gilt insbesondere für jede Form des akuten Kreislaufversagens und hier wieder vor allem für den kardiogenen Schock bei Myokardinfarkt. Auch bei Lungenembolie und Lungeninfarkt ist die Vornahme eines Aderlasses zu unterlassen, da hier schon ohnehin eine reflektorisch ausgelöste Vasokonstriktion in ausgedehnter Form im Lungen- und Koronarkreislauf besteht. Eine weitere Aktivierung dieser pulmo-kardialen Reflexe vermehrt die Gefahr des akuten Herzversagens. Schließlich stellt die Apoplexie sowohl als Blutung wie als Erweichung eine strikte Kontraindikation zur Anwendung des Aderlasses dar. Eine durch die Blutentnahme bewirkte zusätzliche Senkung des meist bereits abgefallenen Blutdruckes führt in diesen Fällen zu einer verstärkten Hirnhypoxie mit der Gefahr einer akut bedrohlichen Verschlechterung. Ausnahmen von diesem strengen Verbot bildet lediglich die Verbindung einer Apoplexie mit einem Lungenödem, mit einer exzessiven Hypertonie oder mit einer ausgeprägten Polyglobulie. Hier bedeutet der Aderlaß gleichsam das kleinere Übel. Bei der Kombination mit Polyglobulie ist im übrigen der oben gegebene Vorschlag einer Kombination des Aderlasses mit einer Infusion zu beachten.

Für die **Technik** des Aderlasses ist zunächst an die unblutigen Maßnahmen zu denken in der Form der bekannten Waden-Senfwickel, des heißen Fußbades oder schließlich der venösen Rückstromdrosselung durch Anbringen elastischer Binden an den Extremitäten. Dem Charakter der Notfallsituation entsprechend wird freilich die blutige Form durch Venenpunktion meist den Vorrang haben. Hierbei kann man das Blut entweder durch eine Flügelkanüle, die mit einem Schlauch versehen ist, selbsttätig in ein Gefäß ablaufen lassen. Handlicher ist die Verwendung der Rotanda-Spritze, insbesondere bei Verwendung einer weniger gut zugänglichen Punktionsstelle; die entnommene Menge beträgt bei einem kleinen Aderlaß 100 bis 150 ml. Bei einem großen Aderlaß sollen aber 500 ml nicht überschritten werden, da sonst insbesondere bei älteren Patienten die Gefahr einer zerebralen Durchblutungsstörung droht.

2. Lumbalpunktion

Die **Indikation** im Rahmen der kardio-vaskulären Notfalltherapie bilden schwerste, therapeutisch sonst nicht ausreichend beeinflußbare Formen eines **Status asthmaticus.** Hier wird die Lumbalpunktion aus vitaler Indikation vorgenommen. Man läßt bis 20 ml Lumbalflüssigkeit ab. Die Wirkungsweise ist bis heute noch nicht bekannt. Eine weitere Indikation ergibt sich nicht nur zur Diagnostik, sondern auch aus therapeutischen Gründen bei der **Subarachnoidalblutung.** Von der blutigen Liquorflüssigkeit wird hier so viel abgelassen, bis der Liquordruck den Normalwert von 150 mm H_2O erreicht hat. Nicht selten muß die Punktion mehrmals täglich vorgenommen werden. Wegen der Gefahr einer neuen Blutung darf der Druck nicht unter 150 mm Wasser absinken.

3. Pleurapunktion

Die **Indikation** ist bei kardiogenem Pleuraerguß im Sinne des Stauungstranssudates gegeben, wenn die Dämpfung über dem Erguß eine Ausdehnung von mehr als handbreit erreicht oder ohnehin eine starke Ruhedyspnoe besteht. Zur Vorbereitung gibt man 30 min vor dem Eingriff 10 Tropfen PERIPHERIN sowie 1 Tabl. ACEDICON.

Die Punktionsstelle wird über dem Bezirk der stärksten Dämpfung markiert. Nach Anlegung einer Hautquaddel-Anästhesie über einem Interkostalraum Einführen der mit einer 10-ml-Spritze armierten dicken Kanüle von 5 bis 10 cm Länge in Höhe des oberen Randes der unteren Rippe. Durch Anziehen des Spritzenkolbens Schaffung eines Unterdruckes in dem Zylinder, in den bei Eindringen der Nadel in den Pleuraerguß die Flüssigkeit sogleich spontan einströmt. Sodann Einschalten einer elektrischen Saugpumpe oder einer Rotanda-Spritze, im Notfall auch einer 20-ml- bis 50-ml-Injektionsspritze. Vor Entfernung der Kanüle empfiehlt es sich, ein Diuretikum intrapleural zu injizieren, z. B. 1 Amp. LASIX oder MELUGINAN.

Als **Sonderfall** einer Pleurapunktion sei angeführt die aus vitaler Indikation beim **Spontanpneumothorax** notwendige offene Punktion mit einer Injektionsnadel. Fehlt eine Injektionsnadel, so kann im Notfall der Einschnitt mit einem Taschenmesser und Offenhalten des Schnittes zum Abströmen der Luft Entlastung bringen.

4. Aszitespunktion

Die **Indikation** ist gegeben bei hochgradigem Aszites infolge Rechtsinsuffizienz oder bei Aszites praecox beim Panzerherzen. Der perkutorische Nachweis eines Aszites kann bei Vorliegen einer erheblichen Ödematose der Bauchdecken (Anasarca) schwierig sein.

Technik: Punktionsstelle am Übergang des distalen zum mittleren Drittel der linken *Richter-Monroe*schen Linie, d. h. der Verbindungslinie zwischen Spina ilica superior anterior mit dem Nabel. Nach Hautquaddel-Anästhesie kleine Skalpell-Hautinzision zur leichteren Einführung der Punktionsnadel bzw. des Trokars. Zur Vermeidung eines späteren Nachlaufens von Aszitesflüssigkeit empfiehlt es sich, nach Durchdringen der Hautschicht die Nadel bzw. den Trokar auf der Muskulatur etwas seitlich zu verschieben und an einer benachbarten Stelle die Bauchwand zu durchstoßen. Auch hier bewährt sich zum rascheren Ingangsetzen der Diurese die intraperitoneale Gabe eines Diuretikums vor Entfernung der Nadel.

5. Perikard-Punktion

Indikation bei kardialer Stauung mit Perikarderguß. Er kann auskultatorisch an der Leisheit der Herztöne, perkutorisch an der dreieckförmigen Verbreiterung der Herzdämpfung, schließlich im Elektrokardiogramm an der Niederspannung sowie röntgenologisch an der typischen Herzkonfiguration festgestellt werden.

Technik: Der Patient befindet sich in halbsitzender Stellung im Bett.

Punktionsstelle in Höhe des V. Interkostalraumes links, in oder etwas außerhalb der Medioklavikularlinie. Nach Hautquaddel-Anästhesie Einführen einer mit einer 10-ml-Glasspritze versehenen langen und dünnen Nadel mit Unterdruck in der Spritze nach innen und oben in Richtung auf den linken Ventrikel. Bei der Ankunft an dem äußeren Perikard fühlt man einen kleinen Widerstand, nach dessen Überwindung die Nadel in den Herzbeutelraum gelangt und Ergußflüssigkeit aspiriert.

B. Injektionen und Infusionen

Die zweite Gruppe lebensrettender Eingriffe dient der Zufuhr von Medikamenten zur Beeinflussung der Kreislauf-, Atmungs- und Abwehrfunktionen. In Betracht kommen zur Volumensubstitution beim hypovolämischen Kreislaufzusammenbruch Infusionen größerer Flüssigkeitsmengen von Plasmaexpander, wie z. B. HAEMACCEL oder RHEO-MACRODEX oder sonstige Blutersatz-Lösungen; ferner die Zufuhr kreislaufaktiver Mittel in der Differenzierung nach sympathikomimetischen und sympathikolytischen Stoffen; schließlich die Anwendung von Kortikoiden.

Für die Applikationstechnik ergeben sich nach *H. Kaiser* die folgenden Möglichkeiten:

1. Subkutane und intramuskuläre Injektionen

Subkutane und intramuskuläre Injektionen sind bei lebensbedrohlichen Situationen meist ungeeignet. Der Grund liegt in der ungenügenden Resorption der Wirkstoffe im Kollaps mit seiner Kreislaufverlangsamung und seiner osmotischen Umkehr im Niederdrucksystem; ferner in dem verlängerten Wirkungsweg und dem dadurch verzögerten Wirkungseintritt; schließlich in der Unmöglichkeit, auf diesem Wege eine Volumensubstitution vorzunehmen.
Es ist daher notwendig, eine Vielzahl weiterer Applikationsformen zu kennen und zu beherrschen, die zur Überbrückung dieser Schwierigkeit geeignet sind. Dies gilt insbesondere für das Vorgehen bei dem so häufigen Ereignis des drohenden Kreislauftodes gelegentlich von Verkehrs- und Berufsunfällen.

2. Intravenöse Injektion

Die intravenöse Injektion ist in der ärztlichen Praxis eine zur Überbrückung dieser Situation außerordentlich verbreitete Applikationsform. Für die Notfalltherapie stößt ihre Anwendung jedoch gelegentlich auf **Schwierigkeiten.** So können bei Verkehrs- und Berufsunfällen Kleidungsstücke den Zugang zur Vene behindern und eine rasche Medikation verzögern. Beim Gefäßenge-Kollaps kommt es überdies zu spastischen Kontraktionen der Venen, die einer Punktion dann nicht mehr zugänglich sind. Schließlich muß die intravenöse Applikation beim *Morgagni-Adams-Stokes*schen Syndrom wegen des hier bestehenden völligen Zirkulationsstillstandes wirkungslos bleiben. Von diesen Ausnahmen abgesehen wird bei der Notfalltherapie die intravenöse Injektion ein breites Anwendungsgebiet haben.

Geeignete Punktionsstellen sind die geläufigen Stellen in der Ellenbeuge, im Bereich der Vena mediana cubiti und der Vena cephalica. Der ebenfalls vielfach benutzte Handrücken hat den Vorteil der unbehinderten Zugänglichkeit. *Perret* hat kürzlich darauf hingewiesen, daß auch am Handrücken eine versehentliche intraarterielle Injektion nicht unbedingt vermieden werden kann. Wird bei einer solchen intraarteriellen Injektion ein Arzneimittel besonderer chemischer Struktur, Konzentration oder Dosis verabreicht, so kann dies zu Durchblutungsstörungen verschiedensten Ausmaßes bis zur Gangrän führen. Diese gleiche Warnung gilt auch für das Gebiet des Fußrückens. Intravenöse Injektionen können ferner vorgenommen werden am Unterarm oder am Unterschenkel, hier auch im Bereich von Varizen. Bei Säuglingen eignen sich bevorzugt die oberflächlichen Schädelvenen.

Ungeeignete Punktionsstellen sind die Vena basilica der Ellenbeuge wegen der Nähe der Arteria brachialis und des Nervus medianus; ferner die Vena jugularis superficialis wegen der Gefahr einer Luftembolie; schließlich beim Säugling die Sinusvenen wegen der Nachbarschaft zum Zentralnervensystem.

Warnung: Niemals ölgelöste Medikamente intravenös verabreichen. Ebenso sind stark kreislaufaktive Stoffe (z. B. NORADRENALIN oder NOVADRAL) nur ausnahmsweise als intravenöse Injektion, in der Regel aber besser mittels Tropfinfusion zu geben.

Eine wesentliche Erleichterung für die zuweilen schwierige Venenpunktion gibt die Benutzung eines Unterlage-Kissens sowie eines einfachen Abbindeschlauches. Er ist notfalls als Stethoskopschlauch stets zur Hand. Die Wichtigkeit dieses Punktes erhellt aus dem von *H. Thiele* formulierten Richtsatz: »Gut gestaut ist halb gespritzt.«

3. Intralinguale Injektion

Wegen ihrer Schmerzhaftigkeit läßt sich die intralinguale Injektion nur beim Bewußtlosen oder beim narkotisierten Patienten anwenden. Ihr

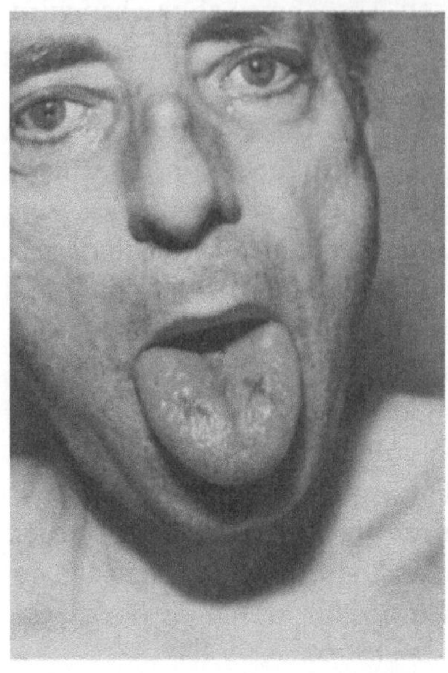

Abb. 102: Einstichstellen bei intralingualer Injektion

Vorzug liegt in einem schnellen Wirkungseintritt innerhalb von 40 bis 80 sec, ähnlich wie bei intravenöser Injektion (hier bereits nach 15 bis 30 sec). Überdies bietet die Zunge einen einfachen Zugang.

Eine Einschränkung erfährt diese Anwendungsform allerdings auch durch die Tatsache, daß maximal nur 2,0 ml in die Zunge injiziert werden können. Außerdem dürfen nur wäßrig gelöste und nicht reizende Stoffe verwendet werden. Barbiturate und Phenothiazine sind von der Anwendung auszuschließen. Das Hauptgebiet liegt also in der Injektion von Analeptika und Kortikoiden.

Technik: Die Zunge wird mit einem Taschentuch oder Mulltupfer herausgezogen. Der Einstich erfolgt senkrecht in den Zungenrücken in der Mitte zwischen der Mittellinie und dem Zungenrand (vgl. Abb. 102).

4. Intrakonchale Injektion

Die intrakonchale Injektion in die untere Nasenmuschel ist technisch fast immer auf einfachste Weise möglich. In der Schnelligkeit des Wirkungseintritts entspricht diese Applikationsform der intravenösen Injektion, da hier ein Schwellgewebe mit einem stark ausgebildeten Venengeflecht einen kurzen Eintrittsweg bietet. Der Vorzug dieser Applikationsform liegt neben der leichten Zugänglichkeit und dem raschen Wirkungseintritt in dem Umstand, daß alle Stoffe, wie bei einer intravenösen Injektion, injizierbar sind und daß auch Infusionen bis 500 ml Gesamtmenge innerhalb von 30 bis 60 min eingebracht werden können. Eine Einschränkung erfährt diese Injektionsform bei nicht bewußtlosen Patienten allerdings durch die Notwendigkeit einer Oberflächen-Anästhesie. Auch ist es zweckmäßig, die untere Muschel durch Spekulum-Einstellung sichtbar zu machen. Die Injektion soll langsam erfolgen. Die Aufnahmefähigkeit bei einer einmaligen Injektion liegt bei 10,0 ml.

Technik: Entweder Spekulum-Einstellung der unteren Muschel oder – bei weitem Naseneingang – auch nur Hochdrücken der Nasenspitze. Der Einstich erfolgt nach Oberflächen-Anästhesie z. B. mit PANTOCAIN-Lösung 0,5% knapp hinter dem Kopf der Muschel. Die Nadel wird parallel zur Muscheloberfläche etwas vorgeschoben. Ihre richtige Lage erkennt man an der ohne Widerstand leicht möglichen Injizierbarkeit wie bei einer intravenösen Injektion. Auch darf die Muschel bei langsamem Injektionstempo nicht an Volumen zunehmen.

5. Intrazisternale Injektion

Die Benutzung dieser Applikationsform wird notwendig, wenn ein Medikament innerhalb kürzester Frist in der Nähe des Atemzentrums eingebracht werden soll. Eine solche **Indikation** ist gegeben beim Atemstillstand. Dem Vorzug eines unverzüglichen Wirkungseintrittes steht als Nachteil gegenüber, daß zur Fixierung des Kopfes eine Hilfsperson notwendig ist. Auch läßt sich die intrazisternale Injektion nur mittels einer mit Mandrin versehenen Subokzipital-Nadel vornehmen, die allenfalls durch eine Lumbalnadel ersetzt werden kann.

Technik: Mit dem linken Zeigefinger den 1. Dornfortsatz fixieren. Da der Patient bewußtlos ist, erfolgt der Einstich ohne Anästhesie unmittelbar über dem Finger in Richtung der Nasenwurzel. Mit verhaltenem Druck wird langsam so lange vorgegangen, bis der leichte Widerstand der Membrana atlantooccipitalis posterior gefühlt wird. Nach Überwindung dieses geringen Widerstandes befindet man sich nach wenigen Millimetern in der Cisterna cerebello-medullaris. Die Injektionstiefe kann zwischen 2 und 10 cm variieren. Vor Einbringen des Medikamentes wird zunächst Liquor in der gleichen Menge abgelassen, in der man anschließend das Medikament zuführt.

6. Intrasternale Injektion

Die intrasternale Injektion läßt sich nur beim Erwachsenen anwenden. Für Kinder unter 3 Jahren steht als intraossaler Weg die Tibia oder das Darmbein zur Verfügung.

Der **Vorzug** der intrasternalen Applikationsform liegt in der Tatsache, daß die Kanüle ohne weiteres Zutun in der knöchernen Umklammerung des Brustbeins fixiert wird. Sie eignet sich daher auch in besonderem Maße für unruhige Patienten. Sowohl zu diagnostischen wie zu therapeutischen Zwecken sind alle Mittel wie bei einer i.v. Injektion injizierbar.

Eine **Einschränkung** erfährt diese Applikationsform jedoch durch den Umstand, daß Infusionen und Transfusionen nur bis zu einer Gesamtmenge von 1 Liter möglich sind, für deren Einlaufdauer zudem eine wesentlich längere Zeit als bei intravenöser Infusion notwendig ist. Auch wird eine Spezialnadel (Sternal-Nadel) verwandt. Das Modell nach *Lambrecht* ist für Infusionszwecke besonders geeignet. Die Injektions- und Infusionslösungen sollen körperwarm sein. Ein weiterer Nachteil liegt in der Notwendigkeit der vorangehenden Lokalanästhesie. Schließlich sind bei intrasternaler Injektion die folgenden im Notfall selten vorausbestimmbaren **Kontraindikationen** zu beachten: Aorten-Aneurysma wegen der Möglichkeit einer versehentlichen Punktion; hämorrhagische Diathesen wegen der Gefahr einer Nachblutung; septische Erkrankungen wegen des Risikos der Ausbildung einer Osteomyelitis; schließlich die seltene Myelosklerose wegen des Fehlens eines punktionsfähigen Sternalraumes.

Technik: In Höhe des II. oder III. Interkostalraumes, nicht in Rippenknorpelhöhe, wird, einige Millimeter lateral der Mittellinie, die Lokalanästhesie mit ausgiebiger Periostinfiltration angelegt. Nach Einstellung der Arretierungsplatte treibt man die Sternalnadel unter drehendem Einbohren mit verhaltenem Druck millimeterweise vor. Aspirationsversuche führen bei richtiger Lage der Nadel zu plötzlichem Sternalschmerz bei Aspiration oder zum Aufziehen von Knochenmarksbröckeln in die Injektionsspritze.

7. Intrakardiale Injektion

Die einzige, hier allerdings womöglich unmittelbar lebensrettende Indikation der intrakardialen Injektion ist gegeben beim Herzstillstand mit dem klinischen Bild der asystolischen Form des *Morgagni-Adams-Stokes*schen Syndroms, insbesondere beim elektrischen Unfall ohne vorgeschädigtes Herz.

Ein **Vorzug** dieses Verfahrens ist es, daß schon der Einstich einen starken Reiz darstellt, der nicht selten für sich allein die Herztätigkeit wieder in Gang bringen kann. Zum anderen ist es auf diesem Wege möglich, auch bei vollständigem Stillstand der Blutzirkulation das Medikament unmittelbar in die Herzhöhle einzubringen. Schließlich läßt sich bei gehäuftem Auftreten von *Morgagni-Adams-Stokes*schen Anfällen die intrakardiale Injektion mehrmals in kurzem Zeitraum innerhalb eines Tages wiederholen.

Technik: 10 cm lange und dünne, mit einer 2-ml-Injektionsspritze versehene Nadel. Einstich ohne vorausgehende Anästhesie in Höhe des 4. oder 5. Interkostalraumes, links oder rechts parasternal. Senkrechter Einstich, der in den rechten Ventrikel führt (vgl. Abb. 103). Nach Aspiration von Blut erfolgt die Injektion; anschließend rasches Herausziehen der Nadel. Injiziert wird bei Herzstillstand heute im allgemeinen ALUPENT (1 Amp. = 0,5 mg). Zur Vermeidung von Kammerflimmern ist dies geeig-

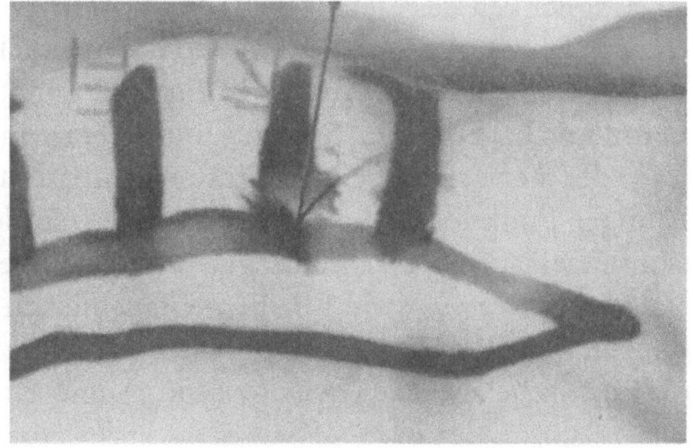

Abb. 103: Nadelhaltung bei intrakardialer Injektion. Die Querstreifen entsprechen Interkostalräumen

neter als das früher übliche SUPRARENIN (0,5 ml der Lösung 1:1000, zusammen mit NOVOCAIN, 1,0 ml der 2%igen Lösung). Ebenso können bei der intrakardialen Injektion Coffein oder ein sonstiges Analeptikum sowie Strophanthin, TROMCARDIN usw. gespritzt werden.

8. Intraarterielle Injektion

Die intraarterielle Injektion wird angewandt bei schwersten Kollapszuständen, um auf diesem Wege schnell eine Volumensubstitution durch Bluttransfusion vorzunehmen oder um Kreislaufmittel und Kortikoide zuzuführen. Außerhalb der Notfalltherapie werden intraarterielle Injektionen zur Behandlung peripher-arterieller sowie zerebraler Gefäßerkrankungen ausgeführt. Da die Infusionsform als Überdruckinfusion erfolgen muß, kommt diese Methode nur für eine klinische Anwendung in Betracht.

9. Punktion der Vena anonyma

Von den bisher besprochenen Injektionsverfahren hatte jede Methode ihre eigenen Vorzüge. Keine blieb jedoch ohne Einschränkungen oder Nachteile. Mit besonderem Nachdruck sei daher die Injektion bzw. Infusion mittels Punktion der Vena anonyma bzw. brachiocephalica genannt. Dieses von *H. Schäffer* (Bad Nauheim) vorgeschlagene Verfahren sollte heute, da es auch im schwersten Kollaps immer ausführbar bleibt, als die Methode der unbegrenzten Möglichkeiten schlechthin gelten und die ihm gebührende weite Verbreitung finden. Ein besonderer Vorzug ist die stete Zugänglichkeit des Gefäßes. Die Vena anonyma bildet einen der größten Venenstämme. Als 2 cm langes und daumendickes Gefäß hat sie ein stets offenes Lumen, da sie bindegewebig fixiert und verspannt ist. Durch ihre konstante Lage ist sie stets und mit Sicherheit zu treffen. Die herznahe Lage der Vene sichert einen Wirkungseintritt in kürzester Zeit. Auch bei häufiger Punktion oder langem Liegenlassen der Punktions- bzw. Infusionsnadel ist eine Thrombosegefahr nicht zu befürchten. Schließlich läßt sich dieser Weg sowohl für die gebräuchlichen therapeutischen Anwendungen (i.v. Injektion, Dauerinfusion, Transfusion, Aderlaß) als auch für diagnostische Zwecke (Pyelographie, Angio-Kardiographie) nutzen.

Technik: Nach Linksdrehung des Patientenkopfes Aufsuchen der Punktionsstelle: der linke Zeigefinger gleitet am unteren Rand des rechten Schlüsselbeines von außen nach innen, bis er nahe dem rechten Sternal-

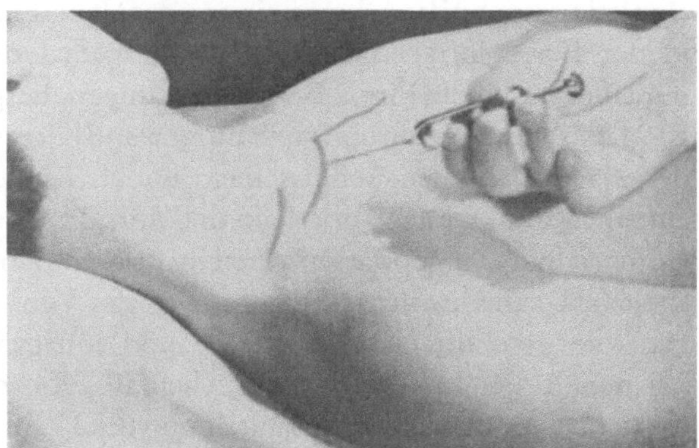

Abb. 104: Injektionsstelle bei Vena-anonyma-Punktion

rand auf eine knöcherne Abdachung trifft. Von dort geht er wieder um 1,5 cm nach lateral zurück. Markierung und Desinfektion dieser Stelle (Abb. 104). Ohne vorangehende Anästhesie Einstich der mit einer 5,0- oder 10,0-ml-Spritze versehenen, etwa 8 cm langen und 1 bis 2 mm weiten Kanüle an der markierten Stelle. Vorschieben der Kanüle unmittelbar unter dem Schlüsselbein zwischen diesem und der ersten Rippe nach medial mit leichter Abweichung nach kranial hin.

Der Winkel der Kanülen-Richtung zur Horizontalen beträgt 30 bis 40°. Nach einem unter ständigem Ansaugen stattfindenden Vorschieben der Nadel erreicht diese in einer Tiefe von 3 bis 6 cm die Vena anonyma. Sollte sie beim Vorschieben versehentlich durchstochen sein, so erfolgt beim langsamen Zurückziehen der Nadel die erwartete Aspiration von Blut. Eine Fixation der Kanüle ist, ähnlich wie bei der intrasternalen Injektion, auch bei längerdauerndem Verweilen während einer Infusion nicht notwendig.

10. Punktion der Vena subclavia

Aus der Notwendigkeit, größere Flüssigkeitsmengen im Rahmen einer Langzeit-Infusionstherapie zu geben, wurde neben dem Weg über die Vena anonyma noch ein weiteres, etwas aufwendigeres Verfahren ausgearbeitet. Es handelt sich dabei um den Zugang durch einen über die Subclavia-Vene eingeführten Cava-Katheter, den sogenannten Subclavia-Katheter.

Punktionstechnik: Ätherreinigung der Haut und Desinfektion. Punktion in der Fossa infraclavicularis, wenig medial der Medioklavikularlinie mit einer durch die Firma Braun, Melsungen, hergestellten Doppelkanüle K-94. Fast horizontale und zur Thoraxwand tangentiale Vorschubrichtung der Nadel zwischen Schlüsselbein und I. Rippe hindurch in Richtung auf einen Punkt, knapp oberhalb und dorsal vom Sternoklavikulargelenk. Unter ständiger Aspiration erreicht man in 3 bis 5 cm Tiefe die Vena subclavia nahe an ihrem Übergang in die Vena anonyma. Nun entfernt man die geschliffene Innenkanüle und führt eine Plastikkapillare von 1,5 mm Außendurchmesser ein, ebenfalls von der Firma Braun hergestellt als K-84 mit einer Gesamtlänge von 24 cm und einem Innendurchmesser von 1 mm aus Weich-PVC-Material der BASF. Sobald der Venoflex-Schlauch so weit eingelegt ist, daß seine Spitze am Eingang des rechten Vorhofes liegt, wird die Führungskanüle entfernt und das Ende der Plastikkapillare mit einer Venoflexkanüle der Firma Braun K-91 versehen. Diese wird wiederum mittels Bajonett-Verschluß an ein Kanülenzwischenstück der Firma Braun K-93 angesetzt. An dieses System können Infusionsschläuche mit Rekordkonus angebracht werden. Vor Beginn der Infusionsbehandlung wird der Katheter mit Urografin gefüllt, mit einem O-Stopfen verschlossen und die Katheterlage röntgenologisch kontrolliert.

Zur besseren Kanülenführung bei der Venenpunktion benutzt man zum Aspirieren eine Metall- oder Glasspritze, da der Konus einer Kunststoffspritze zu biegsam ist. Es empfiehlt sich, die aufgesetzte Spritze mit physiologischer NaCl-Lösung teilweise zu füllen, der evtl. eine geringe Menge Liquemin (HEPARIN) zugesetzt ist. Dies ist zweckmäßig, um bei erforderlicher längerer Manipulation ein Verstopfen der Kanüle durch geronnenes Blut zu vermeiden. Hochlagerung der Beine oder ein erhöhtes Fußende des Bettes wirken der Möglichkeit einer Luftaspiration bei negativem Venendruck während einer tiefen Inspiration entgegen.

Vor Anlegen des Fixierungsverbandes wird die Kathetereinstichstelle noch einmal desinfiziert. Ferner ist der Katheter an seiner Durchtrittsstelle durch die Haut mit NEBACETIN-Puder zu umhäufeln und mit einer sterilen Kompresse zuzudecken. Kastenverband mittels eines Elastoplast-Stückes von etwa 8×8 cm, der rundherum mit Leukoplast eingerahmt wird. Wasserdichtes Verbandmaterial sollte nicht benutzt werden. Das Kanülenzwischenstück wird mittels einer kleinen Schlitzöffnung durch den Verband hinausgeführt und gesondert mit einem schmalen Pflasterstreifen fixiert. Diese besondere Verbandstechnik läßt das spontane Herausgleiten des Katheters aus der Vena mit einiger Sicherheit vermeiden.

Von der hier beschriebenen Infusionstechnik mittels Subclavia-Katheter muß unterschieden werden die **einfache Injektion in die Vena subclavia,** die auch heute vielfach noch nicht genügend scharf von der Vena-anonyma-Punktion getrennt wird. Diese Unterscheidung gewinnt aber besonderes Gewicht, wenn man die Anonyma-Punktion ohne Einführung eines Cava-Katheters anstelle etwa einer intrakardialen Injektion benutzt, wie dies jetzt in zunehmender Verbreitung geschieht. Bei der Injektion in die Vena anonyma schließen sich, wie besonders *H. Schäfer* wiederholt betont hat, die beiden Venenklappen im Anfangsteil der Vena subclavia und der Vena jugularis interna sofort infolge der Druckerhöhung in der Vene unter Einbringung einer Injektionsflüssigkeit. Die injizierte Flüssigkeitsmenge kann daher nur herzwärts strömen und nicht in periphere Venenäste ausweichen, wie dies bei der Injektion in die Vena subclavia möglich ist. Die Ankunft des injizierten Mittels im Herzen wird noch beschleunigt, wenn man sofort 50 ml einer indifferenten Lösung nachspritzt. Diese Maßnahme ist völlig unentbehrlich, wenn beim akuten Herzstillstand die Zirkulation zum Erliegen gekommen ist. Nur durch diese Nachinjektion kann das Medikament tatsächlich ins Herz gelangen und dort wirksam werden.

C. Herzmassage und Beatmung

1. Indirekte äußere Herzmassage

Als wertvoller Ersatz für den auf klinische Möglichkeiten beschränkten Eingriff der direkten Herzmassage an dem operativ freigelegten Herzen wurde für die breite Praxis durch *Kouwenhoven* und Mitarbeiter das Verfahren der äußeren indirekten, unblutigen Herzmassage für die breitere Praxis ausgebaut. Es hat zum Ziel, beim akuten Herzstillstand den Kreislauf augenblicklich und ohne Eröffnung des Brustkorbes durch rhythmische Kompression des Herzens von außen in Gang zu halten. Bei diesem Vorgehen wird das Herz mittels Sternum-Druck zwischen Brustbein und Wirbelsäule zusammengedrückt. Dadurch läßt sich das Blut aus den Kammern herauspressen. Bei Aufheben des Druckes kehrt der Thorax elastisch in die Ausgangsstellung zurück, wobei sich das Herz erneut mit Blut füllt.

Technik: Rückenlagerung des Patienten auf einer harten Unterlage (Fußboden). Der Arzt kniet neben dem Patienten und drückt mit den übereinandergelegten Handwurzeln, durch das Gewicht seines Oberkörpers unterstützt, mit kräftigen rhythmischen Stößen senkrecht auf die untere Hälfte des Brustbeines (vgl. Abb. 105). Zur Vermeidung von Rippenfrakturen, Leber- oder Milzrupturen ist darauf zu achten, daß möglichst kein Druck gegen die Rippenansätze oder gegen das Epigastrium ausgeübt wird. Das Sternum erfährt bei jedem Stoß eine Senkung um 4 bis 5 cm. Bei einer Frequenz von 60 bis 80 Stößen je Minute läßt sich mit diesem Verfahren in den meisten Fällen ein palpabler Radialispuls mit Blutdruckwerten von 60 bis 100 mm Hg erzeugen.

2. Beatmung

Die Herzmassage kann nur dann Aussicht auf Erfolg haben, wenn zugleich mit ihr durch einen zweiten Helfer oder – bei nur einem Helfer – wenigstens im Wechsel mit der Herzmassage eine ausgiebige Beatmung einsetzt. Hierfür eignet sich für die Notfallsituation die Insufflationsventilation in Form der Mund-zu-Mund- oder Mund-zu-Nase-Beatmung. Die Benutzung eines endotrachealen Mund-Tubus erleichtert die Durchführung.

Technik: Nach rascher Säuberung der Mundhöhle und des Rachenrau-

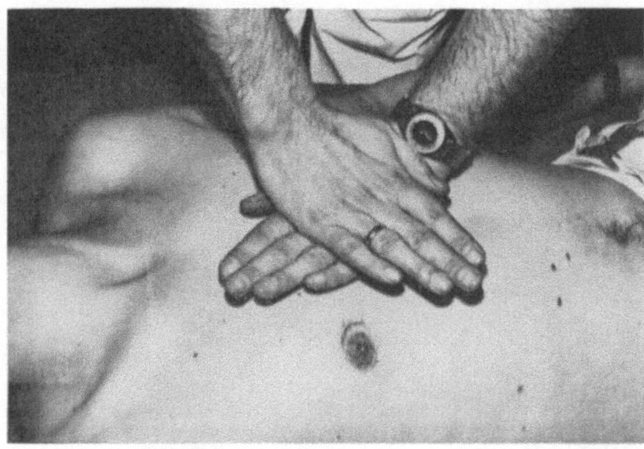

Abb. 105: Äußere, indirekte unblutige Herzmassage durch Sternumdruck (nach R. FREY, Mainz)

mes sowie Entfernung etwaiger Fremdkörper, Zahnprothesen usw. zweckmäßige Lagerung des Patienten: Bei noch erhaltener Spontanatmung wegen Aspirationsgefahr nicht auf den Rücken, sondern am besten in rechter oder linker Bauchseitenlage. Dabei den Kopf so weit nach der Seite wenden, daß ein unbehinderter Abfluß aus Rachen und Mund gewährleistet ist. Nur bei völligem Atemstillstand Rückenlagerung zur besseren Durchführung der künstlichen Beatmung. Voraussetzung jeder künstlichen Beatmung ist Freiheit der Luftwege. Sie wird am einfachsten und sichersten durch Anwendung eines geeigneten Mund-Tubus erreicht, z. B. des Guedel-Tubus oder eines Tubus der *Draeger*-Werke. Bestes Vorgehen, zumal beim Fehlen einer Hilfsperson, ist die Mund-zu-Mund- bzw. Mund-zu-Nase-Beatmung. Vorteile: Sie ist auch dann noch anwendbar, wenn infolge Verschüttung o. ä. nur der Kopf noch zugänglich ist.

Technik: Taschentuch zwischen Gesicht des Helfers und des Patienten. Einblasen von Luft in den Mund (bei geschlossener Nase) bzw. in die Nase (bei geschlossenem Mund) des Patienten (vgl. Abb. 106). Den Erfolgsnachweis bildet das Heben des Thorax bei Atemspende. Spontane Ausatmung beim Patienten, während der Helfer Atem holt. Fortsetzung u. U. auch über längere Zeit hin bis zum Wiedereintritt einer regelmäßigen und ausreichenden Spontanatmung.

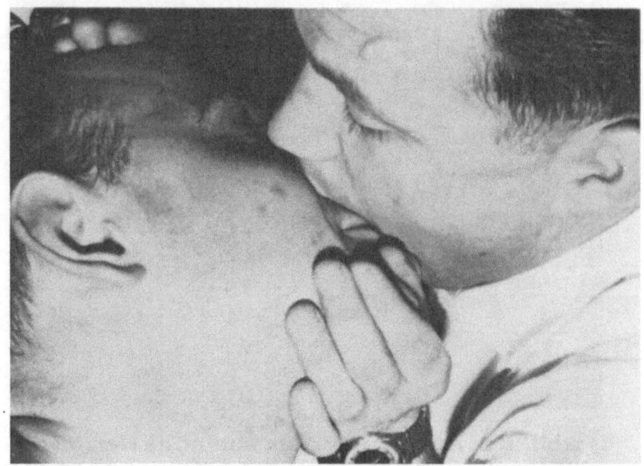

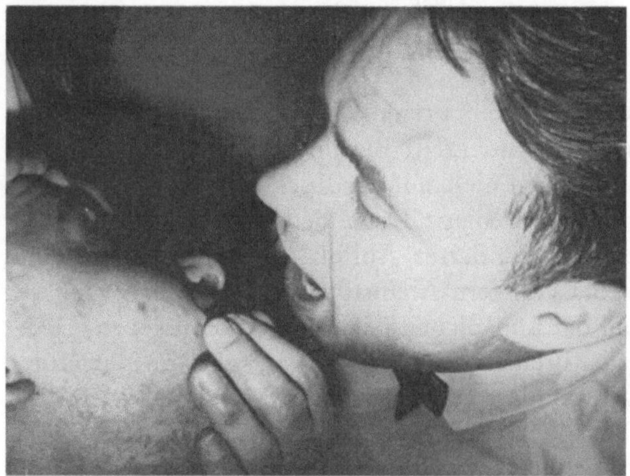

Abb. 106: Mund-zu-Mund-Beatmung (nach R. FREY, Mainz)
a) Atemspende
b) Atempause

Schrifttum

Verzeichnis der in der vorliegenden Darstellung berücksichtigten Veröffentlichungen sowie weiterführender Monographien und Einzelarbeiten

I. Monographien

Belz, G. G.: Die herzwirksamen Glykoside. Theorie und Praxis ihrer Anwendung in der Therapie der Herzerkrankungen.
J. F. Lehmanns-Verlag München 1971.

Bender, F.: Aktuelle Probleme der β-Rezeptorenblockade.
F. K. Schattauer-Verl., Stgt. 1970.

Büchner, F.: Die Koronarinsuffizienz in alter und neuer Sicht.
Forum cardiologicum. Boehringer, Mannheim 1970.

Duesberg, R. und *H. Spitzbarth:* Klinik und Therapie der Kollapszustände.
F. K. Schattauer-Verl., Stgt. 1963.

Gersmeyer, E. F.: Der Kreislaufkollaps.
Springer-Verl., Berlin 1961.

Halhuber, M. J. und *H. Kirchmair:* Notfälle in der inneren Medizin.
Urban & Schwarzenberg, 8. Aufl., München 1970.

Heinecker, R.: EKG-Fibel.
G. Thieme-Verl., 6. Aufl., Stgt. 1969.

Hirsch, W. und *K. Rust:* Praktische Diagnostik ohne klinische Hilfsmittel.
J. A. Barth, München 1961.

Krietemeyer, H.-J.: Erste ärztliche Hilfe am Unfallort und im Katastropheneinsatz.
K. F. Haug-Verl., Ulm 1966.

Krück, F.: Kalium und Elektrolythaushalt.
Gebr. Giulini GmbH, Ludwigshafen 1966.

Kühn, H. A., H. Klepzig und *E. Schildge:* Akute innere Krankheiten.
G. Thieme-Verl., Stgt. 1959.

Moeschlin, S.: Therapie-Fibel.
G. Thieme-Verl., Stgt. 1965.

Müller-Wieland, K.: Fibrinolyse-Therapie.
F. K. Schattauer-Verl., Stgt. 1969.

Nusser, E., H. Donath und *P. Christian:* Interne Notfälle.
F. K. Schattauer-Verl., Stgt. 1967.

Nusser, E., H. Donath und *H. J. Aschke:* Vegetative Kreislaufstörungen.
Gebr. Giulini GmbH, Ludwigshafen 1970.

Richter, H.-E. und *D. Beckmann:* Herzneurose.
G. Thieme-Verl., Stgt. 1969.

Roskamm, H.: Das Belastungs-EKG.
Studienreihe Boehringer, Mannheim 1968.

de Rudder, B.: Kinderärztliche Notfallfibel.
G. Thieme-Verl., Stgt. 1958, 4. Aufl.

Schmidt, O. P., W. Günther und *H. Bottke:* Das Bronchitische Syndrom.
J. F. Lehmanns-Verl., München 1965.

Schmidt-Voigt, J.: Atlas der klinischen Phonokardiographie.
Urban & Schwarzenberg, München 1955.

Schmidt-Voigt, J.: Herzrhythmus-Fibel.
J. F. Lehmanns-Verl., München 1959.

Schmidt-Voigt, J.: Auskultation beim Altersherzen und Alarmsymptome bei der Herzauskultation. J. F. Lehmanns-Verl., München 1961.

Schmidt-Voigt, J.: Das Gesicht des Herzkranken. Editio Cantor-Verl., Aulendorf, 2. Aufl. 1962.
Schmidt-Voigt, J.: Kardiologie für die Praxis (Teil I–III). J. F. Lehmanns-Verl., München 1964.
Schmidt-Voigt, J.: Kardiologie für die Praxis (Teil IV–V). J. F. Lehmanns-Verl., München 1966.
Schneider, K. W.: Hypotonie. F. K. Schattauer-Verl., Stgt. 1968.
Spang, K.: Rhythmusstörungen des Herzens. G. Thieme-Verl., Stgt. 1957.
Wolter, H. H., R. Thorspecken und *K. J. Paquet:* Schrittmacher-EKG. Studienreihe Boehringer, Mannheim 1968.

II. Einzelarbeiten

Ahnefeld, F. W. und *J. Kilian:* Wiederbelebungsmaßnahmen und Transportprobleme bei Notfallsituationen in der Praxis. Internist *11*, 41 (1970).
Amor, H., F. Dienstl, G. Judmaier und *H. Schwingshackl:* Über die Beeinflussung von Herzrhythmusstörungen durch d-Propranolol. Dtsch. Med. Wschr. *94*, 2669 (1969).
Aschke, J., G. Trieb und *E. Nusser:* Gilutensin-Heptaminol bei vegetativen Kreislaufregulationsstörungen. Med. Klin. *65*, 1878 (1970).
Avenhaus, H.: Rhythmusstörungen des Herzens bei Glykosidtherapie. Dtsch. Med. J. *18*, 189 (1967).
Bachmann, K.: Kardioversion. Fortschr. Med. *88*, 877 (1970).
Bachmann, K.: Moderne Therapie der Koronarinsuffizienz. Landarzt *1970*, 1200.
Baedeker, W.: Die Behandlung der Angina pectoris. Med. Klin. *65*, 1893 (1970).
Bartels, O.: Injektionen in der Notfallmedizin. Fortschr. Med. *88*, 1143 (1970).
Belz, G. G.: Über klinische quantitative Untersuchungen herzwirksamer Glykoside. Med. Welt *20*, 1898 (1969).
Belz, G. G.: Zur Therapie der Herzinsuffizienz – neue Gesichtspunkte und Möglichkeiten. Herz/Kreisl. *2*, 305 (1970).
Belz, G. G., K. Olesch und *J. Schmidt-Voigt:* Die Behandlung des chronischen Vorhofflimmerns mit einer Kombination von Chinidin und Verapamil. Med. Welt *21*, 1670 (1970).
Bleifeld, W., W. Merx und *S. Effert:* Notfallsituation durch Herzrhythmusstörungen im internistischen Rahmen. Internist *10*, 224 (1969).
Böhm, C.: Die pulmonale Herzkrankheit. Med. Welt *20*, 2781 (1969).
Delius, W.: Beobachtungen über die Wirkung eines Beta-Rezeptoren-Blockers bei vegetativen Herz- und Kreislaufstörungen. Med. Klin. *62*, 1128 (1967).
Delius, L.: Behandlung funktioneller Herz- und Kreislaufsyndrome. Therapiewoche *20*, 134 (1970).
Diewitz, M. und *B. M. Lange:* Zur Behandlung tachykarder Rhythmusstörungen mit Verapamil. Med. Klin. *64*, 1699 (1969).
Effert, S. und *J. Sykosch:* Implantierbare elektrische Schrittmacher. Dtsch. Med. J. *18*, 209 (1967).
Erbslöh, F. und *K. Rompel:* Apoplektischer Insult als Verlaufsereignis der zerebralen Arteriosklerose. Med. Klin. *64*, 2059 (1969).
Franke, H.: Diagnose des Karotissinus-Syndroms. Dtsch. Med. Wschr. *92*, 1155 (1967).
Franke, H.: Zur Therapie des Karotissinus-Syndroms. Dtsch. Med. Wschr. *92*, 1157 (1967).

Gibbels, E. und *R. Heitmann:* Notfallsituationen in der Praxis bei Kranken mit zentralnervöser Symptomatik. Internist *11*, 46 (1970).

Günther, W.: Zur Therapie des chronischen Cor pulmonale. Med. Welt *21*, 1661 (1970).

Haan, D.: Diagnose und Therapie von Herzrhythmusstörungen. Berliner Ärztekammer *7*, 166 (1970).

Halhuber, M. J.: Zur Differentialdiagnose von Herzschmerzen in der Allgemeinpraxis. Landarzt *39*, 669 (1963).

Halhuber, M. J. und *H. Kirchmair:* Kardiologische Notfallbehandlung in der Praxis. Internist *11*, 64 (1970).

Hallen, O.: Zur Differentialdiagnose der zerebralen Durchblutungsstörungen. Dtsch. Med. J. *21*, 171 (1970).

Halmagyi, M., R. Frey und *H. Israng:* Intensivtherapie der akuten respiratorischen Insuffizienz. Internist *10*, 209 (1969).

Hansen, H.-W.: Therapie digitalisbedingter Rhythmusstörungen des Herzens mit Diphenylhydantoin. Med. Klin. *65*, 101 (1970).

Hausen, W. J., W. Mahringer und *K. Spang:* Über die Behandlung kardiovaskulärer Notfälle mit Ausnahme der lebensbedrohenden Herzrhythmusstörungen in Klinik und Praxis. Landarzt *46*, 1190 (1970).

Heinecker, R.: Zur medikamentösen Therapie von Herzrhythmusstörungen. Dtsch. Med. J. *18*, 186 (1967).

Heinecker, R.: Synkopaler Anfall und Schwindel aus der Sicht des Internisten. Dtsch. Med. J. *21*, 126 (1970).

Held, K.: Zur Pathogenese komatöser Zustände. Med. Welt *21*, 903 (1970).

Helwing, H.-P., H. Hochrein und *R. Kuhn:* Zunahme der Glykosidtoleranz durch Kalium-Magnesium-Aspartat. Herz/Kreislauf *2*, 369 (1970)

Herrmann, E.: Therapeutische Möglichkeiten bei hirnzirkulatorischen Krisen. Therapiewoche *20*, 154 (1970).

Herzfeld, R.: Behandlung von Herzrhythmusstörungen in der Praxis. Hippokrates *40*, 141 (1969).

Hirsch, W.: Leitsymptom: Bewußtseinsverlust. Mat. Med. Nordmark *14*, 569 (1963).

Hirsch, W.: Bewußtseinsverlust – Diagnostik ohne klinische Hilfsmittel. – Med. Welt *1963*, 1693.

Hirsch, W. und *G. Woschee:* Das Lungenödem. Med. Welt *1965*, 1806

Hochrein, H. und *H.-P. Helwing:* Der Schock und seine Behandlung bei internen Krankheitsbildern. Med. Klin. *65*, 93 (1970).

Hochrein, M. und *J. Schleicher:* Therapeutische Grundsätze bei der Behandlung der Herzinsuffizienz. Ärztl. Prax. *15*, 1711 (1963).

Holzmann, M.: Differentialdiagnose und Therapie des Herzschmerzes. Mat. Med. Nordmark *17*, 225 (1965).

Hüdepohl, M.: Aspekte der Herzinfarkttherapie. Fortschr. Med. *85*, 157 (1967).

Irnich, W. und *S. Effert:* Verlängerte Lebensdauer von Schrittmachern durch Kontrollen. Med. Welt *21*, 1841 (1970).

Jahrmärker, H.: Die Therapie der akuten Herzinsuffizienz. Dtsch. Med. J. *18*, 178 (1967).

Jipp, P.: Pathogenese und Diagnostik des chronischen Cor pulmonale. Med. Klin. *64*, 2319 (1969).

Juchems, R.: Untersuchungen zur Symptomatologie, Häufigkeit und Labordiagnostik funktioneller Herzerkrankungen (*Da Costa*-Syndrom). Med. Welt *00*, 2398 (1963).

Kaltenbach, M., H. J. Becker, V. Graef und *H. Hunscha:* Zur Therapie der Angina pectoris mit Beta-Rezeptorenblockern. Med. Klin. *65*, 494 (1970).

Kindermann, G.: Karotissinusdruckversuch und Indikation zur Schrittmacherbehandlung. Med. Klin. *65*, 2198 (1870)

Klein, K.: Kardiozerebrale Durchblutungsstörungen. Med. Klin. *64*, 2393 (1969).

Klepzig, H.: Die Behandlung funktioneller Herzbeschwerden in Klinik und Praxis. Herz/Kreisl. *2*, 313 (1970).

Klüss, C. O.: Auskultatorische Alarmsymptome beim Myokardinfarkt. Münch. Med. Wschr. *103*, 2463 (1961).

Körtge, P., F. Praetorius, B. Schneider, F. Heckner, J. van de Loo, F. A. Pezold, H. Poliwoda, R. Schmutzler und *D. Zekorn:* Zur thrombolytischen Therapie des frischen Herzinfarktes. Dtsch. Med. Wschr. *92*, 1546 (1967).

Kübler, W. und *P. G. Spieckermann:* Die Wiederbelebungszeit des Herzens. Dtsch. Med. Wschr. *95*, 1279 (1970).

Lamprecht, G.: Kritische Betrachtungen zur Therapie des Hochdrucks mit blutdrucksenkenden Substanzen. Med. Klin. *53*, 1572 (1958).

Lamprecht, G. und *J. Schmidt-Voigt:* Behandlung der Angina pectoris mit einem Beta-Rezeptorenblocker. Med. Klin. *61*, 18 (1966).

Lang, K. F., H. J. Just, H. J. van Mengden, E. Rostellen und *P. Schölmerich:* Bedeutung und Behandlung der Rhythmusstörungen bei Herzinfarkt. Therapiewoche *20*, 386 (1970).

Lasch, H. G.: Die Therapie des Herzinfarktes. Therapiewoche *20*, 107 (1970).

Lasch, H. G. und *G. Riecker:* Intensivtherapie beim Schock. Internist *10*, 234 (1969).

Luisada, A. A.: Mechanismus und Behandlung des akuten Lungenödems. Triangel *7*, 254 (1967).

Lydtin, H.: Behandlung mit β-Rezeptorenblockern. Dtsch. Med. Wschr. *94*, 2560 (1969).

Mahringer, W., W. J. Hausen und *K. Spang:* Über die Behandlung kardiovaskulärer Notfälle als Folge von lebensbedrohenden Herzrhythmusstörungen. Landarzt *46*, 1196 (1970).

Marx, H. H.: Neue Gesichtspunkte zum chronischen Cor pulmonale. Internist *10*, 244 (1969).

Messmer, K.: Die Grundlagen der modernen Schocktherapie. Münch. Med. Wschr. *112*, 357 (1970).

Moiseew, S. G. und N. W. Erschowa: Postinfarktsyndrom nach Dressler, Klinik und Praxis. Monatsk. für ärztl. Fortbildung *1971*, 2

Moll, A.: Vegetativ bedingte EKG-Veränderungen und ihre Beurteilung. Lebensversicherungsmed. *19*, 105 (1967).

Neuhaus, G. A.: Prinzipien der Schockbekämpfung. Therapiewoche *21*, 139 (1970).

Neuhof, H. und *H.-G. Lasch:* Schock, Mikrozirkulation und Hämostase. Dtsch. Med. Wschr. *95*, 1937 (1970).

Nobbe, F.: Konservative Therapie des Schlaganfalls. Dtsch. Med. J. *21*, 182 (1970).

Nusser, E. und *H. Donath:* Alarmsymptome seitens der Atmungsorgane. Internist *11*, 51 (1970).

Olesch, K., G. G. Belz, E. Heesemann und *J. Schmidt-Voigt:* Elektrotherapie akuter und chronischer Herzrhythmusstörungen. Münch. Med. Wschr. *113*, 28 (1971).

Pflüger, H.: Schock und Notfallsituation. Med. Klin. *65*, 97 (1970).

Pippig, L.: Die Diagnose des kardiogenen Schocks. Dtsch. Med. Wschr. *95*, 1068 (1970).

Prill, A., H. Ch. Hopf und *H.-A. Paul:* Zerebrale Durchblutungsstörungen und ihre Behandlung. Med. Klin. *65*, 229 (1970).

Prout, W. G.: Die Überwachung des zentralen Venendrucks; theoretische und praktische Überlegungen. Triangel *9*, 174 (1970).

Schlepper, M.: Differentialdiagnose und Differentialtherapie von Herzrhythmusstörungen. Landarzt *45*, 944 (1969).

Schmidt-Voigt, J.: Fortschritte in der Behandlung kardialer Leitungsstörungen. Med. Welt *1961*, 2416.

Schmidt-Voigt, J.: Schock und Kollaps. Fortschr. Med. *81*, 906 (1963).

Schmidt-Voigt, J.: Der Kreislaufkollaps. Mkurse ärztl. Fortbild. *13*, 281 (1963).

Schmidt-Voigt, J.: Paroxysmale Herzrhythmusstörungen (Notfall- und Intervalltherapie). In: Almanach für die ärztliche Fortbildung. J. F. Lehmanns-Verl., München 1966, S. 97.

Schmidt-Voigt, J.: Der orthostatische Symptomenkomplex. Mkurse ärztl. Fortbild. *18*, 672 (1968).

Schmidt-Voigt, J.: Bedrohliche Rhythmusstörungen des Herzens und ihre Beseitigung. Mkurse ärztl. Fortbild. *19*, 582 (1969).

Schmidt-Voigt, J.: Therapiefortschritte bei Herzrhythmusstörungen. Mkurse ärztl. Fortbild. *19*, 436 (1969).

Schmidt-Voigt, J.: Das akute Kreislaufversagen. Mkurse ärztl. Fortbild. *19*, 345 (1969).

Schneider, K. W.: Pathogenese und Therapie des Schocks. Mat. Med. Nordmark *17*, 331 (1965).

Schneider, K. W.: Diagnose und pathophysiologische Probleme der Lungenembolie. Herz/Kreisl. *1*, 65 (1969).

Schölmerich, P., H.-P. Schuster und *H. G. Just:* Notfälle in der Kardiologie. Internist *10*, 216 (1969).

Schölmerich, P.: Behandlung der Herzinsuffizienz. Therapiewoche *20*, 95 (1970).

Schulz, H. U.: Das Chondrokostal-Präkordial-Syndrom. Med. Klin. *58*, 1938 (1963).

Schuster, H.-P. und *P. Schölmerich:* Zur Therapie und Prognose des kardiogenen Schocks. Therapiewoche *20*, 399 (1970).

Sobotta, G.: Erfahrungen mit Xylocain bei Rhythmusstörungen des Herzens auf einer internen Wachstation. Herz/Kreisl. *1*, 363 (1969).

Stapenhorst, K., H. E. Hoffmeister, R. Stunkat, L. Brunner, W. Hügel und *H. Rastan:* Über die Behandlung mit Herzschrittmachern. Landarzt *46*, 743 (1970).

Steim, H. und *M. Friedemann:* Kardioversion bei Vorhofflimmern und -flattern. Dtsch. Med. J. *18*, 197 (1967).

Tölle, R.: Diagnose der Herzphobie. Dtsch. Med. Wschr. *95*, 1450 (1970).

Tornow, P., K. Kindel und *E. Schuster:* Diagnose und Häufigkeit funktionell bedingter Endteilveränderungen im Elektrokardiogramm mit Hilfe des Valsalva-Preßdruckversuches. Dtsch. Med. Wschr. *95*, 1352 (1970).

Tutsch, G.: Der sogenannte »Herzanfall«. Landarzt *1963*, 673.

Volles, E., P. Gressner, W. Dahlmann, A. Prill und *N. Sabuncu:* Der Vena-subclavia-Katheter. Dtsch. Med. Wschr. *94*, 2680 (1969).

Vorlaender, K. O.: Allergosen des kardiovaskulären Systems. Dtsch. Med. J. *21*, 1209 (1970).

Wehrmacher, W. H.: Über paroxysmale Tachykardie. Münch. Med. Wschr. *108*, 1757 (1966).

Weidner, A.: Flimmerwidrige Pharmaka bei tachykarden Rhythmusstörungen. Med. Klin. *64*, 1075 (1969).

Wenger, R. und *G. Mohelsky:* Zur prognostischen Bedeutung von Kammerextrasystolen verschiedener Lokalisation. Zt. Kreislaufforsch. *59*, 719 (1970).

Wiedersberg, H.: Die zerebralen Todesmechanismen bei der essentiellen Hypertension. Dtsch. Med. Wschr. *95*, 1271 (1970).
Wille, T.: Zur Behandlung der zerebralen Mangeldurchblutung bei latenter Herzinsuffizienz. Med. Welt *21*, 80 (1970).
Winkelmann, W.: Erkennung und Sofort-Therapie endokriner Krisen. Internist *11*, 58 (1970).
Wolter, H. H., K. J. Paquet und *H. Walther:* Elektrotherapie von Herzrhythmusstörungen mit drohendem Kreislaufversagen. Dtsch. Med. J. *18*, 214 (1967).
Zeh, E.: Medikamentöse und elektro-apparative Behandlung von Herzrhythmusstörungen. Therapiewoche *20*, 114 (1970).

Sachverzeichnis

Notizen

Notizen